P. FINET

ANCIEN INTERNE DES HOPITAUX
MÉDAILLE DE BRONZE DE L'ASSISTANCE PUBLIQUE

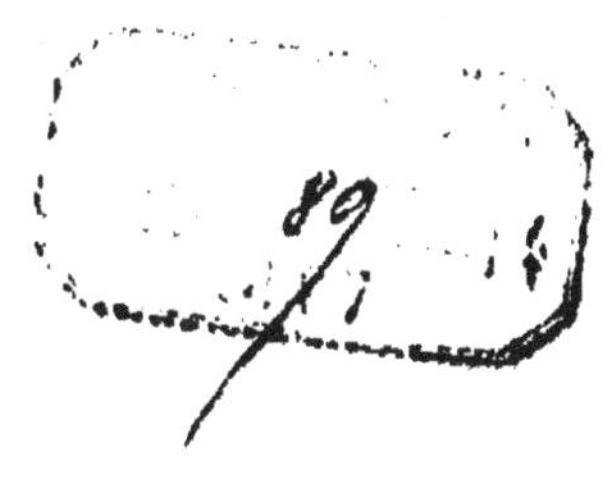

DE LA VALEUR CURATIVE ET PALLIATIVE DE L'EXÉRÈSE DANS LE CANCER DU RECTUM

PARIS
G. STEINHEIL, ÉDITEUR
2, RUE CASIMIR-DELAVIGNE, 2
1896

DE

LA VALEUR CURATIVE ET PALLIATIVE DE L'EXÉRÈSE

DANS

LE CANCER DU RECTUM

IMPRIMERIE LEMALE ET Cie, HAVRE

DE LA VALEUR CURATIVE ET PALLIATIVE DE L'EXÉRÈSE DANS LE CANCER DU RECTUM

PAR

Le Dr P. FINET

Ancien interne des hôpitaux
Médaille de bronze de l'Assistance publique

PARIS

G. STEINHEIL, ÉDITEUR

2, RUE CASIMIR-DELAVIGNE, 2

1896

Je tiens à inscrire en tête de ce travail le nom de mes deux maîtres, MM. RICHELOT et MONOD, à qui je dois la meilleure part de mon éducation chirurgicale et dont la grande bienveillance maintes fois éprouvée ne saurait être payée de trop de reconnaissance.

DE

LA VALEUR CURATIVE ET PALLIATIVE DE L'EXÉRÈSE DANS LE CANCER DU RECTUM

INTRODUCTION

> « J'affirme que nous pouvons dire que nous guérissons les épithéliomes. »
>
> VERNEUIL.

J'aurais voulu intituler ce travail : « De la curabilité du cancer du rectum par l'exérèse. » Je ne l'ai pas fait pour ne pas paraître trop osé en parlant tout d'abord de guérison de cancer, et désireux, avant de prononcer ce mot, de le faire précéder de quelques commentaires. Pourtant ce mot de guérison qui sonnait si mal à l'heure où régnait la croyance générale à la nature diathésique du cancer, n'a rien qui doive choquer l'oreille aujourd'hui que la diathèse cancéreuse est fortement battue en brèche. Il exprime en tout cas un fait réel bien établi qui, en dépit des théories, n'avait pas échappé à la grande expérience des vieux chirurgiens et en particulier du professeur Verneuil. Il ajoutait du reste : « Nous ne détruisons pas l'état constitutionnel sous l'influence duquel les néoplasmes se produisent, mais nous devons une survie telle que nous pouvons la considérer comme une guérison. »

Mais M. Verneuil était le père de la diathèse néoplasique et de ses paroles je ne retiens que les faits qui les ont inspirées.

La question est vieille comme le monde et l'anatomie pathologique était encore au berceau que frappé de l'évolution particulière et sans cesse récidivante de certaines tumeurs, « Hippocrate, Celse, Gallien, Avicennes, Triller » (1) l'avaient résolue en conseillant de ne jamais pratiquer l'extirpation de ces tumeurs. Cette doctrine s'est conservée à travers les âges, car nous voyons Boyer faire de la récidive le signe pathognomonique du cancer que son évolution clinique et ses altérations anatomiques ne suffisaient pas à caractériser. Aussi bien cette façon de voir un peu paradoxale ne nuisait en rien aux malades puisque, pour parfaire son diagnostic, Boyer les faisait bénéficier de son intervention. Cependant, au dire des auteurs du Compendium, Monro et Scarpa relatant des séries plutôt malheureuses de cancers opérés, rapportaient néanmoins des cas sans récidive et Hill, dans une statistique plus heureuse, affirmait la curabilité du cancer.

Je ne suis pas sûr que la solution de cette question ait fait un grand pas et soit à la veille d'intervenir. Tel le problème se présentait autrefois, tel il se présente encore aujourd'hui, plus obscur peut-être, en raison des nombreuses théories mises en présence.

On a dans cette importante question tourné pendant trop longtemps dans un cercle vicieux dont il faudrait enfin sortir. L'expérience avait montré que l'ablation de ces tumeurs cancéreuses était suivie d'une récidive se produisant avec une fréquence, j'allais dire une fatalité décourageante, non seulement au siège primitif de la tumeur, mais encore dans les ganglions, dans les organes éloignés. Sur ce fait d'observation devaient s'étayer des théories sur la nature « de ce terrible mal qui s'attache à l'économie et en pratique presque infailliblement la dissolution » (2).

(1) *Compendium.*
(2) *Compendium.*

Il était même tout naturel, devant cette reviviscence d'un mal qu'il paraissait impossible de vaincre, de songer à une tare de l'organisme, de faire du cancer la manifestation locale d'un état général. Quelles que soient du reste les explications qu'on ait données de cette diathèse : altération d'un système anatomique ou tare de l'organisme entier, arthritisme ou diathèse néoplasique ou même infection parasitaire générale, il devenait acquis que toute exérèse était condamnée fatalement à l'inanité, puisqu'elle remédiait seulement à un accident et laissait subsister le principe même de la maladie.

A demi découragé par la théorie, on ne tardait pas à l'être tout à fait par l'expérience. Dès lors toute opération un peu grave devenait irrationnelle, on se bornait à enlever les tumeurs qu'on pouvait extirper sans danger ; pour les autres, vaincu d'avance, on ne cherchait pas « une guérison impossible, on parait à des symptômes terribles ou immédiatement menaçants » (1).

Cependant des faits de guérison bien observés, et observés pendant longtemps, appuyés, quoi qu'on en ait dit, sur l'anatomie pathologique, cadraient assez mal avec cette idée de diathèse. Les partisans de cette théorie devant l'évidence des faits n'ont pas désarmé ; pour eux il n'y a pas de guérison, il y a seulement trêve ; ils rejettent le mot de guérison définitive pour celui de guérison durable. Pratiquement il n'y a là qu'une question de mots, puisqu'ils avouent que la trêve peut être fort longue ; en réalité il y a plus. « Il serait illusoire de parler de guérison définitive pour le cancer, écrit M. Pozzi, ce n'est pas guérison complète qu'il faut dire, mais guérison durable, la récidive est toujours à craindre, mais une guérison temporaire est toujours une guérison. » C'est en quelque sorte nier l'évidence des faits ou les dénaturer au bénéfice d'une théorie ; cependant on a tendance aujourd'hui à se montrer plus logique dans leur interprétation. L'identité de structure des tumeurs secondaires avec la tumeur primitive, même si la généralisation s'est faite au sein de tissus

(1) Delbet.

d'une structure différente, la marche de l'infection ganglionnaire, des cas de guérison bien prouvés, tout tend à établir, comme le dit M. Delbet, dans un magnifique réquisitoire contre la diathèse cancéreuse, que : « le cancer est une lésion primitivement locale, infectant secondairement l'organisme, et qu'on peut légitimement espérer qu'une intervention hâtive et complète, enlevant la totalité du mal, amènera la guérison définitive ».

J'estime que sur ce terrain de l'origine du cancer il faut prendre nettement position. La notion du cancer constitutionnel est essentiellement stérile dans ses conséquences et la chirurgie n'a pas le droit de faire passer la théorie avant les faits. Que le biologiste et l'anatomo-pathologiste discutent à outrance sur la nature du cancer, sur sa genèse, pour parler le langage de Wasilieff, le chirurgien, lui, doit s'incliner devant l'évidence des faits. Or, il existe des cas nombreux de cures opératoires du cancer, et si « enfantin » (1) que cela paraisse de faire de la non-récidive du cancer un argument en faveur de la maladie locale sous le prétexte que ces non-récidives ne sont que des exceptions qui confirment la règle, il faut bien avouer que le chiffre de ces exceptions tend à s'accroître depuis qu'on opère davantage et plus largement les cancers.

Je dois dire du reste que même les adversaires les plus convaincus de la théorie du « cancer affection locale » résolvent dans leur pratique la question de curabilité du cancer dans le même sens que je viens de la résoudre.

On poursuit le cancer partout, on ne recule pas à la faveur de l'antisepsie devant les opérations les plus sanglantes, et cependant bien des chirurgiens pour le rectum cancéreux en sont encore au conseil de Trélat : « Ne pas toucher aux cancers du rectum tant qu'ils ne déterminent pas d'accidents et se borner à combattre ces accidents dès qu'ils apparaissent par des opérations palliatives. »

(1) Wasilieff, *Progrès médical*, 1894.

Pourquoi dans le traitement des néoplasmes malins faire une place à part au cancer du rectum? Serait-ce qu'on lui reconnait une malignité spéciale? bien au contraire, on est unanime à admettre qu'il est un de ceux qui évoluent le plus lentement et se généralisent le plus rarement. Est-ce à cause de la mortalité opératoire ? Mais, chiffres en mains, je démontrerai que l'on fait des éxérèses aussi et plus meurtrières. Est-ce à cause de la difficulté de l'intervention? Avec les moyens d'exérèse dont nous disposons actuellement la simplicité a cessé d'être la principale qualité de l'acte opératoire comme le voulait Verneuil, et M. Terrier a raison contre lui quand il dit : « Je ne suis pas partisan des simplifications chirurgicales. Il importe peu qu'une opération soit difficile dans son exécution si elle a une efficacité réelle. » Je crois que la raison est ailleurs : notre antisepsie, si admirable à légitimer toutes les audaces, a trouvé là sa pierre d'achoppement. Quoi qu'il en soit, je comprends cette réserve à une époque où la situation du néoplasme le mettait hors de la portée de nos moyens d'exérèse. Où la prudence commandait-elle de s'arrêter? quelles interventions étaient légitimes? Des audaces malheureuses devaient amener une réaction. Avec l'opération de Kraske combinée ou non avec la laparotomie, il n'y a plus de contre-indications venant du siège du néoplasme.

Sans doute jusqu'à aujourd'hui la voie sacrée a été meurtrière, « mais toutes les grandes opérations ont eu une période de début où la mortalité très élevée impressionnait terriblement ». J'emprunte ces expressions à Morestin lui-même, qui aurait bien dû trouver dans ce fait une circonstance atténuante en faveur de l'opération de Kraske. Pour moi, je verrai peut-être la question avec un optimisme exagéré, mais je demande grâce pour des impressions personnelles. J'ai lu en parcourant la littérature médicale que des malades opérés de cancers du rectum avaient été guéris. J'ai pu, grâce à la bienveillance de mon maître, M. Richelot opérer d'un cancer étendu une malade qui a vécu deux ans sans récidive, et plus récemment un homme à qui ses souffrances créaient une situation fort pénible et qui était arrivé à un état de cachexie avancé. Cet homme a repris goût à la vie et peut travailler. Bien que de ces faits isolés on ne puisse tirer aucune conclusion, je me suis ainsi rendu compte que l'opération guérissait quelquefois, qu'elle procurait presque toujours un bienfait notable et une survie très appréciable, qu'en tous cas elle donnait aux malades l'illusion de se croire guéris. J'ai été frappé aussi de certaines statistiques qui dénoncent une mortalité effrayante, mais j'ai vu que cette mortalité, d'abord très élevée pour la méthode périnéale, était tombée à un taux très encourageant ; que la voie sacrée qui, dans la statistique d'Iversen, tuait 56 p. 100 des opérés, n'en tuait plus que 25 p. 100 dans celle de Morestin qui n'a pas choisi ses cas ; j'ai pensé qu'avec les perfectionnements de nos moyens d'exérèse, cette mortalité pouvait diminuer dans de grandes proportions, et, au lieu de crier son découragement, j'ai cru qu'il valait mieux chercher les conditions dans lesquelles nous devons nous placer pour améliorer le pourcentage des guérisons opératoires et renverser la proportion des guérisons définitives.

Pour résumer cette discussion déjà longue je crois qu'on peut, en se dégageant de toute considération théorique, poser la question ainsi. Je pars de ce principe que « l'intervention chirurgicale n'a d'autres limites que celle de l'utilité qu'en retirent les malades » (1). S'il est démontré que le cancer du rectum guérit quelquefois par l'extirpation, que d'autre part, à défaut de guérison l'exérèse donne une survie et une amélioration supérieures à celles que fournissent les opérations purement palliatives, l'intervention du chirurgien est légitime. Si en outre ces résultats peuvent être obtenus, sans faire courir aux malades des risques disproportionnés aux chances qu'on peut leur offrir, alors c'est le devoir du chirurgien d'intervenir.

Il ne reste plus qu'à examiner les conditions dans lesquelles on doit se placer et la technique que l'on doit suivre pour élever le taux des guérisons et abaisser celui de la mortalité.

(1) MARCHAND. Thèse de Doctorat, 1878.

HISTORIQUE

Après le congrès de Copenhague de 1884, où le traitement du cancer du rectum avait été à l'ordre du jour, un chirurgien de Dublin, Frank, pouvait écrire que les indications opératoires dépendaient beaucoup plus de la nationalité du chirurgien que de l'état du malade. Pour se voir proposer alternativement la rectotomie, l'anus iliaque ou l'extirpation, le malade, disait-il, n'avait qu'à aller en France, en Angleterre ou en Allemagne. Il est certain que si aujourd'hui, traitement curatif et mesures palliatives ont cessé d'avoir une nationalité exclusive, pendant longtemps les trois écoles française, anglaise et allemande ont manifesté des tendances opposées. Je crois, par contre, que le malade en quête d'un conseil est encore aujourd'hui exposé aux mêmes vicissitudes sans passer la frontière. La question en litige remonte à la première extirpation du cancer. Elle n'est pas sans doute à la veille d'être définitivement résolue.

Je rappellerai seulement ici, (renvoyant pour de plus amples détails aux monographies déjà parues sur la question, thèse de Marchand, 1873, thèse Aubert, 1890) que Lisfranc fut le premier chirurgien qui pratiqua en 1826 l'exploration d'un rectum cancéreux.

De 1826 à 1829, il fit neuf amputations du rectum dont les observations furent publiées dans la thèse de son élève Pinault. J'aurai à revenir sur la manière dont fut conçue et pratiquée « l'opération de Lisfranc. »

Depuis Lisfranc jusqu'à nos jours, c'est-à-dire pendant près d'un siècle, le traitement radical du cancer du rectum a eu des alternatives de vogue et de défaveur telles que l'histoire de la chirurgie peut-être ne saurait nous en offrir d'autres exemples. Il est nécessaire de distinguer dans cette étude historique deux périodes : l'une finissant et l'autre commençant à la communication de Kraske et dans chaque période de montrer la triple tendance des écoles française, anglaise et allemande.

Condamnée même avant sa naissance comme impossible et irrationnelle, l'opération de Lisfranc défendue par ses élèves et quelques chirurgiens français, Velpeau, Denonvilliers, Récamier, fut violemment attaquée par Vidal de Cassis. Il énumère ses accidents : hémorrhagie, cellulite pelvienne, péritonite, et conclut au rejet de cette opération, qui n'enlève pas tout le mal, qui donne des guérisons incomplètes et qui peut tuer en douze heures, « sous peine de donner à la chirurgie une réputation de malheur qui pourrait nuire à son indépendance » (1).

Vidal ne fait du reste que critiquer la pratique de Lisfranc et de Velpeau sans apporter de documents nouveaux.

Cependant pour parer à ce reproche on cherche à diminuer au moins les chances de mortalité immédiate.

On ne pouvait rien contre le phlegmon et l'érysipèle, complications qui avant l'antisepsie, n'avaient rien de particulier au cancer du rectum, comme M. Marchand pouvait l'écrire encore en 1873; aussi, résignés à l'infection, les chirurgiens s'attaquaient à l'hémorrhagie. Velpeau ne s'était servi que du bistouri : on voit surgir la ligature lente de Récamier en 1842; l'écraseur linéaire de Chassaignac en 1854; la ligature extemporanée de Maisonneuve en 1860 et surtout le thermocautère et l'anse galvanique conseillés par M. Verneuil. Malgré ces innovations de technique qui ont toutes eu une heure de célébrité, l'extirpation du cancer du rectum était loin d'avoir bonne renommée.

On ne peut pas dire, en lisant la thèse de Fumouze par exemple, qu'inspira Dolbeau en 1865, que depuis Lisfranc on ait

(1) Thèse d'agrégation, 1848.

beaucoup étendu les indications. On s'en tenait de préférence aux opérations palliatives, et dans les traités de chirurgie de l'époque on voit en particulier vanter les bienfaits de la dilatation que M. Després soutenait encore à la Société de chirurgie en 1882.

En 1873 M. Marchand, dans son excellente thèse de doctorat, réagissait contre ce discrédit de l'opération curative et plaçait nettement la question sur son véritable terrain.

« L'intervention chirurgicale, écrivait-il, a-t-elle donc d'autres limites que celle de l'utilité qu'en retirent les malades ?

A moins de gravité telle de l'acte opératoire que celui-ci n'offre que des chances à peu près égales à celles que fait courir la maladie elle-même, les tentatives de la chirurgie sont légitimes.

Les résultats de la pratique de nombreux chirurgiens démontrent l'innocuité relative de l'extirpation du rectum, et s'il nous fallait établir une statistique sur les données que nous possédons mais dont nous n'avons pu vérifier l'authenticité, on verrait qu'il faudrait la ranger au nombre des opérations les plus bénignes. »

Mollière, de Lyon, dans son *Traité des maladies de l'anus et du rectum* en 1875, défend aussi le traitement radical : « Le cancer du rectum ne récidive pas plus rapidement que celui des autres organes et quand le mal est enlevé aussi complètement que possible on peut espérer une guérison définitive ou tout au moins compter sur un résultat assez durable pour compenser les chances défavorables attachées à l'acte opératoire. »

Cependant, malgré ces plaidoyers, malgré l'exemple de la chirurgie allemande qui, sous le nom de procédé de Kocher, se servait de l'incision longitudinale postérieure de Denonvilliers et de la résection coccygienne de Verneuil, pour faire des exérèses étendues; en dépit de l'enseignement venu de Strasbourg où MM. Eugène et Jules Bœckel publiaient de belles observations d'extirpation large du rectum, en France on s'en tenait aux doctrines de Lisfranc.

Au congrès de Copenhague, M. Trélat limitait ainsi les indications de l'extirpation : « On peut extirper les cancers limités de l'anus ou de l'extrémité inférieure du rectum quand ils sont bien circonscrits et bien mobiles, absolument bornés aux tuniques de l'intestin et exempts de toute propagation aux ganglions. Quant aux cancers du rectum proprement dits, dont les propagations, les adhérences, le retentissement sur les voies lymphatiques ne peuvent pas toujours être exactement déterminés, je pose en principe : qu'il n'y faut pas toucher tant qu'ils ne déterminent pas d'accidents et qu'il faut se borner à combattre ces accidents dès qu'ils apparaissent, par des opérations palliatives ».

La thèse d'agrégation de Piéchaud, 1884, reflète ces idées et arrive aux mêmes conclusions.

Laguaite, dans une thèse de Lyon qui date de la même époque, s'inscrit timidement contre les indications un peu trop restreintes de Trélat.

Déjà en 1878, M. Labbé devant l'Académie de médecine avait, en plaidant pour l'anus contre nature, restreint les indications de l'extirpation.

En Angleterre on s'est toujours montré, en matière de chirurgie du cancer, assez réservé et s'il est vrai que les excès provoquent les réactions il faut croire que c'est dans la littérature étrangère que Curling et Smith ont trouvé des prétextes à leur indignation ; car ce n'est certainement pas dans la pratique de Paget, de Morrant, d'Allingham, de Baker, que l'on pouvait trouver matière à une réaction violente. Ces chirurgiens en effet pratiquaient l'opération de Lisfranc plus ou moins modifiée, mais ils se contentaient de toucher aux cancers tout à fait bas situés, mobiles.

Les détracteurs, du reste, n'imitaient pas dans leurs critiques la modération que leurs compatriotes mettaient dans leur pratique. Curling, Holmes et Smith condamnent sans merci l'exérèse rectale.

« Une opération, écrit Curling, qui expose à l'incontinence

et au rétrécissement, qui est forcément suivie de récidive, doit être fatalement condamnée. Les chances de prolonger l'existence ne peuvent entrer en ligne de compte avec les dangers qu'elle fait courir. » Et tout en se défendant de ne pas vouloir décourager les chirurgiens, il déclare que dans le cours de sa longue pratique, il n'a jamais rencontré dans l'intérieur du rectum un cancer qu'il fût possible d'opérer. La sévérité de Curling est encore dépassée par Smith et dégénère en intransigeance. Je reconnais toutefois que les auteurs anglais sont unanimes à leur reprocher d'avoir traité l'opération de procédé barbare et anti-scientifique.

Tout cela prouve, suivant le mot de Mollière, qu'il n'est pas toujours facile d'être prophète même en pays ennemi.

Cependant Cripps, vers 1877, tentait de remettre en honneur l'opération de Lisfranc. Il lui fixait du reste les indications les plus étroites : sur 400 cas de cancer du rectum il intervenait 35 fois seulement.

A l'époque du Congrès de Copenhague l'anus contre nature, l'anus lombaire était le traitement de choix en Angleterre.

En Allemagne l'innovation de Lisfranc avait au contraire fait fortune. En même temps qu'il l'appliquait aux rétrécissements syphilitiques, Dieffenbach obtenait par cette méthode dans le traitement du cancer du rectum des résultats si remarquables qu'ils laissaient ses contemporains un peu sceptiques.

En 1852 et en 1861, Schuh publie deux mémoires où, s'appuyant sur des cas heureux de sa pratique, il élargit le cadre des indications opératoires.

Nussbaum, de Munich, fait paraître en 1864 une publication où il rapporte 4 observations très intéressantes dans lesquelles se trouvent singulièrement dépassées les limites fixées jusque-là à l'intervention. Il avait pu enlever avec succès 10 centim. de rectum, la prostate tout entière avec une partie du canal de l'urèthre et une portion de la vessie correspondant à son col.

Ces audaces sont encore dépassées par Bardenheuer qui, sous

le couvert de l'antisepsie il est vrai, enleva par la simple incision longitudinale postérieure avec résection du coccyx un cancer situé à 30 centimètres de l'anus, et sutura le rectum à la partie inférieure du côlon.

Après que Volkmann eut montré que le cancer du rectum est moins malin que le cancer des tissus glandulaires, Konig, Czerny, Billroth, Küster, etc., font le champ de plus en plus large à l'extirpation.

Le Congrès de Copenhague de 1884 permit aux chirurgiens de prendre position et d'affirmer leur foi dans le traitement radical ou les opérations palliatives.

La communication que fit Kraske au 14e Congrès de la Société allemande de chirurgie à Berlin vint hâter ce mouvement et le généraliser.

Dans cette communication (11 avril 1885) qui « eut un si grand retentissement dans le monde chirurgical (1) », Kraske fit connaître que chez deux malades atteints de cancer rectal. opérés par la méthode de Kocher, l'opération avait été très laborieuse et très sanglante, à cause du jour insuffisant que lui avait donné la résection du coccyx. Il avançait en conséquence, qu'à l'extirpation du coccyx il faut joindre, dans les cas de cancers élevés, la résection d'une portion plus ou moins étendue du sacrum. Par ce procédé on pouvait aborder des régions du rectum jusque-là inabordables, on pouvait aussi mais Kraske n'y insiste que secondairement, ménager l'intégrité du sphincter.

La restauration fonctionnelle si heureusement réalisée dans ses deux premières opérations devait faire, chez nous du moins, le succès puis le malheur de la méthode.

On peut dire que l'opération de Kraske, comme celle de Lisfranc, eut une fortune diverse dans les écoles allemande, anglaise et française.

En Allemagne on suivit Kraske avec enthousiasme en modi-

(1) MORESTIN. Thèse de Paris, 1894.

fiant plus ou moins son procédé. Bardenheuer fait des résections osseuses beaucoup plus étendues.

Heincke, Lévy et Rydigier préconisèrent des résections temporaires, afin de conserver au plancher pelvien sa solidité, et au sphincter son point d'attache coccygien, tandis que Hochenegg, Schede, Rehn, Carl Koch, Foederl, se préoccupent de préférence du traitement de l'intestin.

On peut dire qu'en Allemagne, à l'heure actuelle, on est, comme avant 1885, partisan du traitement radical du cancer du rectum auquel, en raison de la voie ouverte par Kraske, on reconnaît de plus larges indications.

Par contre, on tend de plus en plus, sous prétexte de faire l'opération moins meurtrière, à ne pas tenir compte de la restauration fonctionnelle.

Tout d'abord, dans les pays de langue anglaise les chirurgiens, peut-être par réaction contre la méthode de Kraske, limitèrent de plus en plus leurs interventions actives dans la chirurgie rectale et s'en tinrent à la colotomie que Bryant en Angleterre, et Matthews en Allemagne défendent avec acharnement devant toutes les Sociétés savantes.

Cependant on ne devait pas tarder, en Amérique surtout, à revenir d'une façon générale à l'extirpation du rectum en acceptant les larges indications posées par Bardenheuer lui-même. A tel point que je n'ai trouvé de dissidents que Mathews et Adler.

Kelsey lui-même écrivait en 1892 : « sur vingt cas de cancer du rectum, si on me demandait quelle est l'intervention qui donne la plus grande moyenne de vie, je répondrais sans hésiter : c'est la colotomie.

L'excision du cancer du rectum a des applications très limitées : la méthode de Kraske quoique augmentant le champ d'intervention n'a, en somme, en aucune façon amélioré les résultats. »

Or en décembre 1894, Kelsey se déclare partisan de l'opération de Kraske et trouve timorée la conduite des chirurgiens anglais. Mais avec cet esprit critique si sûr qui le caractérise il entrevoit l'écueil de la méthode et semble redouter non l'ablation de la tumeur, mais la restauration de la région.

« Il n'y a pas une opération de la chirurgie rectale, écrit-il, où l'expérience et l'habileté aient autant d'influence sur les résultats. »

Mais déjà en 1891, Lange, de New-York, publie deux observations sur lesquelles j'aurai l'occasion de revenir.

Mac-Cosh écrit un mémoire qui est un long plaidoyer en faveur de l'extirpation.

De nombreux chirurgiens, Van Arsdale, Gerster, Charles Powers publient des observations d'opération de Kraske plus ou moins modifiée.

Au Congrès américain de chirurgie tenu à l'Académie royale de New-York les 28, 29 et 3 mai 1895, Gerster constate avec un optimisme certainement outré que la mortalité dans la chirurgie du cancer du rectum est tombée de 55 p. 100 à 20 p. 100 : il en reporte tout l'honneur à la méthode de Kraske.

Par contre, au Congrès de Baltimore tenu quelques jours avant, Mathews, de Louisville, fait le procès de toute exérèse rectale, et Adler, de Philadelphie, appuie encore cette manière de voir en déclarant qu'il n'a jamais vu un seul malade bénéficier de l'extirpation. Il est vrai que Keen, Jacobson, Davis, Marcy s'inscrivirent énergiquement contre ces déclarations.

La tendance américaine est aujourd'hui d'opérer largement, et de faire la colotomie préliminaire.

On a surtout adopté pour la voie sacrée l'incision ostéoplastique de Rydigier.

En Angleterre, on est moins enthousiaste ; cependant si Cripps paraît s'en tenir à son ancienne pratique, Charles Ball, de Dublin, Thomas Jones, de Manchester, Paul, de Liverpool, préconisent les extirpations étendues et publient ou font publier des observations d'opérations par la voie sacrée.

En France jusqu'en 1889, on ne s'est guère préoccupé de l'opération de Kraske.

L'extirpation du cancer du rectum sous l'influence des idées du Trélat n'avait pas gagné de terrain : on était éclectique, comme l'a dit M. Kirmisson en 1888 (1). Il fallait la communication de M. Routier à la Société de chirurgie pour donner quelque élan à la chirurgie du cancer rectal.

Le 19 septembre 1889, M. Routier exécute avec un plein succès l'opération de Kraske, et, pour faire échec aux critiques un peu âpres de M. Desprès, déclare la méthode sacrée « une méthode d'avenir ».

Je crois que depuis l'enthousiasme de M. Routier s'est un peu refroidi. Cependant MM. Terrier, Berger, Schwartz, Gérard-Marchand, Quénu, Richelot, Routier et Pozzi apportent de nouvelles observations plus ou moins heureuses.

Dans les discussions qui s'ouvrirent à la Société de chirurgie, MM. Terrier, Richelot, Quénu, Routier prirent nettement parti pour l'opération de Kraske. Malgré une belle observation, un des plus beaux résultats qui aient été publiés, M. Reclus n'accepte l'opération qu'avec de grandes réserves.

M. Berger réserve les droits de la voie périnéale.

De ces discussions, je veux retenir une chose : c'est que l'anus iliaque y fut traité de « détestable pis aller et d'infirmité dégoutante ».

Ces idées se firent jour dans plusieurs thèses publiées sur ce sujet.

A Paris, M. Aubert, 1890, et M. Mosès, 1892, dans un enthousiasme sans limites pour la méthode sacrée, vont jusqu'à prétendre qu'elle a diminué la mortalité des interventions sur le cancer du rectum.

M. Labordère, en 1891, expose deux perfectionnements d'inégale valeur que MM. Demons et Villar apportent à leur pratique, l'anus iliaque préliminaire et un procédé de suture spécial.

(1) *Gazette des hôpitaux*, 21 février 1888.

A Lyon la thèse de M. Fayard me semble une des meilleures monographies publiées sur la question.

Il faut croire qu'entre temps les désillusions étaient venues même assez nombreuses. En effet, lorsque parut la thèse de mon ami Morestin, prosecteur à cette école, je crois que personne ne songea à protester. Dans son remarquable travail très documenté et très consciencieux, mais franchement pessimiste, Morestin proclamait, au nom de l'anatomie, de la physiologie et de la clinique, que l'opération de Kraske pour cancer donnait des résultats décourageants, sans conclure toutefois au rejet de l'opération. Quelques mois après, dans une thèse soutenue devant cette faculté, Crespin posa les conclusions suivantes : « l'opération de Kraske et celle de Lisfranc doivent être rejetées. L'anus iliaque est l'opération de choix. »

Cependant dans ces derniers temps dans une publication parue dans la *Presse médicale* et dans un rapport fait à la Société de chirurgie, sur une observation de M. Gaudier de Lille, M. Quénu, qui est certainement à Paris le chirurgien le plus compétent en matière de chirurgie rectale, posait en quelques pages, que je voudrais pouvoir citer ici, les indications de l'intervention et fixait même les détails de la méthode.

Dans son observation, M. Gaudier préconisait un procédé nouveau d'extirpation totale du rectum par la voie abdomino-périnéale, dont M. Chalot, de Toulouse, vint réclamer la priorité.

Tout récemment enfin, à la Société de chirurgie, M. Chaput en publiant les résultats de sa pratique venait plaider les droits de l'exérèse dans le cancer du rectum.

On peut dire qu'aujourd'hui l'extirpation est pratiquée partout avec plus ou moins de faveur, je devrais dire peut-être avec plus ou moins de réserves, comme cela ressort de cette étude historique. Presque partout on identifie exérèse rectale et opération de Kraske ; or j'ai trouvé des observations de « Kraske » assez nombreuses en différents pays.

En Russie, Weljaminoff, Ivanoff, Kni, Maltakowsky, etc., font la colotomie préliminaire.

En Italie, Mazzoni, Durante, Andrea Ceccherelli, etc., imitent dans leurs extirpations la pratique de Bergmann.

Je citerai enfin en Belgique, Warnots, Lavisé, Vanderlinden de Buck; en Danemark, Iversen et Saxtorph qui ont été des ouvriers de la première heure.

Enfin à Strasbourg un Français, M. Eugène Bœckel, que je ne saurais trop remercier de la bienveillance avec laquelle il a répondu à ma demande quand je l'ai prié de me communiquer les résultats de sa pratique, a fait, depuis 1864, 46 extirpations de cancer du rectum, dont 13 par la voie sacrée.

PREMIÈRE PARTIE

CHAPITRE PREMIER

Valeur curative de l'exérèse.

OBSERVATIONS DE GUÉRISON

Si la constatation de récidives à longue échéance, n'infirme en rien la notion de guérison du cancer, il n'en est pas moins vrai qu'elle rend circonspect, quand il s'agit d'affirmer à un cancéreux qu'il est guéri.

Buttlin, dans son livre sur le traitement opératoire des tumeurs malignes, admet que la récidive peut se faire dix-huit mois ou deux ans après, mais que si passé ce temps elle se produit, il s'agit de néoplasmes nouveaux. Cette façon de voir est une maladresse de la part de Buttlin, pourtant partisan convaincu de la curabilité du cancer, car en admettant la pluralité des néoplasmes elle nous ramène à la conception de Verneuil. Nous admettons aujourd'hui que les cellules néoplasiques peuvent vivre pendant longtemps au sein des tissus sans y proliférer et ne récupérer que plus tard leur activité.

C'est en quelque sorte le cancer latent que l'on pourrait comparer au microbisme latent.

Quoi qu'il en soit le problème est délicat, de juger dans la pratique s'il y a guérison ou trêve, car on a constaté des récidives survenues six ans et huit ans après dans le cancer du rectum. J'ai trouvé noté dans la pratique de Czerny des récidives plus tardives encore.

Toutefois il est un fait d'observation admis par tous, c'est que la première année qui suit l'opération les récidives locales ou ganglionnaires sont nombreuses, qu'entre 1 an et 2 ans elles diminuent d'une façon notable, qu'entre 2 et 3 ans elles sont tout à fait rares. J'emprunte les données suivantes aux statistiques de Gross et de Winiwarter sur le cancer du sein. Sur 203 cas de récidives elles se sont produites 180 fois avant la fin de la première semaine, 15 fois dans le courant de la deuxième année, 6 fois dans le courant de la troisième, 2 fois seulement après la troisième.

C'est ce que Wolkmann et M. Monod expriment en disant : « Lorsque après l'opération un an entier s'est écoulé on est en droit d'espérer une guérison durable. Après deux ans cette guérison est probable, au bout de trois ans elle devient certaine. »

Malgré que la loi de Wolkmann souffre des exceptions, que pour le cancer comme pour la tuberculose, les grandes cellules épithéliales comme les bacilles, puissent sommeiller plus longtemps dans les tissus sains, pour repulluler ensuite, on peut admettre que, pendant les trois premières années, le malade est soulagé mais non guéri, mais qu'après trois ans il est en droit de croire à une guérison.

J'ai trouvé dans la littérature médicale un grand nombre d'observations de malades opérés de cancer du rectum ayant, suivant l'expression de M. Quénu, « doublé le cap de la troisième année » sans récidives.

J'en ai trouvé beaucoup plus qui sont restés sans récidiver plus de deux ans et dont à la rigueur on pourrait escompter la guérison. Je n'ai pris que les premiers.

Observations de guérison de cancers du rectum opérés par la voie périnéale.

Observation I, inédite (Richelot).

Épithélioma du rectum. Guérison constatée sept ans après.

L. L..., âgé de 59 ans, entre à l'hôpital le 6 juillet 1889. Depuis cinq mois, constipation. Il y a trois mois, douleurs au niveau de l'anus, pertes de sang minimes, écoulement de pus et de glaires. Amaigrissement considérable et diminution de forces.

Le doigt introduit dans le rectum constate la présence d'un néoplasme de la partie inférieure du rectum dont on peut atteindre la partie supérieure.

Large plaque ulcérée, à bords élevés, sur la paroi postérieure, ne faisant pas le cercle vers les côtés. Souplesse autour, aucune adhérence apparente du rectum.

Bonne santé générale; douleur, mais aucune cachexie.

Opération, le 11 juillet 1889. — Le malade, qui avait déjà présenté des phénomènes d'intoxication chloroformique à un premier essai, est endormi avec prudence.

Résection du rectum et suture aux crins de Florence. Procédé ordinaire, incision coccygienne, pinces latérales. Le rectum est attiré facilement en bas, je coupe au-dessus, et je suture circulairement au pourtour de la plaie cutanée. La demi-circonférence antérieure de l'anus a été respectée.

Les matières filtrent et rendent tout pansement impossible, dans les huit jours qui suivent l'opération. Le malade ne souffre pas de sa plaie.

Purgation le 20.

Le 25. Le malade retient un peu mieux ses matières; mais il n'a pas encore la sensation du besoin de la défécation.

Garniture de gaze iodoformée.

Le 29. Réunion immédiate, pas de suppuration. On enlève les fils; toujours aucune douleur au niveau de la plaie.

La santé générale est bonne. Le malade part le 30 juillet 1889.

Janvier 1890. Nouvelles par le médecin : santé excellente, aucune trace de récidive. L'anus serre un peu le doigt, se sphinctérise lentement et mieux que ne le dit le malade qui est grincheux. Il perd seulement quelques glaires intestinales le matin et va plusieurs fois à la selle, mais c'est peu gênant.

En novembre 1890, en novembre 1891 et juin 1896, M. Richelot a su, par le médecin du malade, qu'il avait un état général très satisfaisant et qu'il ne présentait pas de traces de récidive.

Observation 2 (Lisfranc, 1828) (1).

Guérison.

Femme, 45 ans. Grande gêne de la défécation, écoulement suspect, autour de l'extrémité inférieure du rectum, bourrelet squirrheux qui remonte à l'intérieur dans l'étendue de deux pouces environ. Deux incisions semi-lunaires à trois centim. du rectum ; traction de la muqueuse au dehors avec le doigt. Ablation du mal avec les ciseaux courbes, et d'une partie du sphincter. Pas de tamponnement. Cicatrisation en quinze jours. Pas d'incontinence. Guérison constatée quatre ans après.

Observation 3 (Lisfranc, 1828) (2).

Guérison.

Femme, 26 ans. Début il y a deux ans. Défécation excessivement douloureuse. Végétations autour de l'anus ; ulcération dans la hauteur d'un pouce environ, occupant le tiers de la circonférence du rectum.

Opération. — Comme dans le cas précédent ; en outre, section médiane postérieure de l'intestin. Guérison en six semaines. Un an après, la cicatrice ne s'était pas rétrécie. Pas de gêne dans la défécation. Guérison constatée après quatre ans.

Observation 4 (Chassaignac, 1855) (3).

Guérison.

Homme, 62 ans. En novembre 1854, ablation par le bistouri d'une tumeur à l'anus. En janvier 1855, ablation d'une tumeur dure inégale, remontant à 10 centim. dans le rectum. Récidive.

En mai 1855, ablation de l'extrémité inférieure du rectum par l'écrasement linéaire. Pas de récidive, cinq ans après, et guérison constatée.

Observation 5 (Dolbeau, 1860) (4).

Guérison.

Femme, 32 ans. Selles très difficiles. Bosselures nombreuses, dures,

(1) Thèse de Pichaud, agrégation, 1884.
(2) *Idem.*
(3) *Idem.*
(4) *Idem.*

quelques-unes ulcérées. Le doigt arrive au-dessus des limites du mal. Opération par le procédé de Denonvilliers.

Incontinence des matières. Guérison en sept semaines, constatée trois ans après.

OBSERVATION 6 (CURLING, 1858) (1).

Guérison.

Femme, 40 ans. Vaste plaque cancéreuse comprenant tout le côté droit et une partie de la face postérieure du rectum, commençant au niveau du sphincter interne, et remontant à un pouce et demi au-dessus.

En 1853, excision partielle, récidive.

En 1855, application caustique. Curling voit alors la malade pour la première fois.

Extirpation. Guérison lente, incontinence fécale pendant quelques semaines, qui cesse bientôt, sauf lorsque la malade a de la diarrhée. Revue trois ans après, pas traces de récidive. La tumeur, examinée au microscope, était un épithélioma. Guérison au bout de trois ans.

OBSERVATION 7 (HOLMES, 1878) (2).

Guérison.

Femme, 44 ans. Cancer comprenant toute la partie postérieure du rectum et empiétant à droite sur la partie antérieure; hauteur de un pouce un quart.

Peu de rétrécissement. Deux ou trois nodules cancéreux sur les parois postérieures du vagin. Ganglions inguinaux tuméfiés.

Extirpation le 23 novembre 1877.

Guérison rapide. Incontinence à moins de constipation. Pas de récidive au bout de quatorze mois. Incontinence a disparu. Survie quatre ans et au delà.

OBSERVATION 8 (DIEFFENBACH, 1846) (3).

Guérison.

Homme, 50 ans. — Cancer du rectum, à limite supérieure élevée.

Extirpation.

Suture.

Guérison en trois semaines. Guérison constatée après quatre ans.

(1) Thèse de PIÉCHAUD.

(2) *Idem.*

(3) *Idem.*

Observation 9-10 (Dieffenbach, 1846) (1).

Guérison.

Homme, 50 ans. Cancer étendu à limite supérieure difficilement constatable.

Extirpation.

Suture.

Mort, au bout de quatre ans, d'apoplexie.

Observation 11 (J. Boeckel) (2).

Guérison.

Femme, 50 ans. Cancer étendu de l'extrémité inférieure du rectum dont le début paraît remonter à plus de six mois; « à 7 centim. au-dessus de la marge de l'anus, le doigt tombe sur une masse indurée, formée d'une série de noyaux plus ou moins arrondis occupant toute la circonférence de l'intestin ». Hauteur 3 centim. en arrière : là comme en avant, le doigt peut franchir la tumeur. Adhérence au vagin.

Extirpation de 11 centim. de rectum avec la paroi recto-vaginale (bistouri) et anse galvano-caustique. Sutures (20 janvier 1876). Le 4 février on enlève les fils, réunion complète. Sortie le 16.

Examen histologique. — Épithélioma cylindrique.

Guérison complète constatée après sept ans.

Observation 12 (J. Boeckel) (3).

Guérison.

Femme, 50 ans. Tumeur cancéreuse (épithélioma cylindrique reconnu comme le précédent) datant d'un an environ.

Tumeur siégeant à 8 centim. au-dessus du sphincter externe, ayant la forme d'un anneau épais, dur, saignant facilement et s'étendant à une hauteur d'environ 2 centim., le calibre de l'intestin est rétréci. L'index franchit le néoplasme. Au-dessus l'intestin est sain; pas d'adhérences au vagin.

Extirpation au bistouri et à l'anse galvano-caustique le 28 octobre 1876. Cicatrisation lente. *Exeat.* Guérie le 29 janvier 1877. Récidive au bout d'un an dans la cloison recto-vaginale.

Nouvelle extirpation. Guérison constatée au bout de quatre ans. Mort au bout de six ans.

(1) Thèse de Piéchaud.
(2) *Idem.*
(3) *Idem.*

Observation 13 (L. Labbé, Paris) (1).

Guérison.

Femme, 45 ans. Épithélioma de la partie antérieure du rectum s'étendant un peu sur les parties latérales, remontant très haut, mais que le doigt pouvait franchir.

Extirpation de la cloison recto-vaginale et des prolongements latéraux de la tumeur (galvano-cautère).

Guérison. Mort au bout de sept ans, sans récidive locale ni engorgement ganglionnaire.

Survie de sept ans.

Observation 14 (L. Labbé, Paris) (2).

Guérison.

Homme, 61 ans. Épithélioma ano-rectal annulaire remontant à 1 centim. et demi dans le rectum.

Large extirpation (mai 1880). Malade revu le 18 mai 1883. (État de santé parfait, pas de récidive.)

Le seul inconvénient à noter est un peu de rétrécissement, combattu du reste avec avantage par des bougies que le malade introduit lui-même.

M. L. Labbé attribue cet inconvénient observé plusieurs fois, à l'usage du galvano-caustère dans l'opération.

Guérison constatée après trois ans.

Observation 15 (Kocher-Arnd).

Guérison constatée après seize ans et demi.

J. R..., 57 ans, entre à l'hôpital en novembre 1873.

Depuis le printemps 1872, diarrhée, selles sanguinolentes, ténesme de plus en plus intense, souvent très douloureux depuis 1873. Depuis cette époque position assise, prolongée, impossible.

Père mort d'un cancer.

Mère, cancer au front.

Examen du rectum. — Tumeur plate, irrégulière, avec bords surélevés, sur la paroi postérieure commençant à 2 centim. au-dessus de l'anus jusqu'à la quatrième vertèbre sacrée. Pas délimitée, mobile.

Opération, le 20 novembre 1873. — Valve postérieure avec base sur l'anus,

(1) Thèse de Piéchaud.
(2) *Idem.*

le sommet atteint le bord supérieur du coccyx. La valve est relevée, le coccyx excisé. Après ligature la tumeur est circonscrite de dehors en dedans et excisée par les ciseaux. Les bords du rectum sont fixés au bord cutané. La valve laissée flottante.

La malade est cathétérisée; elle sort le 18 mars avec une pelote.

Revue le 16 mai 1890, seize ans et demi après l'opération : état général bon, pas de ténesme. Incontinence : trouve dans son bandage, deux fois par jour, des matières fécales. Toujours apte au travail. Prolapsus de la muqueuse empêchant la miction.

Dans la région anale on voit un prolapsus de la muqueuse rectale de la grosseur d'un poing d'enfant d'environ 6 centim. de hauteur sur 8 centim. de diamètre pouvant se réduire dans la position couchée. Ouverture laisse passer la main pliée. Pas trace d'induration ou d'ulcération aux limites de la peau et de la muqueuse. Pas de tuméfaction ganglionnaire.

Foie et rate normaux.

Observation 16 (Kocher-Arnd).

Guérison constatée après seize ans et deux mois.

Joseph J..., 46 ans.

Avril 1873. Diarrhée opiniâtre à la suite de fatigue. Traces de sang. Garde-robes douloureuses, fréquentes. Liquide sanguinolent occasionnant ténesme, douleurs.

État, 4 mars 1874. — Sur la paroi antérieure du rectum, environ 3 centim. au-dessus du bord anal, grosse tumeur en forme de cratère dans laquelle pénètrent facilement deux doigts. Rétrécissement au-dessus de la tumeur qui laisse encore passer un doigt. Au-dessus de ce rétrécissement, dilatation de la paroi rectale normale, dans laquelle on trouve de grosses masses fécales. A droite et en arrière, au-dessus du rétrécissement, plusieurs ganglions infiltrés, mobiles.

Opération, le 14 mars 1874. — Incision longitudinale de la partie supérieure du sacrum, sur la ligne médiane, jusqu'à l'anus. Séparation et incision des parties molles du coccyx jusque sur la paroi rectale.

Désarticulation du coccyx d'avec le sacrum.

Dissection du rectum sur toute sa circonférence. Extirpation de la tumeur.

Enlèvement avec une pince de Museux, de deux petits ganglions qui ne parent être atteints pendant l'opération. L'anus a été enlevé avec la partie malade.

Le rectum, trop court, ne put être suturé avec le bord cutané. Pansement.

Le soir de l'opération, douleurs au bas-ventre, vite disparues.

Le 21. État satisfaisant, douleurs disparues, bel aspect de la plaie, état général bon.

18 juin. Sortie de l'hôpital. Plaie cicatrisée. Pelote pour remédier à l'incontinence. Pas trace de récidive.

État, 2 mars 1880. — État général excellent, appétit bon, pas de diarrhée. Cicatrice dure qui s'étend du bord inférieur du sacrum en bas et en avant vers la paroi rectale antérieure à 3 ou 4 centim. au-dessus du bord anal. Prolapsus d'environ 5 centim. de hauteur dont le sommet montre une ouverture en forme d'étoile. Muqueuse normale.

Pas de tuméfaction ganglionnaire.

Foie normal. Abdomen souple.

30 mai 1890. Pas de tuméfaction dans la région anale.

Observation 17 (Kocher-Arnd).

Guérison constatée après six ans cinq mois.

M..., 57 ans.

En avril 1883. Douleurs pour la première fois, selles diarrhéiques, non sanglantes. Pertes de sang seulement en septembre.

Toucher rectal, 23 décembre 1883. Tumeur immédiatement au-dessus du bord anal, embrassant toute la paroi postérieure du rectum, ulcérée au milieu avec bords souples, mobile. Prostate normale. Ganglions augmentés de volume, non indurés. Abdomen souple. Athérome.

Opération, le 11 décembre 1883. — Incision circulaire autour de l'anus prolongée en arrière jusqu'au coccyx. Séparation du rectum d'avec les tissus environnants (forte hémorrhagie). Muqueuse coupée à 1 centim. au-dessus de la tumeur. Ligature des vaisseaux. Drainage. Suture profonde de la muqueuse.

8 janvier 1884. Plaie guérie jusqu'au coccyx. Incontinence.

Le 21. Malade sort de l'hôpital. Muqueuse rectale tuméfiée et prolabée (prolapsus léger). Incontinence.

Au mois de mai 1884, entrée du malade à l'hôpital pour opération autoplastique. Résultat : continence pour les matières solides, incontinence pour les liquides.

24 février 1885. Deuxième opération auto-plastique. Pas de récidive.

15 mai 1890. Dernières nouvelles du malade six ans cinq mois après opération. État général bon. Prolapsus de la muqueuse incommode dans la position assise. Pas de pertes sanguines, ni purulentes. Pas de tuméfaction ni à l'anus ni aux aines. Incontinence.

Observation 18 (Kocher-Arnd).

Guérison constatée après cinq ans dix mois.

Jacob W..., 63 ans. Au printemps, troubles de la défécation, selles séreuses Sang quelquefois abondant.

État, 11 décembre 1884. — Dans le rectum à 5 centim. au-dessus du bord anal sur la paroi postérieure, on sent une tumeur qui se laisse très bien délimiter à droite et à gauche, mobile. Surface lisse. Bords saillants. Paroi antérieure normale.

Opération, le 11 juillet 1885. — Incision longitudinale médiane, du bord postérieur de l'anus le long du coccyx jusque dans la région sacrée. Incision de la paroi rectale postérieure : la tumeur se laisse abaisser. Extirpation par les ciseaux pénétrant profondément dans les parties saines. Drainage de la paroi rectale postérieure. Sutures partielles du raphé et suture consécutive de la muqueuse.

Tampon iodoformé.

Le 22. Sort de l'hôpital. Plaie complètement cicatrisée.

Incontinence.

État général bon.

Température normale.

18 mai 1890. Le malade écrit qu'il va bien. Il ne croit pas avoir de prolapsus. Diarrhée assez fréquente et incontinence. Porte un bandage dont la pelote est un tampon de toile qu'il introduit dans l'anus. Selles tous les matins, quelquefois bi-quotidiennes.

Continue son métier.

Observation 19 (Kocher-Arnd).

Guérison constatée après quatre ans.

Jean S..., 63 ans. Depuis fin mai : ténesme fréquent, constipation, douleurs anales. Ni sang, ni pus.

État, 15 juin 1886. — Homme vigoureux. Athérome. Foie abaissé. Rien d'anormal à l'anus au dehors. Au dedans, immédiatement au-dessus du sphincter interne, on trouve à l'examen digital dans la moitié droite de la paroi rectale, un ulcère avec fond dur, infiltré. Il commence en arrière, un peu à droite de la ligne médiane s'étend en avant, un peu au delà de la ligne médiane à gauche.

Hauteur du néoplasme : 4,5 centim., mobile.

L'examen de la prostate dans sa moitié droite est rendue impossible par la tumeur.

Pas de ganglions durs.

Ganglions inguinaux tuméfiés des deux côtés. L'examen amène une hémorrhagie.

Opération, le 25 juin 1886. Incision par couches successives des parties anales en arrière vers le coccyx. Muqueuse ponctionnée au thermocautère. Incision du raphé. Le bout postérieur de cette incision contourne l'anus de gauche à droite et c'est en partant de cette incision latérale que le carcinome est séparé de la muqueuse saine, et dans sa plus grande partie d'avec la prostate et la vessie.

Pas de lésion du péritoine, ni de la vessie. En arrière la muqueuse est suturée à la peau. Pansement iodoformé.

Le 29, au soir. Hémorrhagie, matière fécale dans le pansement.

27 août. Le malade sort. Plaie considérablement diminuée.

Actuellement, mai 1890. État général bon, se livre à son métier. Pas de récidive. Pas d'incontinence. Pas de bandage.

Observation 20 (Kocher-Arnd).

Guérison constatée huit ans après.

Jacob S..., 56 ans.

État, 26 avril 1875. — Épreintes fréquentes. Garde-robes irrégulières. Sang dans les fèces.

28 avril 1876. Abdomen souple. Pas de ganglions inguinaux. A l'anus, l'on trouve à droite une tumeur irrégulière de 6 centim. sur 4, ulcérée en forme d'excavation. La tumeur est mobile, dure, saigne facilement, et siège sur les parois rectales antérieure et postérieure.

Opération, le 12 mai 1875. — La tumeur est circonscrite par deux incisions elliptiques dans la direction du sommet du coccyx. Forte hémorrhagie. Le rectum est mis à nu d'arrière en avant. Incision du rectum au-dessus de la tumeur avec le galvano-cautère. Pour protéger l'urèthre une sonde est introduite dans l'urèthre. Extirpation de la tumeur, irrigation de la cavité avec du chlorure de zinc. Intestin non suturé.

Le 20. Plaie souillée par l'urine. Fistule de l'urèthre, de 1 centim. sur 2 ou 3 millim.

9 août 1875. Sortie de l'hôpital.

29 octobre 1879. Santé florissante, appétit normal. Pas de récidive, pas de métastase. Fonctions du gros intestin s'accomplissent bien.

Le malade meurt en 1883 de congestion pulmonaire.

Observation 21 (Kocher-Arnd).

Guérison constatée quatorze ans après.

T. H..., 37 ans.

9 août 1876. Constipation. Sang dans les selles. Ténesme fréquent. Il y a un mois, fortes hémorrhagies.

Toucher. — Sur la paroi rectale postérieure, au-dessus du sphincter interne se trouve un ulcère très excavé, aux bords indurés, dur, irrégulier, d'une grandeur de cinq francs.

Opération, 18 août 1876. — Division de l'anus jusqu'au sommet du coccyx.

Incision du rectum au thermo cautère. Hémorrhagie considérable arrêtée par un tamponnement.

Le 28. Plaie guérit vite.

3 septembre. Malade renvoyée avec plaie non cicatrisée.

Le 27. Plaie guérie. Pas de trace de récidive.

Mai 1890. Malade a repris son travail. Bonne santé comme il y a quatorze ans.

Observation 22 (Kocher-Arnd).

Guérison constatée dix ans après.

Mme T..., 44 ans, entre à l'hôpital le 16 septembre 1878.

Octobre 1877. Douleurs lombaires continuelles ces derniers temps. Ténesme. Hémorrhagie depuis un an.

18 septembre. Légère tuméfaction ganglionnaire inguinale plus prononcée à gauche. A 6 centim. de hauteur : tumeur mobile saillante à bords indurés laissant passer le doigt. Muqueuse vaginale mobile libre en arrière.

Opération, le 1er octobre 1878. — Position latérale droite. Incision longitudinale depuis la base du coccyx jusqu'à 2 centim. de l'anus. Coccyx extirpé. Sur l'index gauche introduit dans le rectum, incision du tissu rétro-rectal, découvrant la tumeur en arrière et sur le côté. Dissection de la tumeur et des parties saines supérieures d'avec la paroi vaginale. Drains des deux côtés. Suture de la plaie extérieure à la soie. Anus conservé.

Le 8. On enlève toutes les sutures.

5 novembre. Bougies dans le rectum à cause du rétrécissement cicatriciel.

Le 14. Ligatures élastiques pour couper l'anneau cicatriciel.

Le 29. Plaie présente encore une largeur de 3 centim. Muqueuse rectale régulièrement souple. Abdomen souple. Pas de trace de récidive. Tuméfaction ganglionnaire dans les aines.

2 décembre. Sortie de l'hôpital. Il se forme un petit prolapsus rectal soumis le 14 février à une opération autoplastique.

Novembre 1882. État bon.

En 1888. Pas de trace de récidive.

Observation 23 (Kronlein-Stierlin).

L. F..., cultivateur, 67 ans, entré à l'hôpital le 3 juillet 1885.

Père mort d'un cancer du foie.

Fils atteint d'un cancer de l'estomac.

Le malade a subi une opération pour cancer de l'estomac. Son fils aussi.

Il y a trois ans, le malade croit s'être aperçu de troubles de la défécation qui était plus fréquente. Depuis six mois, les douleurs ont augmenté de manière à incommoder le malade. Ténesme. Efforts extraordinaires souvent inefficaces l'obligeant à introduire le doigt pour aider la défécation.

Une seule fois il a remarqué du sang.

Il n'a pas maigri.

État actuel. — Homme vigoureux, gros, bien bâti.

Toucher. — Ampoule vaste et libre à 5 centim., au-dessus de l'anus. Sur la face postérieure du rectum, tumeur dure, irrégulière, d'environ 4 centim. de hauteur et 2 centim. de largeur.

Paroi antérieure et paroi latérale libre.

Selles dures, non hémorrhagiques.

Pas de ganglions inguinaux.

Diagnostic. — Carcinome rectal.

Opération, le 9 juillet. — Position de la taille. Incision intéressant le sphincter depuis l'anus jusqu'au coccyx. La paroi postérieure est incisée, la tumeur est circonscrite et extirpée. A cause de sa situation élevée, l'opération dure longtemps et le malade perd beaucoup de sang.

Désinfection au sublimé 1/1000.

Sutures de manière à réunir la paroi postérieure incisée, la laissant ouverte au niveau du point d'implantation de la tumeur.

Drainage à la gaze iodoformée introduite de dehors en dedans par la plaie du rectum.

Examen histologique. — Épithélioma cylindrique.

16 juillet. État général bon.

Première garde-robe. Appétit ordinaire.

Le 21. Pas de nouvelle garde-robe. Température, 38°,3.

Le 26. Délire avec tentative de fugue. Intoxication iodoformée.

15 août. L'intoxication paraît finie. Plaie bourgeonne très bien.

Le 30. Selles rubanées, évidemment rétrécissement cicatriciel du rectum.

6 septembre. Le malade sort. La plaie est cicatrisée. Il est obligé de recourir aux laxatifs. État général bon.

Quatre ans et demi sans récidive.

Malade revu le 10 mai 1889, quatre ans et demi après l'opération.

Homme grand, fort. État général bon. Un peu amaigri ces derniers temps.

Peut encore travailler. Pas de douleur. Ténesme. Selles dures, non hémorrhagiques. Pendant la nuit, ténesme vésical. *Pas de bandage.* Continence complète. Content de son état. Foie, abdomen normaux.

A gauche, vers le sacrum, pli de la peau et prolapsus de la paroi gauche Ce prolapsus est facile à contenir.

Anneau cicatriciel, dur, tranchant. Pas de récidive. Muqueuse souple.

A gauche, à la hauteur de l'index, sensation d'induration mal définie.

Observation 24 (Kronlein-Stierlin).

Anna M..., 68 ans, entrée à l'hôpital le 29 mars 1886. Depuis quinze ans, a commencé à être constipée : usage des laxatifs. Pendant les garde-robes, sensation de brûlure à la partie inférieure du rectum. En 1883, elle avait été opérée pour un papillome rectal. Après l'opération, la malade se portait assez bien jusqu'au printemps, époque à laquelle se produisirent des hémorrhagies rectales, qui rendirent la malade très faible.

État actuel. — Artère radiale un peu dure et pouls filiforme. A l'anus on voit,au niveau de la circonférence du tiers postérieur droit, une tumeur rouge petite, molle. Cette tumeur se continue avec une tumeur interne de même nature, du volume d'une petite pomme, adhérente à la muqueuse rectale par une base très large.

Opération, le 6 avril 1886. — La tumeur est circonscrite et extirpée. Paroi postérieure, enlevée y compris les tissus conjonctifs péri-rectaux. Suture avec la peau.

Le 12. Plaie d'un bel aspect, mais les sutures ont cédé. Température, 38°,8.

28 mai. État général bon. La malade quitte l'hôpital.

Trois ans et demi sans récidive.

Revue en mai 1889, trois ans et trois mois après l'opération.

Pas de tumeur abdominale. Pas de ganglions inguinaux. Foie normal. Nodule hémorrhoïdaire externe. Vers les limites de la paroi et de la muqueuse en arrière, petite partie bourgeonnante, non indurée. En avant, prolapsus.

Anus ovalaire laisse passer deux doigts. Sommeil, appétit bons. Augmentation de poids. Continence pour matières dures. Tendance à la constipation et ténesme. Selles aplaties rubanées avec traces de sang quelquefois. Défécation non douloureuse. Porte un bandage.

Observation 25 (Kronlein-Stierlin).

J. Z..., homme de 56 ans, entre à l'hôpital le 8 août 1886.

En avril 1886, pour la première fois, sang dans les garde-robes, ténesme, sensation de brûlures pendant la défécation, perte d'appétit, amaigrissement.

Examen rectal. — Tumeur à 8 centimètres au-dessus de l'anus, qui embrasse les parois postérieure et latérale mais laisse libre la paroi antérieure, bords indurés. La limite supérieure peut être atteinte.

Diagnostic : Carcinome rectal.

Opération, le 24 août 1886. — Incision longitudinale du sphincter et de la paroi rectale postérieure. Section de l'intestin au-dessous de la tumeur, dissection de la tumeur adhérente au sacrum et section au-dessus des limites du mal. Les deux bouts sont suturés. Le sphincter fermé.

Examen histologique. — Adénome du rectum.

Le 25. Forte hémorrhagie.

3 septembre. Température 38°,8. Sutures ont cédé en partie

Le 9. La plaie bourgeonne. Suppuration modérée.

30 octobre. Malade sort.

Revu au mois de mars 1889. Homme fort, bien portant.

Rien au foie. Abdomen souple. Pas de ganglions. Rien de particulier dans la région anale.

Léger prolapsus. Ce léger prolapsus est dû à la paroi antérieure.

L'ouverture du rectum permet d'introduire deux doigts. Pas trace de récidive. Douleurs à l'épigastre mal déterminées. Sommeil, appétit bons. Pas d'amaigrissement. Continence pour matières dures. Incontinence pour matières liquides. Pas de douleurs en allant à la selle. Travaille. Pas de bandage.

Observation 26 (Kronlein-Stierlin).

Femme E..., 53 ans, entrée à l'hôpital le 13 août 1886.

Début par catarrhe de l'estomac bientôt disparu mais laissant ténesme, diarrhée. Mucus teinté de sang.

Toucher rectal — Dans le rectum, à 4 centimètres au-dessus de l'anus, tumeur molle, large d'un centimètre, longue de 2 à 3 centimètres, faisant saillie dans la lumière du rectum, et pouvant être mobilisée sur la paroi vaginale postérieure.

Diagnostic. — Adénome polypoïde rectal.

Opération, le 18 août. — Incision elliptique de la paroi rectale. Neuf sutures de la plaie à la soie.

Examen histologique. — Adénome rectal.

7 novembre. Suites simples. Cicatrice de la plaie. Sans récidive pendant trente-six mois.

21 avril 1889. Malade revue et examinée deux ans neuf mois après l'opération. Maigrie, constitution délicate.

Pas de tumeur abdominale. Le foie dépasse les côtes d'un travers de doigt Bords lisses. Pas de ganglions. Rien en dehors de l'anus. Orifice étroit. Pas de prolapsus. A la palpation, on sent dans le rectum à 2 ou 3 centimètres au-dessus de l'anus sur la paroi antérieure une petite cicatrice de 2 à 3 centim. Pas de rétrécissement. Pas de récidive. État général bon. Pas de douleurs en allant à la garde-robe. Selles sanguinolentes en automne 1888, à la suite d'entérite aiguë.

Capable de travailler, mais plus faible qu'auparavant. Continence complète même pour les matières liquides.

Pas de bandage.

Incontinence d'urine.

Observation 27 (Kronlein-Stierlin).

H. U..., 32 ans, entre à l'hôpital le 10 août 1886.

Douleurs abdominales, prolapsus dans l'enfance.

Depuis fin octobre 1885 : sang dans les garde-robes, accompagnées de douleurs.

Mars 1886. Les hémorrhagies augmentent.

5 avril. Issue d'une partie de l'intestin par l'anus.

Le 6. A la suite de purgatif, selles fétides noires. Depuis, aucune garde-robe.

État actuel. — Homme bien bâti. Pas de fièvre. Météorisme.

A la palpation de l'hypocondre gauche, sensation d'une tumeur de forme allongée. Dans l'anus, tumeur composée d'expansions polypoïdes sur toute la circonférence de la muqueuse.

Quand le malade pousse, la tumeur descend dans une longueur de 20 centimètres. Le doigt pénètre par un orifice central dans la lumière de l'intestin. Les doigts pénètrent à côté de la tumeur de l'intestin sans sentir les plis circulaires.

Diagnostic. — Adénome du côlon et invagination.

Opération, le 10 avril 1886. — Ablation de la partie intestinale prolabée. Le malade est dans la position de la taille. L'intestin attiré en bas est excisé. Suture des deux surfaces séreuses au catgut et points muqueux.

On essaie de réduire sans succès.

Examen histologique. — Adénome avec des culs-de-sac commençant à devenir épithéliomateux.

Le 15. Suites normales.

Deuxième opération. — Le 16. Laparotomie, incision comme pour la colotomie iliaque.

La partie invaginée paraît appartenir au rectum et à l'S iliaque. Réduction impossible car l'anneau d'invagination est trop étroit. Anus iliaque.

18 avril. Ouverture de l'intestin.

8 mai. Depuis le 18, état mauvais, beaucoup de fièvre. Mucus sanguinolent par l'anus. Depuis le 4 mai, amélioration et selles dures.

Le 14. Selles régulières par l'anus artificiel. Partie prolabée moins étendue. Muqueuse nécrosée par endroit.

23 juin. État bon. On essaie sans succès de guérir l'anus artificiel.

Troisième opération. — Tentative de cure de l'anus contre nature. Incision de la cicatrice. Entérorrhaphie muco-muqueuse au catgut.

1er juillet. Quelques matières fécales sous le pansement.

Le 23. Ablation de sutures, la fistule persiste.

Quatrième opération, le 21 août. — Ne réussit pas.

On est obligé de faire une laparotomie. Le malade guérit sans rétrécissement.

Quarante-quatre mois depuis le début de la maladie. Pas de récidive.

OBSERVATION 28 (PAUL).

Cancer ano-rectal. Excision. Guérison constatée dix ans après.

Homme, 47 ans. Cancer ano-rectal.

Opération de Lisfranc. — Ablation de 5 centimètres et demi d'intestin avec l'écraseur. Pas de suture à la peau. Guérison. Pas de rétrécissement. Continence, excepté en cas de diarrhée.

Opéré en 1881, est parti en Amérique 1891 pour travailler.

OBSERVATION 29 (CH. BALL).

Cancer du rectum. Guérison.

B. M..., femme, 60 ans.

Opérée le 1er novembre 1884, d'un sarcome mélanique. Méthode de Kocher.

Huit ans après l'opération, santé parfaite : la malade exerçait sa profession de cuisinière.

OBSERVATION 30 (CH. BALL).

Cancer du rectum. Guérison.

D. N..., 65 ans, opéré le 5 octobre 1886.

Méthode de Kocher. L'examen montra qu'il s'agissait d'un épithélioma à cellules cylindriques.

Six ans après l'opération, il n'y avait pas trace de récidive.

OBSERVATION 31, inédite (EUGÈNE BŒCKEL).

Cancer du rectum. Guérison constatée au bout de onze ans.

Femme, 75 ans. Carcinome de la cloison recto-vaginale.

Le 5 mars 1873, extirpation du périnée et de la cloison avec l'anse galvano-caustique.

Guérison au bout de onze ans.

OBSERVATION 32, inédite (EUGÈNE BŒCKEL).

Cancer de la cloison recto-vaginale. Guérison.

Femme 62 ans, opérée le 8 décembre 1880, d'un cancer du rectum et de la cloison recto-vaginale. Extirpation à l'anse galvano-caustique de la paroi vaginale jusqu'à 1 centim. du col utérin. Cul-de-sac de Douglas largement ouvert et suturé. La guérison est constatée plus de trois ans après.

Observation 33 (Esmarch-Caspersohn).

Cancer du rectum. Guérison constatée trois ans après.

Homme, 65 ans. On trouve une tumeur très dure, bosselée, occupant tout le pourtour du rectum. Limites supérieures inaccessibles.

Opération, le 11 juillet 1884. — Incision postérieure au niveau de la région sphinctérienne. Ablation de 14 centim. d'intestin. Extirpation de quelques ganglions infiltrés. Le péritoine n'a pas été ouvert. Suture du bout supérieur à la peau.

Le 23 février 1884. Exeat. Le sphincter fonctionne d'une manière intermittente. En juillet 1887, l'opéré est en bonne santé.

Observation 34 (Esmarch-Caspersohn).

Guérison constatée sept ans après.

Homme, 65 ans. On trouve sur la paroi antérieure du rectum une tumeur dure, bosselée, commençant au-dessus de la prostate et ayant envahi tout le pourtour du rectum. Les limites supérieures sont inaccessibles.

Opération, le 6 août 1880. — Ablation de 17 centim. d'intestin. Extirpation du coccyx. Ouverture très étendue du péritoine.

Le 27 septembre. Exeat.

Août 1883. Santé toujours parfaite.

Observation 35 (Bergmann-Schwieder).

Cancer du rectum adhérent à la prostate. Guérison constatée cinq ans après.

H..., 43 ans. Depuis le mois de mars 1884, selles douloureuses, sanglantes et parfois forte diarrhée.

1er septembre. — Au toucher on trouve une masse dure, ulcérée en forme de cratère, adhérente à la prostate ; puis une tumeur oblongue ulcérée du côté gauche.

Opération, le 3 septembre. — Extirpation : le néoplasme s'étend jusqu'à la partie membraneuse de l'urèthre.

Le malade doit être cathétérisé.

Le 10. La plaie guérit lentement avec sécrétion purulente considérable.

7 octobre. Sorti en voie de guérison. Pas de récidive.

Actuellement. État général bon. Prolapsus léger. Garde-robes régulières, mais incontinence.

Observation 36 (Bergmann-Swieder).

Cancer du rectum. Guérison constatée quatre ans et demi après.

Sch..., femme, 56 ans, entre à l'hôpital le 16 août 1884.

Au printemps 1883, deux fortes hémorrhagies rectales à la suite de selles. Constipation, douleurs fréquentes, ténesme. Sang et pus dans les selles.

Toucher. — On trouve sur le côté gauche et antérieur de l'intestin une tumeur dure, de la grosseur d'une prune, à surface déchiquetée embrassant le rectum. La muqueuse voisine est envahie.

Opération, le 17 septembre. — Incision transversale du périnée. Incision circulaire de l'anus. Ablation de la tumeur.

Le 22. Les sutures de la peau ont cédé.

22 octobre. Cicatrisation de la plaie, la malade sort.

Pas de récidive. Prolapsus de 5 centim. gênant la marche.

Observation 37 (Esmarch-Caspersohn).

Guérison constatée trois ans après.

Femme de 55 ans. On trouve à 8 centim. au-dessus de l'anus une tumeur qui occupe la plus grande partie de la circonférence du rectum. On peut à peine atteindre la partie supérieure.

Opération, le 26 avril 1884. — Incision postérieure. Ablation de 18 centim. d'intestin. Suture du bout supérieur à la peau.

3 juin 1884. Exeat. Le sphincter fonctionne bien.

14 juin 1887. Santé excellente.

Observation 38 (Esmarch-Caspersohn).

Cancer du rectum. Guérison constatée sept ans après.

Femme âgée de 54 ans. On trouve à 4 centim. au-dessus de l'anus une tumeur annulaire dont les limites supérieures peuvent être atteintes.

Opération, le 30 mars 1880. — Ablation de tout le rectum sur une hauteur de 23 centim. Le péritoine a été décollé mais pas ouvert. Extirpation de quelques ganglions infiltrés.

20 avril 1880. Exeat.

En 1882. Ablation de quelques ganglions de l'aine secondairement atteints.

En juillet 1887. La santé de l'opérée est excellente, mais le sphincter paraît être compromis.

Observation 39 (Esmarch-Caspersohn)

Cancer du rectum. Guérison constatée dix ans après.

Femme de 58 ans. On trouve, au-dessus de l'anus, à gauche, une tumeur qui remonte jusqu'à 3 ou 4 centim. sur le rectum et occupe les deux tiers de sa circonférence.

Le 8 juin 1877, ablation de tout l'intestin malade jusqu'au-dessus des limites du mal ; opération par la voie périnéale ; suture du bout supérieur avec la peau.

Exeat, le 21 juillet 1877.

En juin 1887, pas de récidive ; santé parfaite.

Observation 40 (Esmarch-Caspersohn).

Cancer du rectum. Guérison constatée huit ans après.

Homme de 46 ans ; on trouve au niveau de la région anale une tumeur dure et ulcérée.

Le 12 août 1879, extirpation.

Exeat, le 22 août 1879.

En juin et juillet 1887, pas de récidive ; santé parfaite.

Observation 41 (Czerny-Schmidt).

Cancer du rectum. Guérison constatée six ans après.

K. K..., 59 ans, souffre depuis un ou deux ans d'un cancer ano-rectal remontant à 2 ou 3 centim. au-dessus de l'anus, embrassant seulement la moitié de la circonférence sur une étendue de 4 centim.

16 juillet 1886, amputation de Lisfranc. Guérison complète. En 1892, vit en bonne santé et travaille.

Observation 42 (Czerny-Schmidt).

Cancer du rectum. Guérison constatée cinq ans après.

C. F..., 60 ans. Début il y a trois ans. Cancer ano-rectal, sous forme d'une plaque ulcérée.

2 décembre 1886, on pratique l'excision de l'ulcération. Suture et guérison. En mars 1887. Récidive siégeant très haut, mobile.

Le 5 juin 1887. On pratique l'ablation du mal récidivé suivant le procédé de Dieffenbach. Le péritoine est ouvert et non suturé. On enlève 10 centim. d'intestin. La guérison se fait sans accident.

En 1892. L'opéré est en bonne santé, n'a pas de récidive.

Observation 43 (Czerny-Schmidt).

Cancer du rectum. Guérison constatée trois ans après.

A. A..., 38 ans. Début il y a trois mois. Cancer commençant à l'anus. Limite supérieure accessible, mobile, vagin adhérent. Ganglions inguinaux.

Opération de Lisfranc, le 27 mai 1888. — Péritoine non ouvert. Vagin en partie excisé.

Résection de 12 centim. d'intestin.

Revu 6 janvier 1892. Il travaille comme auparavant.

Observation 44 (Bergmann-Schwieder).

Sch..., ouvrier, 29 ans. Il y a six ans, le malade croit avoir remarqué dans l'anus un nodule qui saignait fréquemment sans occasionner de grandes douleurs.

Le 8 décembre 1883. Sur le bord de l'anus plaque ulcérée et dans le rectum, à 10 centimètres de hauteur, une autre plaque indurée, irrégulièrement déchiquetée, ulcérée par places.

Opération, le 14 décembre 1883. — Incision circulaire et extirpation du rectum carcinomateux. Paroi antérieure fixée au dehors.

Tamponnement à la gaze iodoformée.

Le 18. Ictère léger. Le malade sort guéri.

5 janvier 1884. Reste guéri.

Le malade informe qu'il est content de ses garde-robes. « Devenu un homme bien portant depuis l'opération. »

Observation 45 (Cripps).

Cancer du rectum. Guérison constatée trois ans après.

E. C..., 49 ans, opéré à l'hôpital de Saint-Barthélemy en mai 1889, 9 centimètres d'intestin furent enlevés.

L'affection ayant envahi la cloison recto-vaginale, on dut enlever une partie de cette cloison. Sutures à la soie.

Le malade, qui avait de l'albumine dans l'urine, guérit lentement.

A sa sortie de l'hôpital, neuf semaines après, la plaie était guérie, mais montrait une tendance considérable au rétrécissement combattu par l'emploi de la bougie. L'albumine a disparu en juin 1892. Léger rétrécissement au-dessus de l'anus. Pas de récidive. Continence des matières excepté dans les cas de diarrhée. Guérison constatée après trois ans.

Observation 46 (Cripps).

Cancer du rectum. Guérison constatée quatre ans après.

Homme 41 ans, opéré en janvier 1888. Affection limitée à la moitié de la circonférence postérieure du rectum.

Tumeur commençant à quatre centimètres de l'anus et se terminant à 10 centimètres au-dessous, adhérant fortement au coccyx et au sacrum. Peut être enlevée sans toucher à l'os.

Pendant deux ans, chaque jour, le malade se passa une bougie pour éviter le rétrécissement. Pas de récidive. Continence complète en mai 1892.

Observation 47 (Cripps).

Cancer du rectum. Guérison constatée en quatre ans.

M. M..., âgé de 61 ans. Opéré en 1878. Six centimètres d'intestin furent enlevés.

Au bout de trois mois, récidive du volume d'un pois qui fut enlevé. Un an après on enlève un nouveau nodule.

Pendant les quatre ans que j'ai revu fréquemment le malade, il est resté en excellente santé.

Observation 48 (Cripps).

Cancer du rectum. Guérison constatée cinq ans après.

S. P..., femme âgée de 35 ans, opérée à l'hôpital de Saint-Barthélemy en octobre 1887. Le cancer s'était étendu à toute la circonférence de l'intestin et avait envahi la moitié inférieure de la cloison recto-vaginale. Plus de 10 centimètres du rectum furent enlevés en même temps qu'une grosse partie de la cloison recto-vaginale. Pendant la cicatrisation on laisse à demeure une grosse sonde.

Malgré cette précaution, le rétrécissement causa des ennuis et la première année l'incontinence fut presque complète. A la fin de la seconde année la tendance au rétrécissement avait presque cessé, mais par précaution on passe la bougie une fois tous les quinze jours.

En 1890, la malade est revue en bonne santé.

En 1891, les parties étaient souples et sans récidive.

La cicatrice ressemblait à celle d'une grave déchirure du périnée. Mais la malade avait une continence complète.

En 1892, revue avec un petit nodule cancéreux récidivé. On l'enlève et depuis la malade va bien.

Observation 49 (Cripps).

Cancer du rectum. Guérison constatée six ans après.

Femme âgée de 40 ans.

Toucher. — Sur la paroi antérieure du rectum, à peu près à 13 centimètres de l'anus, se trouve une plaque de cancer adénoïde de la dimension d'un florin. On pouvait la sentir seulement quand la malade faisait des efforts comme pour aller à la selle et que la portion d'intestin sur laquelle elle était située s'invaginait.

Cripps enlève cette ulcération en faisant empiéter son bistouri sur la tunique musculaire. Il cautérise la circonférence de l'ulcère avec le thermocautère. La récidive se fait en six mois sous forme d'une ulcération à base indurée de la dimension d'une pièce de cinq francs.

Il incise la paroi postérieure du rectum et attire le rectum en bas. Après avoir ouvert le péritoine qu'il referme aussitôt avec des sutures, il excise toute la paroi rectale à ce niveau et suture au catgut la plaie intestinale. Il en résulte un certain degré de rétrécissement qui nécessite l'emploi prolongé d'une bougie.

En juillet 1892, pas de récidive, peu de rétrécissement. Continence parfaite.

Observation 50 (Cripps).

Cancer du rectum. Guérison après six ans.

T. H..., 62 ans, entre en août 1886 à l'hôpital de Saint-Barthélemy.

Opération. — Amputation de 8 centimètres inférieurs du rectum. Trois mois après, petit nodule carcinomateux à la partie inférieure de la plaie. Ablation.

Le malade perdu de vue jusqu'en 1891, vient retrouver Cripps avec quelques selles sanguinolentes. Petite ulcération en arrière due peut-être au passage des matières. Dans l'incertitude de son diagnostic, Cripps attend quelques semaines.

Observation 51 (Cripps).

Cancer du rectum. Guérison après douze ans.

Mme D..., 40 ans, opérée en juillet 1880.

Environ 8 centimètres d'intestin furent enlevés. Comme dans les cas précédents, tendance au rétrécissement au début, qui disparut au bout de deux ou trois ans.

La malade mène une vie active. Elle a une continence complète et se porte bien depuis douze ans.

Observation 52 (Bergmann-Schwieder).

Cancer du rectum. Guérison constatée trois ans et demi après.

M..., 29 ans, entre à l'hôpital le 20 juillet 1885.

En 1883, le malade a subi une opération pour une tumeur à l'anus. Une fistule persistait.

Garde-robes sanguinolentes, douloureuses.

A l'anus, tumeur dure, dont la limite supérieure peut être atteinte.

Opération, le 24 juillet 1885. — Extirpation du rectum. Péritoine aussitôt refermé.

7 août. Le malade sort guéri. Le sphincter fonctionne bien.

Actuellement le malade n'a pas de prolapsus, pas d'incontinence. Pas de récidive.

Observation 53 (Bergmann-Schwieder).

Cancer du rectum. Guérison constatée trois ans après.

K..., 42 ans, entre le 6 janvier 1886. Hémorrhoïdes depuis l'enfance ; parfois hémorrhagies.

Fin juillet. Ecoulement de sang et de pus. Ténesme. Douleurs.

Au toucher, on trouve au-dessus du sphincter externe un carcinome qui embrasse les trois quarts du rectum.

Opération, le 9 janvier. — On circonscrit l'anus et on extirpe le rectum. Les jours suivants, ni douleurs, ni fièvre.

Guérison de la plaie par granulation.

Le malade sort de l'hôpital le 4 mars.

Novembre 1888. Pas de récidive.

Etat actuel. — A gagné des forces. Incontinence pour les matières liquides.

Observation 54 (Bergmann-Schwieder).

Cancer du rectum. Guérison constatée trois ans après.

Femme F..., 65 ans, entre à l'hôpital le 20 février 1886.

Depuis un an, tumeur à l'anus de la grosseur d'une noisette.

En octobre 1884. Ecoulements sanguinolents sans grandes douleurs.

A l'anus, tumeur de la grosseur d'un œuf de poule.

Opération, le 2 mars. — Résection du coccyx et extirpation du sacrum.

Guérison normale.

9 avril. Sort de l'hôpital.

État actuel. — Continence. Prolapsus léger seulement à la suite de toux. Pas de récidive.

Observation 55 (Bergmann-Schwieder).

Cancer du rectum. Guérison constatée trois ans après.

P..., 33 ans. Constipation depuis 1870. Au moment de son entrée à l'hôpital, écoulements sanguins.

19 mars 1886.

Toucher. — Sur la partie inférieure du rectum, carcinome circulaire.

Opération, le 24 mars 1886. — Extirpation du rectum.

Guérison sans accidents.

21 avril 1886. Sort de l'hôpital.

Le 4 juin 1888. Il rentre pour un rétrécissement sans récidive : ouverture de l'anus ne laissant pas passer le doigt. Opération autoplastique.

Novembre 1888. Malade guéri. Rétrécissement disparu.

État général bon. Continence pour les solides.

Observation 56 (Bergmann-Schwieder).

Cancer du rectum. Guérison constatée près de trois ans après.

M. R..., 66 ans, entre le 24 mai 1886. Depuis un an, garde-robes douloureuses, sanguinolentes.

Toucher. — A l'anus, tumeur qui s'étend à 8 centim. de hauteur.

Opération, le 29 mai 1886. — Incision circulaire. Suture de l'intestin à la peau.

8 juillet. Plaie complètement guérie.

Le malade sort.

Pas de récidive. Jouit d'une santé parfaite. Garde-robes régulières. Pas d'incontinence.

Observation 57 (König-Hildebrandt).

Guérison constatée quatre ans après.

Mme L..., entre à l'hôpital le 18 septembre 1883, pour récidive d'un carcinome du rectum extirpé en avril, et qui s'est développé dans la cloison recto-vaginale. Végétations molles, remplissant la cavité du rectum, empiétant sur la paroi vaginale et le cul-de-sac de Douglas.

Purgations et lavages intestinaux.

Opération. — Extirpation de l'intestin malade et ablation à la curette de végétations qu'on ne peut atteindre directement.

Suites simples.

En octobre 1887, pas de récidive.

Observation 58 (König-Hildebrandt).

Guérison constatée cinq ans après l'opération.

A. S..., femme de 46 ans, entrée le 21 septembre 1882. Depuis un an, troubles gastriques et melæna. Amaigrissement. Carcinome à peu près annulaire, commençant à l'anus, à bout supérieur accessible; quelques adhérences avec le vagin.

28 septembre 1882. Incision de la paroi vaginale postérieure; on essaie de séparer du néoplasme la partie saine de la muqueuse vaginale; on enlève la muqueuse vaginale qui adhère au néoplasme. Ablation de l'anus et de la partie malade du rectum. Sans ouverture du péritoine, le bout supérieur est suturé à la peau; la muqueuse vaginale est suturée à part.

24 octobre. Suites bonnes; intoxication iodoformée. Les sutures postérieures et latérale ont tenu. 1er décembre, exeat.

Observation 59 (Czerny-Löwinhson).

Guérison constatée huit ans et demi après.

Femme, 45 ans. On trouve à partir de l'orifice anal, une tumeur ulcérée qui remonte jusqu'à trois centimètres au-dessus. Adénopathie inguinale droite.

Opération, le 6 septembre 1883. — Ablation de toute la partie infiltrée, par la voie ano-rectale. Réunion primitive.

Le 29. La malade quitte l'hôpital.

Huit ans et demi après cette intervention la malade ne présentait aucune récidive.

Observation 60 (Czerny-Löwinhson).

Homme, 48 ans. Tumeur ulcérée siégeant sur la paroi postérieure, à 4 centim. au-dessus de l'anus.

Opération, le 18 août 1885. — Ablation. Incision postérieure. On n'ouvre pas le péritoine, mais on empiète de 2 centim. sur la partie saine du rectum. Suites simples.

23 décembre 1885. Exeat.

Malade revu en 1892, six ans et neuf mois après l'opération. Pas de récidive.

Observation 61 (Czerny-Heuck).

Cancer du rectum. Guérison constatée quinze ans après.

M. G..., femme, 52 ans, entrée à l'hôpital le 14 octobre 1878. Malade depuis neuf mois. Selles sanglantes, ténesme. Immédiatement au-dessus du sphincter on trouve une plaque néoplasique, très mobile, molle, dont les limites supérieures peuvent être atteintes.

Sur la paroi droite du rectum, petite bande de muqueuse saine.

Diagnostic. — Carcinome à cellules cylindriques, avec tissu conjonctif infiltré.

Opération, le 22 novembre 1878. — Extirpation. Incision médiane postérieure. Suture du bout supérieur. Désinfection avec le chlorure de zinc.

Suites simples. Muqueuse cicatrisée en grande partie.

23 novembre 1878. La malade sort de l'hôpital.

En mars 1883, pas de récidive.

La malade fut revue en 1893, santé bonne. Pas de récidive.

Observation 62 (Czerny-Heuck).

Cancer du rectum. Guérison constatée quatorze ans après.

Ch. L..., femme de 51 ans, entrée le 30 octobre 1878. Il y a deux ans, extirpation d'une tumeur à l'anus dont la malade souffrait depuis un an.

Depuis un an et demi, nouvelle tumeur à la même place. Sur la paroi antérieure du rectum, tumeur grosse comme un œuf de pigeon, mobile.

Carcinome à cellules cylindriques avec tissu conjonctif abondant, dur, non infiltré.

Opération, le 31 octobre 1878. — Extirpation. Section du rectum. Excision de la tumeur et suture de la plaie; au-dessous et en arrière on sent un ganglion de la grosseur d'une noix, qui n'est pas extirpé.

30 novembre. La malade sort.

En 1882, pas de récidive. Ganglion précité diminué de volume.

La malade fut revue en 1893, en bonne santé. Pas de récidive.

Observation 63 (Czerny-Heuck).

Cancer du rectum. Guérison constatée plus de trois ans après.

A. V..., femme de 56 ans, entrée à l'hôpital le 7 juin 1879. Depuis deux ans, ténesme, sang et douleurs pendant les garde-robes.

A 1 centim. au-dessus du sphincter se trouve une plaque à surface tuméfiée, circulaire, mobile, saignant facilement. Limite supérieure accessible. En avant, ruban de muqueuse saine.

Diagnostic. — Carcinome à cellules cylindriques.

Opération, le 10 juin 1879. — Extirpation. Incision longitudinale postérieure. Excision des parties carcinomateuses avec conservation d'un étroit ruban de muqueuse en arrière.

Désinfection au chlorure de zinc.

Suture de la muqueuse.

Suites simples. Pas de fièvre. Rétrécissement de la muqueuse.

Le 7 juillet, la malade quitte l'hôpital.

La malade fut revue à la fin de 1882. Pas de récidive.

OBSERVATION 64 (V. WAHL-SIHLE).

Guérison constatée sept ans après l'opération.

Malade âgé de 70 ans; tumeur ulcérée siégeant au-dessus de l'anus et du sphincter qui sont indemnes.

Opération, le 9 juin 1882. — Incision postérieure; on trouve un gros abcès dans la fosse ischio-rectale droite; résection de la partie malade; suture du bout supérieur avec la portion anale.

Exeat, le 13 juillet.

Sept ans après l'opération, pas de récidive; sphincter normal.

OBSERVATION 65 (V. WAHL-SIHLE).

Guérison constatée plus de trois ans après.

Femme de 68 ans.

On voit saillir, au dehors de l'anus, une petite tumeur bosselée et dure; au-dessus de l'anus on trouve une tumeur ulcérée qui remonte jusqu'à 8 centim. sur la paroi postérieure et 5 centim. sur la paroi antérieure.

Opération de Lisfranc, le 22 février 1881. — Union du bout supérieur avec la plaie extérieure.

Le 19 mars, exeat.

Le 20 mai 1885, pas de récidive.

Observations de cas de guérison de cancers du rectum opérés par la voie sacrée.

Observation 66 (Chaput).

Cancer ano-rectal. Opération de Kraske. Guérison sans récidive depuis cinq ans. Énorme prolapsus rectal.

Antoine Ch..., 59 ans. Pas d'antécédents importants à noter.

En décembre 1890, le malade a commencé à éprouver des douleurs pendant la défécation. Il a eu depuis lors des alternatives de diarrhée et de constipation et des selles glaireuses et sanguinolentes.

Les douleurs de la défécation sont devenues comparables à une brûlure.

A l'inspection, l'anus ne présente rien d'anormal.

Au toucher, on constate la présence de masses fongueuses, friables, saignantes, étendues depuis 1 centim. au-dessus de l'anus jusqu'à la limite du doigt. La tumeur est énorme, et rétrécit l'intestin.

Un chirurgien des hôpitaux refuse de l'opérer.

Le 19 mai 1891, incision sacrée médiane de 15 centim. de long prolongée jusqu'en avant de l'anus qu'elle cerne.

Résection du coccyx et du sommet du sacrum.

L'isolement du rectum est assez difficile. Le rectum est couché au-dessus de la tumeur, puis extirpé de haut en bas avec l'anus.

Le bout supérieur est suturé à la peau de la partie moyenne de la plaie. Le reste de la plaie est bourré à l'iodoforme. Guérison rapide.

J'ai revu ce malade en avril 1896, à Bicêtre, où il est pensionnaire. Sa santé est parfaite, il n'a pas de trace de récidive, mais il existe un énorme prolapsus rectal qu'il porte dans un sac de caoutchouc. Il ne souffre pas de cette infirmité et refuse toute opération ayant pour but de la supprimer.

Observation 66 *bis* (Francis Heuston).

Épithélioma du rectum. Résection. Guérison trois ans et demi après.

J. K..., 59 ans, entre à l'hôpital Adélaïde de Dublin, en septembre 1891. Depuis longtemps, malgré des selles matinales et régulières, il avait du ténesme s'accompagnant de l'évacuation d'une petite quantité de mucus. Depuis huit mois, selles sanglantes, besoins fréquents se répétant sept ou huit fois pendant la nuit. Le mois qui précéda son opération, il accusa de la douleur et de la difficulté en urinant.

Toucher. — Tumeur irrégulière occupant la paroi antérieure de l'intestin et les parties latérales n'envahissant pas la paroi postérieure. La tumeur s'étendait du bord supérieur du sphincter interne à trois doigts au-dessus.

Opération. — Le malade est mis dans la position de la taille et une incision est faite sur la ligne médiane jusqu'au coccyx. L'intestin fut disséqué sur toute sa circonférence en ménageant le releveur de l'anus et le sphincter.

L'intestin s'abaissait assez facilement, excepté en avant où il adhérait intimement à la prostate. La portion malade est enlevée et le bout supérieur suturé au bout inférieur par des sutures au catgut qui pénètrent toute l'épaisseur des tuniques intestinales. On fixe alors par des sutures au catgut qui n'intéressent pas la muqueuse, le bout supérieur au facial pelvien et au releveur de l'anus, de façon à fixer le rectum dans sa nouvelle position et à fermer l'espace péri-rectal supérieur.

Suites extrêmement simples. Opium jusqu'au septième jour, puis purgatifs. Trois semaines après l'opération, le malade partait avec une continence parfaite.

Examen histologique. — Épithélioma cylindrique. Guérison constatée trois ans et six mois après l'opération.

Observation 67 (Reclus).

Opération de Kraske. Guérison.

Homme, 47 ans, vient consulter M. Reclus au mois d'avril 1890.

Toucher. — Dans l'ampoule rectale, à 5 centim. au-dessus du trajet sphinctérien, série de petits mamelons durs, arrondis et saignants. Il est fort difficile d'atteindre leur limite supérieure. Tumeur mobile, aucune adhérence avec le petit bassin.

Opération de Kraske. — Incision médiane postérieure. Résection du coccyx et d'un fragment du sacrum.

Mise à nu du rectum, résection des parties indurées dépassant de 1 centim. les limites du mal.

Pour rendre la dissection plus facile, le bout inférieur fut fendu sur la ligne médiane postérieure.

« Le bout supérieur se laissa facilement abaisser et, par une double rangée de points serrés à l'intérieur, les uns au catgut réunissant la muqueuse, les autres au crin de Florence, enserrant toutes les tuniques de l'intestin et le sphincter, j'adossai le bout supérieur plissé, froncé en bourse, au bout inférieur beaucoup plus étroit. » Résultat excellent, réunion immédiate obtenue. Pas de fistule.

Malade vit encore sans récidive et continue son métier.

Au mois de juillet 1895, M. Reclus a bien voulu m'informer que son malade était en excellente santé.

Observation 68, inédite (Bœckel).

Opération de Kraske. Guérison constatée huit ans après.

M. M..., âgé de 50 ans, souffre depuis 1888 d'une diarrhée sanguinolente avec ténesme.

Diagnostic. — Cancer du rectum.

Toucher. — A 8 ou 9 centim. au-dessus de l'anus, sur la paroi postérieure du rectum, chou-fleur ulcéré envahissant les deux tiers de la circonférence de l'organe.

Limite supérieure atteinte.

Opération de Kraske, 1888. — Fragment de sacrum enlevé jusqu'à proximité de l'articulation sacro-iliaque. Incision de l'intestin au-dessous de la tumeur. Un cylindre de rectum de 6 centim. de hauteur en arrière et de 2 en avant est ainsi enlevé.

L'espace de Douglas est largement ouvert.

Le bout supérieur, facilement attiré, est fixé dans la plaie par des points de suture qui traversent la peau, le péritoine et la paroi intestinale de façon à former la séreuse.

4 juin. On enlève les sutures.

8 novembre. Éperon saillant entre les deux bouts de rectum qui sont adossés; division en partie avec le Paquelin, et entérotome sur le reste.

En décembre. Le malade rentre chez lui avec une plaque obturatrice qui fait passer une partie des selles par l'anus.

15 janvier 1889. Nouvelle section de l'éperon avec le thermocautère. A cause de la pression de la plaque il se produit un prolapsus énorme. M. Bœckel prend alors l'éperon entre deux grandes pinces à forcipressure et le divise d'un coup de ciseau, et suture chacun des bords de l'incision pour fermer la séreuse et empêcher la réunion. Puis, séance tenante, il dissèque le bout supérieur du rectum de façon à l'abaisser et le suture au bout inférieur par une double rangée de sutures faites sur une ligne transversale. Le tout est recouvert avec un lambeau de peau disséqué sur le grand fessier. Opium pendant six jours. Guérison complète. Hernie sacrée du rectum.

Il n'y a plus de trace de l'éperon.

M. Bœckel m'écrit que le malade reste guéri en 1896.

Observation 69, inédite (Bœckel).

Opération de Kraske. Guérison.

M. A..., âgé de 62 ans. Au commencement de 1889, épreintes rectales, écoulement sanieux.

Diagnotsic. — Carcinome du rectum.

Toucher. — A 6 centim. au-dessus de l'anus on rencontre un anneau dur, bosselé qui admet le bout de l'index, mais ne permet pas d'arriver à l'extrémité supérieure.

Opération de Kraske. — On enlève le bord gauche du sacrum et du coccyx. On isole le rectum et l'on enlève un cylindre de 11 centim. ainsi que 4 ou 5 ganglions dégénérés.

Fermeture du péritoine, puis on fixe le bout supérieur de l'intestin en arrière à la peau et en avant au bout inférieur.

Légère élévation de température les trois premiers soirs.

Plaie granule lentement.

19 janvier 1890. L'opéré est pris de pneumonie qui entre en résolution le septième jour.

15 février. La plaie est cicatrisée. Albumine.

Le 22. Le malade rentre chez lui.

Dans la suite il donne de bonnes nouvelles de sa santé.

M. Boeckel a eu la bonté de me faire savoir que ce malade vivait encore en bonne santé en 1895.

Observation 70 (O. Fœderl).

Opération de Kraske. Guérison constatée après quatre ans et huit mois.

Femme âgée de 53 ans. La maladie dure depuis un an.

Carcinome du rectum, circulaire, étendu au-dessus de la portion anale, épais d'un doigt ; la limite supérieure ne peut être précisée.

Résection sacrée en biais au-dessous du quatrième trou sacré postérieur. Drainage du péritoine. Résection de 7 centim. d'intestin. Suture circulaire. Extirpation de ganglions indurés. Au troisième jour, déhiscence à la partie postérieure de la suture. Pas de fièvre. Durée : quatre-vingt-sept jours. La fistule ne se ferma qu'un an après l'opération.

Dans la huitième semaine, légère constriction répondant à la suture circulaire. Continence entière. Pas de récidive. Temps depuis l'opération jusqu'à ce jour : quatre ans et huit mois.

Observation 71-72. (Swinford Edwards)

Opération de Kraske. Anus iliaque préliminaire. Guérison constatée quatre ans après.

J. H..., homme de 61 ans, vint à l'hôpital Saint-Mark, le 14 février 1891, se plaignant de fréquentes envies d'aller à la selle, de difficulté et de douleur dans la défécation, de perte de sang et de liquides visqueux par l'anus. Tous ces symptômes étaient plus ou moins marqués depuis environ douze mois.

A l'examen, on trouve que la lumière du rectum était envahie entièrement par un cancer qui s'étendait sur une hauteur de quatre pouces. Le doigt ne pouvait atteindre la muqueuse saine au-dessus de la tumeur.

24 février. Le malade étant éthérisé, M. Edwards pratiqua la colotomie inguinale du côté gauche. L'incision de deux pouces de long fut faite à deux doigts en dedans de l'épine iliaque supérieure qui correspondait à son milieu.

Le malade était très gras et les muscles abdominaux un peu épais. Le péritoine pariétal fut fixé à la peau par une demi-douzaine de sutures à la soie, pendant qu'une éponge plate servait à maintenir l'intestin. Le gros intestin fut facilement trouvé, mais à cause de la brièveté du mésentère ne put être suffisamment attiré au dehors pour permettre la suture profonde. C'est pourquoi il fut fixé à la peau par une demi-douzaine de sutures à la soie.

Le patient alla bien après l'opération. Le 27, M. Edwards ouvrit l'intestin et enleva la partie excédente de l'intestin.

Les jours suivants, l'intestin se vida librement à travers l'orifice inguinal.

On ordonna des lavages du rectum avec la liqueur de Condy diluée.

9 mars. Le malade éthérisé et couché sur le côté gauche, les jambes repliées vers l'abdomen, M. Edwards fit une incision sur la ligne médiane, sur la partie inférieure du sacrum et sur le coccyx jusqu'à la partie postérieure de l'anus, en ménageant celui-ci toutefois.

Le coccyx fut alors libéré et excisé. L'intestin fut ensuite isolé de ses connexions postérieures et latérales. Mais M. Edwards ne put le contourner antérieurement sans le couper au-dessus de la tumeur, et le disséquer de haut en bas.

L'intestin fut alors incisé en arrière, l'anus étant fendu, mais cela ne facilitait point la suite de l'opération, l'hémorrhagie étant assez abondante.

Le malade fut alors placé dans la position de la taille et le rectum, à la manière habituelle, par une incision faite au niveau de la ligne muco-cutanée de l'anus et par dissection à l'aide des ciseaux.

M. Edwards put enlever toute la tumeur, l'intestin étant coupé transversalement bien au-dessus. Il y eut notable perte de sang et il fallut laisser des pinces. La portion d'intestin enlevée mesurait près de cinq pouces.

L'opération avait duré une heure quinze.

L'état du patient fut par la suite très satisfaisant, bien qu'il ait toussé d'une façon un peu inquiétante à cause de l'éther.

La température ne s'est jamais élevée au-dessus de 100°.

Il quitta l'hôpital le 15 avril. L'intestin se vidait bien par l'orifice inguinal.

Pas de prolapsus. Pas de récidive. La plaie se cicatrise rapidement.

15 février 1895. M. Swinford Edwards a communiqué le résultat de cette opération, et a présenté le malade à la Société médicale de Londres.

Ce malade était en excellente santé et ne présentait pas trace de récidive.

Observation 73 (I. T. Paul).

Opération par la voie sacrée. Résection de 17 centim. 1/2. Anus sacré. Guérison constatée trente-sept mois après.

Homme, 41 ans.

Cancer commence à 3 centim. 1/2 au-dessus de l'anus. La limite supérieure peut être établie avec le doigt. Résection du coccyx et d'un large fragment du sacrum. Libération de l'intestin qui est lié au-dessus et au-dessous de la tumeur. Anus sacré d'emblée. Prolapsus.

Examen histologique. — Épithélioma cylindrique.

Trente-sept mois après, l'opéré était en bonne santé.

Observation 74 (Bramann-Hohne).

Voie sacrée. Suture circulaire. Guérison constatée trois ans et demi après.

R..., homme, 66 ans, opéré en juillet 1890.

Incision postérieure au niveau du raphé.

Résection du coccyx et du sacrum jusqu'au niveau du canal rachidien. Ouverture large de 12 centimètres d'intestin entre l'S iliaque et le rectum.

Suture circulaire. Le bout supérieur est fixé à la paroi du bassin, après avoir été attiré un peu bas. Le sphincter fonctionne encore à l'état normal.

Pas de récidive depuis trois ans et demi.

Ces cas de guérison de cancer du rectum dont j'ai pu réunir les observations ne sont par les seuls qui existent dans la science, il en est d'autres dont les résultats ont été publiés ou annoncés aux Sociétés savantes.

Fisher rapporte deux observations de guérison : l'une depuis six ans, l'autre depuis quarante-six mois. Elles sont empruntées, je crois, à la clinique de Küster. Allinghan a une guérison constatée après trois ans. Billroth et Buttlin mentionnent un cas de Schuh que je n'ai pu retrouver. Un malade de Richet et un malade de Guérin sont restés l'un, quatre ans, l'autre dix ans, sans récidive.

Bardenheuer a trois malades guéris depuis six, sept et huit ans.

Krause, au congrès de Berlin, en 1890, rapportait les faits

suivants, de la clinique de Volkmann : 3 opérés restaient sans récidive depuis 1881, 1883 et 1884 ; 4 autres étaient guéris depuis plus de trois ans, en tout 7 guérisons définitives sur 17 opérations.

Et il ne s'agissait pas de cancroïdes ano-rectaux puisque chez trois de ces malades on avait dû ouvrir largement le péritoine. Kui cite un malade guéri après cinq ans et demi.

M. Potherat, dans son article du *Traité de chirurgie*, dit avoir vu à l'hôpital Necker un malade de Trélat qui restait guéri après huit ans.

Frank cite un malade de la clinique d'Albert ayant subi l'opération de Kraske et guéri depuis 4 ans 1/2.

Au Congrès de Baltimore, 1895, Gerster a rapporté le cas d'un malade resté guéri dix ans après l'opération.

Enfin M. Quénu publiait récemment à la Société de chirurgie le cas d'un malade guéri depuis 1890.

Je me hâte de reconnaître qu'à un grand nombre de ces cas, pour être absolument probants, il manque la sanction histologique. La compétence et l'expérience clinique des chirurgiens à qui je les ai empruntées sont cependant des garants très surs de leur authenticité.

J'ai compulsé ces observations pour savoir si quelque chose dans leur évolution clinique ou leurs caractères anatomiques permettrait de fixer des types spéciaux à la curabilité du cancer du rectum ou du moins de tirer de leur étude quelque enseignement.

Ces observations sont trop incomplètes et l'examen histologique n'a pas été fait assez souvent, pour qu'il soit permis d'en tirer des conclusions qui permettraient de porter au moyen du microscope, un pronostic sur les résultats éloignés.

On a dit que le cancer du rectum était souvent moins adhérent chez la femme que chez l'homme, et, qu'en conséquence son extirpation complète, et partant sa guérison radicale, devait être plus fréquente chez la femme. Mes observations ne confirment pas d'une façon absolue cette manière de voir. Sur 65 malades dont le sexe est indiqué, il y a 34 femmes et 31 hommes.

L'âge paraît avoir une plus grande importance. Presque tous ces opérés guéris ont plus de 60 ans, cependant il y a parmi eux une femme de 26 ans, une de 32; deux hommes de 29 ans, et un de 33.

Quant au siège du cancer, ce sont surtout les néoplasmes ano-rectaux qui sont le plus souvent guéris par l'extirpation, mais je dois faire remarquer que la plupart de ces malades appartiennent à une période de temps où on ne pratiquait guère que les extirpations de cancers bas situés, et cependant on trouve parmi eux des malades comme celui de l'observation 33 où on enleva 14 centimètres d'intestin, celui de l'observation 34, 17 centimètres, celui de l'observation 42, 10 centimètres.

L'infection ganglionnaire qui existait dans les observations 7, 16, 17, 33, n'a pas empêché la guérison de se maintenir. Peut-être dans ces cas ne s'agit-il pas d'adénites cancéreuses. Je reviendrai ailleurs sur cette question.

Les adhérences existaient avec le sacrum dans l'observation 19 de Kocher avec la prostate dans l'observation 35 de Bergmann, avec la cloison recto-vaginale dans les observations 11, 13, 31, 43, 45, ce qui n'a pas empêché les malades de guérir.

Dans la plupart de ces cas on a fait l'extirpation de la cloison.

Peut-être trouvera-t-on que j'aurais dû donner des chiffres et établir un rapport entre la proportion des cas opérés et celle des cas guéris. J'ai négligé de faire ce pourcentage des guérisons parce que je crois qu'il ne pourrait nous conduire qu'à des conclusions erronées et à une fausse conception de la réalité. En disant par exemple que sur 100 malades, 6 ont guéri radicalement, cela ne veut pas dire que 6 p. 100 des opérés de cancer du rectum guérissent, mais que dans cette série de 100 cas 6 fois seulement on a pu enlever le mal tout entier et que, dans les autres, l'exérèse n'a pas été assez large de par la faute du chirurgien ou n'a pu être suffisante à cause de l'évolution trop avancée de la tumeur.

D'ailleurs je ne vois pas quelle base donner à cette statistique ; faut-il tabler sur le nombre total des malades opérés ? Sur celui des malades qui ont survécu à l'opération ? Sur ceux seulement qui ont pu être suivis ? Dans les 3 cas on aura des pourcentages bien différents. Je ne suis pas sûr que les statisticiens se soient entendus sur la base à donner à leurs opérations.

Mac Cosh sur 375 cas empruntés à de nombreux chirurgiens, trouve une proportion de 11 p. 100 de guérisons définitives ; mais que de malades n'ont pas été revus, même par les chirurgiens qui les ont suivis avec le plus de soin.

Thorndyke, en 1891, dans le *Boston medical and surgical Journal*, déclare avoir trouvé depuis 1885, 28 cas de guérisons radicales de trois ans à six ans et demi ; il admet qu'elles représentent 11,6 p. 100 du nombre total des cas opérés.

Farquhar Curtis a réuni 420 opérations empruntées à 11 cliniques allemandes, avec 15,5 p. 100 de guérisons sans récidives.

La statistique particulière de chaque chirurgien est plus intéressante, car on peut admettre qu'il a recherché ses opérés avec plus de soin, mais il est rare que pour tous les cas considérés comme guéris, la date de l'opération remonte à trois ans.

Ainsi Hohne, qui a relaté les résultats de la pratique de Bramann, indique seulement 27,7 p. 100 de récidive, alors que son plus ancien opéré a trois ans et le plus jeune trois mois seulement depuis l'opération. De même Schwieder arrive par un calcul semblable à établir qu'à la clinique de Bergmann on a jusqu'à 37,6 p. 100 de guérisons.

Konig sur 60 cas a 6 malades restés sans récidive au bout de trois ans. Kuster, Cripps accusent à peu près le même pourcentage. Pour moi, j'accorde une foi absolue à celle de Kelsey, qui me paraît extrêmement démonstrative. Sur 100 malades guéris de l'opération, 6 étaient encore vivants au bout de dix ans.

Quel que soit le petit nombre de ces cas heureux de guérisons et son rapport avec le nombre des récidives, j'y vois seulement un encouragement à opérer le cancer du rectum, car je ne pense pas qu'un fait par sa rareté soit le criterium de la légitimité du fait contraire au même titre qu'une exception confirme la règle, et je crois qu'un résultat heureux dont la portée parait diminuée par une série de revers, ne prouve peut-être qu'une chose : c'est qu'il est le fait normal, et que dans les cas contradictoires on a méconnu les indications ou forfait à la technique. Loin de considérer ces cas de guérisons comme d'heureuses exceptions, j'espère qu'ils deviendront le fait ordinaire à mesure que les chirurgiens feront des opérations plus précoces et suffisantes. Pour me résumer, je dirai : les résultats de l'exérèse du cancer du rectum ne sont pas satisfaisants, mais ils ne sont pas non plus décourageants.

Les observations qu'on vient de lire démontrent surabondamment que le cancer du rectum guérit par l'exérèse. Si peu logique que cela paraisse de chercher dans les raisonnements la confirmation des faits, je joindrai ici quelques considérations théoriques destinées à montrer que le cancer du rectum par sa nature, son siège et son évolution, nous autorise à espérer des guérisons définitives.

Puisque la récidive est toujours due à ce qu'il est resté, soit dans les parois rectales, soit dans les tissus environnants, soit dans les ganglions où vont les lymphatiques du rectum, soit dans des organes éloignés, un prolongement de la tumeur primitive, le problème pour obtenir une cure radicale et complète revient à ceci : enlever la totalité du mal. Si la question est simple en théorie, elle a cessé de l'être dans la pratique.

Pour que l'exérèse puisse être suffisante il faut que le néoplasme soit limité à l'organe où il s'est développé, qu'il ne se soit propagé ni par la voie lymphatique, ni par la voie sanguine, qu'il soit en un mot dans des conditions telles qu'on puisse dépasser largement les limites du mal; or à un moment plus ou moins rapproché du début de son évolution, tout néoplasme tend à se propager et à se généraliser ; pour être sûr de faire une opération complète il faut intervenir de bonne heure, mais cette intervention précoce suppose un diagnostic également précoce, et si l'on pense que bien souvent le cancer est indolent, que de ce fait il n'attire pas l'attention du malade, qui ne songe pas à s'en plaindre et se refuse à tout acte chirurgical dont il ne comprend pas la nécessité, on se rendra aisément compte des difficultés que la chirurgie du cancer doit surmonter dans la pratique et que sa tâche est, par le fait de toutes ces circonstances, ordinairement ingrate.

Toutefois ces considérations générales ne sauraient être prises à la lettre dans la question qui m'occupe : « Les résultats de l'exérèse du cancer, a écrit M. Delbet, varient notablement avec la région, non seulement parce que la nature et la marche de l'épithélioma diffèrent, mais surtout parce que les conditions topographiques rendent plus ou moins faciles l'extirpation de la totalité du mal. »

A tous ces points de vue je ne crois pas que le cancer du rectum se trouve dans des conditions d'infériorité marquée vis-à-vis des cancers d'autres organes que l'on opère couramment. Je me propose d'examiner jusqu'à quel point l'anatomie pathologique, la clinique et la médecine opératoire nous autorisent à attaquer le cancer du rectum en espérant des exérèses complètes.

Tout cancer a une marche envahissante et progressive et conduit fatalement à la mort. Après une phase de développement sur place où, par son extension, il contracte des adhérences avec les tissus qui l'entourent et qu'il envahit, il infecte les ganglions et amène la cachexie avec ou sans généralisation. Or au point de vue de la rapidité de leur évolution, les néoplasmes malins présentent des différences infinies. A côté de ces cancers aigus qui peuvent parcourir en moins de 6 mois toutes les étapes de leur évolution, on trouve des squirrhes atrophiques, cancroïdes de la peau qui mettent quinze et vingt ans à évoluer ! Ce sont ces formes que les anciens auteurs nommaient « squirrhe bénin », « cancer occulte », et dont la marche était si lente que l'on admettait une sorte d'extinction de la diathèse cancéreuse.

Entre ces cas extrêmes on observe tous les intermédiaires, où il est bien certain que plus lente sera d'une façon générale l'évolution d'une tumeur, plus tardive sera sa propagation aux ganglions et moins fréquente sa généralisation, plus on aura de chances d'intervenir assez tôt pour trouver encore une affection localisée et faire une exérèse complète.

Cruveilhier, un des premiers je crois, a attribué au cancer du rectum la prérogative de rester borné « au lieu qui l'a vu naître » et depuis on a signalé partout cette particularité, bien plus peut-être sur sa parole que sur la foi de documents suffisants.

Curling qui ne peut être soupçonné de faiblesse pour l'opération radicale, écrit : « la maladie primitivement développée dans le rectum se limite d'ordinaire à cette partie et aux organes qui sont en rapport immédiat avec lui ; après la mort on ne trouve pas d'autres organes qui soient affectés secondairement ».

M. Potherat a reproduit cette opinion dans le Traité de Chirurgie : « le cancer du rectum retentit sur les ganglions lymphatiques mais tardivement, sa généralisation est assez rare ; le cancer du rectum évolue sur place, de sorte que si l'intervention peut dépasser largement les limites de ce mal elle pourra être efficace ». Il cite à l'appui de sa manière de voir deux malades, chez qui l'excavation pelvienne tout entière avait été envahie par le néoplasme qui produisit la cachexie sans se généraliser. Un de ces malades vécut plus de deux ans avec un anus lombaire : ces longues survies observées parfois chez les malades auxquels on avait fait un anus contre nature prouvent du moins cette lenteur d'évolution du cancer du rectum.

La forme la plus commune est sans contredit l'épithélioma à cellules cylindriques : F. T. Paul la signale 11 fois sur 14 cas ; Lovinshon sur 19 examens histologiques a constaté 13 fois l'épithélioma cylindrique. Tous les auteurs citent également cette proportion. Or ces épithéliomas végètent souvent à la surface au lieu d'envoyer dans la profondeur des prolongements établissant des adhérences avec les autres tuniques du rectum et avec les tissus péri-rectaux.

Il n'est pas rare au rectum d'observer ces formes avec prédominance du tissu conjonctif qui sont particulièrement lentes dans leur évolution. Allingham avait reconnu la fréquence assez grande de ces squirrhes et remarqué que lorsqu'ils se développaient au voisinage de la prostate ils présentaient une marche particulièrement lente pouvant durer des années. Ce fait d'observation ne prend-il pas une grande valeur aujourd'hui que nous savons que dans les tumeurs épithéliales la malignité est en raison inverse du développement du stroma conjonctif.

Il serait important de pouvoir fixer à l'aide de chiffres la fréquence et l'époque de la propagation ganglionnaire, mais les observations sont souvent muettes à ce sujet, et dès lors cette étude manque d'intérêt. Sur soixante observations où l'état des ganglions a été noté, treize fois ils étaient marqués comme infectés. Dans ces observations le début des accidents, ce qui ne veut pas dire le début du néoplasme, datait de trois à quinze mois; je crois qu'en réalité l'infection ganglionnaire, sans avoir la précocité qu'elle présente dans certaines tumeurs de l'arrière-bouche par exemple, se produit plus fréquemment et plus tôt qu'on ne le dit : c'est la loi fatale de l'évolution des épithéliomes. Lors même que cette opinion serait sujette à discussion, je ne crains pas de l'émettre ici, pour en tirer cette conclusion que le chirurgien doit autant que possible rechercher les ganglions et les enlever lors même qu'ils paraissent sains ou à peine augmentés de volume. D'un autre côté, il faut bien reconnaître que parfois, alors qu'on trouve des ganglions volumineux il ne s'agit pas de tumeurs cancéreuses, mais seulement d'adénites inflammatoires ayant leur point de départ aux ulcérations de la muqueuse rectale; comme preuve je ne citerai que l'observation 62 de Czerny où, au cours de l'opération, on trouva un ganglion très augmenté de volume. Peut-être à cause des difficultés que présentait son ablation le ganglion fut laissé en place ce qui n'empêcha pas le malade de rester guéri. Dans l'impossibilité où nous sommes de faire le départ entre la lymphangite septique et la lymphangite cancéreuse, il faut enlever largement tout ganglion induré ou non, accessible au cours de l'opération.

On a dit aussi, et avec plus de raison je crois, que rarement le cancer du rectum franchissait cette barrière ganglionnaire pour aller coloniser dans d'autres organes. Ces métastases existent mais sont très tardives ; Stierlin ne l'a trouvé qu'une fois sur vingt cas. Par contre, Fœderl a trouvé des noyaux secondaires du foie ou des poumons, chez 30 p. 100 de ses malades morts de l'opération.

Somme toute, au point de vue de son évolution anatomique, le cancer du rectum non seulement n'est pas inférieur à bien d'autres néoplasmes pour lesquels la chirurgie intervient activement, on peut même dire que son mode d'évolution lui crée une certaine supériorité au point de vue de la curabilité.

L'intervention précoce impliquant l'idée d'un diagnostic également précoce, pouvons-nous espérer, de par la clinique, reconnaître assez tôt l'existence du cancer du rectum pour profiter du moment favorable à son extirpation ? Cela n'est pas douteux si, par un examen superficiel ou par inattention, le médecin ne commet pas une erreur de diagnostic également dangereuse pour le malade et fâcheuse pour l'avenir de la méthode.

Une constipation opiniâtre ou une diarrhée tenace existant seules ou alternant, surtout si elles surviennent chez un individu jusque-là indemne de ces troubles ; les écoulements sanguins ou muco-purulents par l'anus, le ténesme, tous ces symptômes accompagnés de troubles digestifs et d'amaigrissement survenu chez un homme arrivé à l'âge moyen de la vie ou l'ayant dépassé, c'est plus qu'il n'en faut pour donner l'éveil au chirurgien : à lui de ne pas s'endormir dans une sécurité trompeuse en diagnostiquant à la légère : fistule, hémorrhoïdes ou dysenterie.

L'indolence du cancer, ce signe négatif si fâcheux au point de vue des résultats définitifs, si tardif au sein, à l'utérus, est plus précoce au rectum puisqu'il apparaît à l'occasion de l'ulcération de la muqueuse qui, elle, se montre généralement de bonne heure. Ce que l'on peut dire, c'est que son intensité, à la phase propice pour l'opération, n'est jamais telle que le malade accepte d'emblée l'intervention qu'on lui propose, ce qu'il ferait pour des hémorrhoïdes douloureuses

Le pessimisme avant le diagnostic, ne saurait être trop recommandé en médecine ou en chirurgie. Quand on a constaté un de ces symptômes, il faut de toute nécessité pratiquer le toucher rectal qui seul permet de faire le diagnostic ; à vrai dire, c'est là qu'est l'échec de la chirurgie du cancer du rectum : malade et médecin répugnent également à cette exploration.

Toutefois la symptomatologie du début du cancer rectal n'est pas toujours aussi nette.

Au dire de Caspersohn (1), qui a compulsé un grand nombre d'observations, les signes du début se rencontreraient avec une fréquence variable. Il signale la constipation dans 40 p. 100 des cas, la diarrhée dans 20 p. 100, les alternatives de constipation et de diarrhée dans 33 p. 100, le ténesme dans 40 p. 100, les douleurs à la défécation au niveau de l'anus dans 60 p. 100 ; l'hémorrhagie seule, plus ou moins abondante, existerait toujours. Ces conclusions ne sont pas sans présenter quelque intérêt au point de vue pratique. Il existe toutefois des cas assez nombreux, et ces cas assombrissent les résultats immédiats et définitifs de l'exérèse rectale, où le néoplasme évolue sans causer de symptômes appréciables.

Il y a d'abord les cas de cancers latents généralement haut situés qui ne se révèlent que par des phénomènes graves d'obstruction intestinale. Il est vrai de dire que souvent ces néo-

(1) Caspersohn, Thèse de Kiel, 1887.

plasmes rétrécissants sont dans d'excellentes conditions d'opérabilité lorsqu'avec l'anus iliaque on a conjuré les accidents menaçants de l'occlusion.

Il y a ensuite toute cette série d'épithéliomas rectaux qui se manifestent tout d'abord par des douleurs dont le siège est dans des organes très éloignés du rectum, « douleurs erratiques dans les pieds, les jambes, les cuisses, vers la partie supérieure de l'abdomen, du côté de la vessie, des organes génitaux, les fonctions du rectum restant normales en apparence et les patients n'éprouvant d'ailleurs aucune gêne de la défécation (1) ».

Dans des cas semblables, le diagnostic précoce est délicat et risque d'errer; mais sans être l'exception ils ne sont pas fréquents. Lorsque l'attention aura été attirée du côté du rectum par l'un de ces symptômes, si l'on constate ulcération, tumeur ou rétrécissement, il ne faudra pas s'attarder dans un diagnostic différentiel et se décider rapidement.

Il faut être prévenu que le cancer peut siéger à une hauteur telle que le doigt n'arrivera pas sur lui facilement, il peut même se trouver en dehors des limites où le doigt puisse l'atteindre.

S'il y a des signes rationnels bien établis de cancer rectal, sans attendre qu'il descende jusqu'à des limites accessibles, il faudra par tous les moyens d'exploration : toucher vaginal, palper bimanuel, au besoin examen sous chloroforme, chercher à reconnaître le siège du mal. Il y a quelques années ces manœuvres étaient inutiles puisqu'à cette hauteur le cancer échappait à nos moyens d'intervention; aujourd'hui le diagnostic précoce a plus d'importance que le siège du néoplasme.

De ce qu'il existe des cas comme celui qu'a publié Czerny (observ. 62), on a pu obtenir une guérison définitive malgré que le début du mal remontât à 3 ans ou 4 ans. Il ne faudrait pas conclure, ainsi que je l'esquissais un peu plus haut, que l'envahissement ganglionnaire tarde toujours autant à se faire. La

(1) MOLLIÈRE. *Traité des maladies de l'anus et du rectum*, 1887.

simple prudence recommande aujourd'hui dans l'ablation des cancers d'aller toujours « une étape au-devant du mal », d'enlever les ganglions même sains en apparence. Il est des cas en chirurgie de cancer où cette règle si simple est inapplicable. Je ne sache pas par exemple qu'il soit facile de poursuivre dans le ligament large la lymphangite cancéreuse qui a son point de départ dans l'utérus. Au rectum il en est autrement. S'il est arrivé parfois de rencontrer dans une autopsie de néoplasme rectal, des ganglions malades échelonnés le long de la colonne lombaire, et qui se trouvaient hors de notre atteinte, on peut admettre qu'à moins d'opérer un cancer arrivé à la dernière période de son évolution, les ganglions qui représentent les premières phases de l'infection lymphatique sont à la portée de nos moyens d'exérèse. Dans le cancroïde ano-rectal c'est dans l'aine qu'il faut chercher. On verra dans une très belle observation de M. Routier (observation 81) avec quelle persévérance et quel succès relatif il a poursuivi cette adénite cancéreuse. Quant aux ganglions où aboutissent les lymphatiques du rectum on a toute facilité avec la résection du sacrum pour les poursuivre dans le méso-rectum. C'est un des grands avantages de la méthode sacrée et que les voies abdomino-périnéales récemment préconisées lui contesteraient en vain.

Je rappellerai ici, me réservant d'y revenir plus loin, que ces ganglions du méso-rectum ne sont pas les seuls qu'il faille chercher. M. Fayard, dans une thèse de Lyon 1891, a signalé l'existence d'un groupe de ganglions qu'il nomme le groupe pelvien. Ces ganglions, situés en avant des ganglions méso-rectaux, sur la surface quadrilatère qui répond en dedans à la cavité cotyloïde, en dedans des vaisseaux, sous le péritoine, directement en rapport avec la paroi osseuse, sont, au dire de M. Fayard, très souvent pris dans le cancer du rectum et très difficiles à explorer.

Carl Koch les signale aussi dans un récent article sur la chirurgie du rectum. Peut-être ces ganglions ne sont-ils que ceux que MM. Trélat et Delens désignent dans leur article du Dictionnaire encyclopédique quand ils disent : « les ganglions des parties latérales de l'excavation pelvienne ne peuvent être affectés que lorsque le cancer a dépassé les limites des parois du rectum ».

L'épithélioma du rectum est donc, de par sa situation et ses connexions anatomiques, dans les conditions où doivent se trouver les cancers rationnellement opérables. Or il ne suffit pas d'enlever les ganglions pour faire une exérèse large. J'ai lu dans quelques observations qu'après avoir sectionné l'intestin on avait reconnu soit au toucher, soit à la vue, dans la portion considérée comme saine, une traînée cancéreuse ou une ulcération qui nécessitait une nouvelle section. Je crains bien que ce fait ne se soit produit bien des fois sans avoir été constaté. Je crains également que la préoccupation de la restauration fonctionnelle conduise souvent le chirurgien à faire des exérèses parcimonieuses. J'avoue que la question est embarrassante dans la pratique. Pour se rendre compte des limites du mal il faudrait ouvrir l'intestin et l'explorer du côté de la muqueuse. Or je dirai tout à l'heure que cette exploration est doublement dangereuse. A défaut d'elle, pour être sûr de couper en tissu sain, mieux vaudrait enlever un segment d'intestin qui ne serait pas malade, mais la juste préoccupation du rétablissement de la région, comme fonction et comme forme, rend économe de l'étoffe intestinale.

Quelques chances de récidive de moins valent-elles l'ennui d'un anus sacré ?

Il est assez difficile de répondre.

Il est un point de technique dans le cancer rectal sur lequel j'aurai l'occasion de revenir. Je le signale ici parce qu'il est en son lieu et place. A cause du fait bien acquis de l'existence de la greffe cancéreuse il faudra autant que possible libérer l'intestin avec le doigt ou avec un instrument mousse, ne se servant du bistouri et des ciseaux qu'en cas d'absolue nécessité. J'ai retrouvé des observations où la récidive s'était faite au niveau des points de suture. Pour la même raison on évitera de morceler la tumeur. Je n'insiste pas, car pour le rectum l'importance qu'il y a à observer ce principe se double d'une autre considération : la crainte de l'inoculation cancéreuse se double de celle de l'inoculation septique. J'aurai l'occasion d'y revenir.

CHAPITRE II

Valeur palliative de l'exérèse.

Je veux bien admettre que dans la pratique de l'exérèse rectale, cet idéal de la chirurgie du cancer, enlever la totalité du mal est bien difficile à réaliser. Mais faut-il donc pour cela renoncer à l'exérèse?

A ceux qui ne trouvent pas dans le pourcentage restreint des guérisons du cancer du rectum un encouragement suffisant pour intervenir activement, je ferai remarquer qu'à défaut de cure radicale, l'exérèse du rectum cancéreux apporte aux malades un soulagement et une survie supérieurs à ceux que leur donnent les opérations simplement palliatives. Je rencontrerai ici bien des objections et d'aucuns protesteront au nom de leur expérience personnelle. Je leur répondrai que, pour juger cette question, il faut plus d'éléments d'appréciation que ne saurait en fournir l'expérience d'un seul chirurgien, fût-elle même très grande.

Parce qu'on aura vu un malade ou une série de malades porteurs d'un anus iliaque survivre longtemps, relativement heureux de ne plus souffrir, on aura le droit de penser que l'anus iliaque peut, dans certains cas, rendre de grands services, mais on n'aura, en aucune façon, le droit d'affirmer que la colotomie iliaque convient à tous les cas, ou qu'il ne pourrait pas y avoir quelque chose de meilleur.

Chacun, dans la question, juge selon son impression personnelle. Or, au point de vue de l'exérèse du rectum, on est interventionniste ou abstentionniste, et il me paraît, suivant qu'on est l'un ou l'autre, bien difficile d'avoir une égale expérience des méthodes palliatives ou curatives.

Une autre influence intervient dans ce débat et empêche de juger sainement. On s'extasie volontiers sur un résultat d'anus iliaque ou de rectotomie parce que le fait a quelque chose d'étonnant en soi de voir revenir à la vie un malade que l'on sait pertinemment aussi incurable qu'avant. Pour peu, au contraire, qu'un opéré ait une fistule, un peu d'incontinence à la suite d'une opération que l'on a voulu faire curative, on trouvera le résultat mauvais.

Je ne sache pas cependant qu'un cancer siégeant sur un organe puisse être enlevé, sans sacrifier cet organe. Les amputations pour cancer sont bien autrement mutilatrices; personne ne songera à contester leur raison d'être, et pourtant le malade qui a subi une amputation de cuisse, pour un ostéo-sarcome n'est pas lui non plus à l'abri d'une récidive.

Ce fait se traduit dans la pratique de l'hôpital, de la façon suivante : Parce que, condamné, l'opéré d'anus iliaque est gardé un temps plus long à l'hôpital, ou placé dans un établissement d'incurables.

Or, s'il ne souffre pas, cette hospitalisation pour lui est un sort heureux.

L'opération radicale, au contraire, les fait rendre à la rue et pour peu qu'ils aient de l'incontinence, ils reviennent à chaque instant se plaindre de leur triste situation.

J'ai vu une opérée de M. Lejars, revenue à Paris à l'occasion d'un mariage où elle avait dansé toute la nuit. C'est peut-être un avantage de l'exérèse sur l'anus iliaque.

En discutant la valeur relative des opérations palliative et radicale, on ne doit pas perdre de vue que l'une cherche la guérison et l'autre seulement le soulagement. Ce n'est pas un argument de prétendre que l'exérèse s'accompagne d'une mortalité plus considérable : Il y a des malades qui préfèrent courir des risques et avoir des chances de se guérir.

Pour se faire une opinion, je crois qu'il faut surtout chercher dans les publications anglaises et américaines. Beaucoup de chirurgiens d'Outre-Manche pratiquent aujourd'hui hardiment l'extirpation des néoplasmes rectaux qui, il y a quelques années, traitaient tous leurs malades par l'anus iliaque. Ce changement de front dans l'établissement des indications opératoires est déjà un argument en faveur de l'exérèse. L'unanimité des chirurgiens donne beaucoup de force à cet argument.

Je ne connais guère que Matthews et Adler, en Amérique, qui soient restés fidèles à la colotomie.

« L'extirpation, même avec récidive, donne une plus longue survie, et une existence plus supportable que l'anus iliaque », écrit Charles Ball, et après lui F. Paul, Jones, John Platt, Gerster, Mac Cosh, ont soutenu la même opinion.

Une plus longue survie, une existence plus supportable, et surtout, malgré quelques infirmités, l'illusion de se croire guéri, voilà le bilan des avantages que les statistiques attribuent à l'exérèse sur l'anus iliaque comme traitement palliatif.

Les statistiques sont loin d'être d'accord sur la durée moyenne de la survie que l'ablation du mal peut donner aux malades atteints de cancer du rectum. Cela tient à ce qu'il ne s'agit pas de cas comparables et que certaines statistiques portent seulement sur un nombre trop restreint de cas. Je dois déclarer d'avance que certaines de ces statistiques ne peuvent être prises sérieusement en considération : il s'agit de celles qui sont faites de cas où l'on a discuté l'indication et donné la préférence à l'anus iliaque ; par ce fait seul qu'on les a considérés comme inopérables, la situation des malades devait être plus grave, et partant leur survie logiquement moins longue. Pour donner un exemple, l'on ne saurait comparer à ce point de vue la survie des colotomisés de Cripps qui ne soumet qu'un dixième environ de ses malades à la cure radicale, à ceux de Czerny ou de Bœckel qui ont une proportion inverse.

Ces restrictions faites à nouveau sur l'enseignement tout relatif et un peu erroné des statistiques, voyons ce qu'elles nous apprennent au point de vue de la survie.

L'enseignement de la clinique de Czerny, d'Heidelberg, est sur ce point très intéressant.

De 1878 à 1891, Czerny a opéré 109 malades dont les résultats ont été publiés en trois séries par des assistants de la clinique.

De 1878 à 1882, Heuck évalue la survie de ses opérés à une moyenne de 1 an.

De 1883 à 1885, Lövinhson a calculé que la durée de la vie des malades, morts de récidive, oscille entre 6 mois et 7 ans en moyenne. Ce qui fait une moyenne de 2 ans et 3 mois.

De 1886 à 1891, Schmidt a estimé que la survie de ses malades variait entre un mois et 4 ans avec une moyenne de 2 ans.

Cette statistique est intéressante et instructive à plusieurs points de vue, elle montre d'abord que la survie des malades a toujours été croissante à mesure qu'on se familiarisait avec l'opération et que l'on acquérait plus d'expérience.

La survie plus longue de trois mois des malades de Lövinhson n'infirme pas cette manière de voir, car dans la statistique de Schmidt la proportion des opérations radicales par rapport à celles des opérations palliatives est plus élevée que dans celle de Lovinhsön, 83 p. 100 contre 59 p. 100, ce qui permet de supposer légitimement que dans la seconde série il y avait des cas plus graves. En outre, dans la statistique de 1886 à 1891 il entre 36 cas d'opérations sacrées sur 68 cas. Ce fait se passe de commentaires.

Enfin tous les malades de Lovinhsön ont été suivis pendant longtemps puisqu'il compte 3 malades qui sont morts de récidive et qu'il a des survies de 8 ans et 9 mois et de 6 ans et 9 mois, alors que les malades de Schmidt opérés en 1891, et vivant encore un grand nombre sans récidive, ont une survie qui ne figure pas dans la statistique.

Quant à la durée comparative de la survie chez les malades opérés d'anus iliaque, Lovinhsön, à la même clinique de Czerny, l'évalue comme étant inférieure de cinq mois à celle des opérations radicales. Je crois la différence plus grande. C'est aussi l'opinion de Mac Cosh qui trouve que la survie de 28 mois attribuée aux malades après l'anus iliaque par Stierlin est au-dessus de la moyenne. Stierlin, dans le même travail, évalue la survie après l'opération radicale chez les malades opérés de récidive à 43 mois, ce qui ferait une différence de 13 mois. « En admettant que la survie après la colotomie soit de un an, dit Paul, dans mes observations d'opération radicale elle est en moyenne de 2 ans et 3 mois et 6 de mes malades sont encore vivants ; la survie qu'ils doivent avoir ne compte pas dans la statistique. » Ces chiffres ne doivent pas nous étonner si l'on songe que le cancer du rectum est un de ceux qui donnent le plus de récidives à longue échéance.

Par exemple sur 99 opérés ayant survécu à l'opération, Czerny avait encore, au bout de deux ans, 21 malades qui n'avaient pas récidive et à la même clinique on compte des malades qui ont fait leur récidive 3 ans ans et demi et même 7 ans après l'opération.

Volkmann et König ont vu apparaître des récidives 3, 5, 6 et 8 ans après l'opération.

Je connais une malade de M. Richelot, opérée par la voie sacrée, qui n'a récidivé que plus de 3 ans après l'opération. Puisqu'on nous oppose comme argument triomphant ces faits de récidives tardives quand il est question de guérison du cancer, je puis bien les invoquer à mon tour pour montrer qu'à défaut de guérison l'exérèse donne aux cancéreux un bénéfice notable. 13 mois, 15 mois et plus ne sont pas en effet une quantité négligeable dont on ne doive pas faire profiter les malades.

« Oui ou non », puis-je dire en posant le problème comme M. Reclus le fait pour le cancer de la langue : « y a-t-il des malades qui après l'opération survivent et dépassent notablement la durée moyenne de vie des cancéreux de même espèce non opérés » ou opérés palliativement, dois-je ajouter. « Si oui, notre devoir est d'opérer vite et largement, surtout si l'on songe que l'opération fait mieux et plus pour un nombre assez respectable de cancéreux. »

Je n'ai pas l'intention de faire ici le procès de l'anus iliaque et il n'entre pas dans ma pensée de méconnaître ses indications bien réelles et légitimes.

Je sais qu'il est des malades qui à la suite d'une obstruction longtemps supportée, accompagnée de douleurs vives, de troubles digestifs intenses semblent renaître à la vie dès qu'on a donné, par une ouverture faite au gros intestin, au-dessus du rétrécissement, issue aux matières dont la rétention causait un véritable empoisonnement stercorémique.

Dans les cas de ce genre l'anus iliaque conserve son indication absolue. Quand chez un malade porteur d'un cancer du rectum, diagnostiqué préalablement ou seulement à l'occasion de ces accidents, on voit survenir le ballonnement du ventre, les douleurs abdominales, les vomissements, surtout si l'haleine des malades commence à exhaler une odeur de matières fécales, il faut à tout prix créer une nouvelle voie à l'écoulement des matières intestinales. La colotomie est la seule opération indiquée, elle est la seule possible, et je ne fais pas de difficulté de reconnaître qu'elle est toujours, si le malade ne succombe pas à une intoxication stercorémique trop prononcée, suivie d'une amélioration remarquable.

On ne cite plus les cas où l'opéré moribond au moment de l'intervention a pu reprendre rapidement sa vie ordinaire, supportant du reste assez bien pendant les premiers temps, dans la joie de renaître à la vie, sa pénible infirmité. A la suite de ces accidents qui bien souvent reconnaissaient pour cause un rétrécissement néoplasique peu avancé dans son évolution, les malades ont pu vivre longtemps, deux ans et plus, le temps que leur cancer mettait à évoluer. Dans les cas où l'obstruction existe, associée ou non à des phénomènes douloureux, il faut faire l'anus iliaque, quitte à examiner ensuite si l'état de la tumeur crée ou ne crée pas une seconde indication. Mais je ne comprends plus qu'en l'absence de phénomènes de stase stercorale, sur la foi seule des symptômes rectaux : douleurs, hémorrhagies, écoulements sanieux muco-purulents, on ait recours d'emblée à l'anus iliaque sans s'être rendu compte par un examen approfondi que le néoplasme a cessé d'être opérable.

Je sais bien que même dans ces cas le seul fait de soustraire un néoplasme et une muqueuse ulcérés au passage irritant des matières suffit pour amener une détente dans les douleurs, et une amélioration de l'état général, surtout si on a pris soin de curetter en même temps les végétations néoplasiques. Mais pourquoi s'en tenir à l'anus iliaque, puisque par l'extirpation on peut faire autant et plus et cela bien souvent sans faire payer ce bénéfice au malade, au prix d'une infirmité dégoûtante.

Peut-être si l'on était toujours à même en supprimant le cancer de conserver la fonction, l'anus iliaque aurait-il définitivement perdu le terrain qu'il semble vouloir regagner aujourd'hui.

Au moment où se firent en France en 1888, avec M. Terrier, en 1889, avec l'opération de Kraske, les premières tentatives de restauration fonctionnelle, l'anus iliaque fut fortement battu en brèche : on le considérait comme le plus déplorable des pis aller. « Vivre avec un anus artificiel et un cancer dans la région ano-rectale, écrivait M. Baudouin, cela consiste simplement à ne pas être mort. »

« Je suis résolu, disait M. Terrier, à tenter tout le possible en faveur de l'extirpation du rectum cancéreux pour éviter la création d'un anus artificiel. » Les échecs de la méthode sacrée, qui n'arrivait que rarement à conserver le sphincter et aboutissait à un anus contre nature sacré ou périnéal, devaient en faisant perdre du terrain à l'extirpation, redonner quelque faveur à l'anus iliaque.

« Au même titre que l'opération de Callison, écrit M. Quénu, l'anus sacré est inférieur à l'anus iliaque. » Cette opinion est discutable ; mais elle deviendrait absolument fausse si elle mettait en présence l'anus iliaque palliatif et l'anus sacré terminaison d'une opération curative.

Il ne fait aucun doute que la suppression complète du mal soit beaucoup plus efficace au point de vue de la cessation des accidents locaux, que la simple mise en non activité de l'intestin. J'ai cependant trouvé des observations, en petit nombre seulement, une de Bramann, une de Paul et elles ne sont pas les seules où le malade avait continué à souffrir. Je crois pouvoir affirmer à priori et sans documents que le nombre des colotomisés qui ne sont pas soulagés est bien plus considérable. La douleur dans le cancer du rectum tient à deux causes : à l'ulcération de la muqueuse rectale, à la compression des nerfs du petit bassin soit par la tumeur primitive, soit par les ganglions infectés secondairement. Or la logique nous dit que si la colotomie peut quelque chose contre les douleurs du premier genre, elle est inefficace contre les autres. Admettra-t-on par exemple que les symptômes parfois si pénibles, quoique obscurs, du côté des organes urinaires ou les douleurs irradiées aux membres inférieurs céderont à une colotomie?

Même en cas de récidive la supériorité du traitement radical au point de vue des souffrances des malades ne cesse pas de s'affirmer. A côté des cas plus nombreux peut-être que ne le voulait Volkmann où la récidive se fait *in situ*, dans les parois mêmes de, l'intestin il en est d'autres très nombreux où le malade succombe soit à une récidive ganglionnaire, soit à une généralisation, ce qui est une façon de mourir moins pénible.

Mac Cosh et Jones font remarquer en outre, que même en cas de récidive locale, les sections nerveuses faites à l'époque de la première exérèse ont émoussé la sensibilité des tissus. Ces considérations ont l'air un peu théorique; je ne suis pas éloigné d'y ajouter foi en me rappelant que le plus grand nombre des cancéreux récidivant ne viennent pas, à moins de phénomènes d'obstruction, et quelque lamentable que soit leur état, réclamer les secours de la chirurgie. Les chirurgiens anglais et américains dans leurs « Cancer's Hospitals » sont du reste à même d'observer les faits que nos services hospitaliers nous montrent très rarement.

Enfin, il est un symptôme contre lequel la dérivation des matières est à peu près impuissante : c'est l'hémorrhagie. Encore qu'elle ne soit jamais bien grave, sa fréquence même suffit à débiliter un malade qui a déjà tant de causes d'affaiblissement.

Ai-je besoin de dire que le malade porteur d'un anus iliaque auquel il doit la vie, ne supporte cet anus qu'autant qu'on lui en fait espérer la prochaine fermeture. Cette illusion ne peut durer longtemps et alors une infirmité, un cancer qui évolue fatalement, « cela en effet consiste bien à ne pas être mort (1) ». L'illusion de se croire guéri et d'être rendu pendant un temps plus ou moins long à une vie active, vaut bien que l'on s'expose à quelques risques.

Dans cette sorte de parallèle entre l'exérèse et les opérations palliatives j'ai constamment nommé l'anus iliaque : c'est en effet de tous les traitements palliatifs le seul qu'il vaille la peine de retenir. Je ferai une exception en faveur du raclage seul ou combiné à la colotomie, mais seulement dans les cancers inopérables.

M. Quénu en a publié une belle observation à la *Société de chirurgie*. M. Gérard Marchant a bien voulu m'en communiquer une de sa pratique.

Dans l'observation 306 qui m'est personnelle j'ai dû commencer par là avec un bénéfice, réel pour le malade.

(1) BEAUDOIN. *Progrès médical*, 1880.

CHAPITRE III

État des malades après l'opération.

Une opération qui laisserait après elle une infirmité « telle que la vie serait insupportable » (1) serait par là même condamnée. On a fait ce reproche à l'extirpation du cancer du rectum. Il faudrait bien cependant ne pas oublier que la chirurgie du cancer n'a pas la prétention de remettre les choses en l'état où elles étaient avant l'opération, et que le plus souvent pour être curative il lui faut être mutilatrice. Plus l'organe occupe un rang important dans l'organisme, plus sa disparition entraînera de troubles à sa suite. A ce point de vue la chirurgie cancéreuse du rectum est, il faut le reconnaître, très inférieure dans ses résultats à celle du sein et de l'utérus et même quelquefois à celle des membres, qui cependant ne doit pas conserver de demi-mesures. Cette concession faite aux adversaires de l'exérèse, il est juste de dire que le tableau des infirmités post-opératoires a été singulièrement assombri. Il y a des malades qui, à la suite de l'opération, n'éprouvent aucune espèce de trouble. D'autres, en plus grand nombre, il est vrai, ont à la suite de leur opération une infirmité quelconque, mais dans la plupart des cas on a pu en pallier les inconvénients. Ils sont en tout petit nombre et on les cite ceux qui comme le malade de Curveilhier rapporté par Vidal, ont une incontinence si difficilement supportée qu'ils se condamnent à ne plus sortir de leur lit, ou, comme celui de

(1) MARCHAND. *Loc. cit.*

M. E. Bœckel, se suicident, ou, comme le malade de M. Quénu, demandent à changer leur anus sacré pour un anus iliaque.

Quelles sont donc ces infirmités ?

Au temps des anciennes méthodes on citait l'incontinence et le rétrécissement. La voie sacrée a ajouté le prolapsus ou du moins l'a rendu beaucoup plus fréquent.

Incontinence. — Il est un fait d'observation très curieux, c'est qu'à la suite d'opération sur les voies digestives inférieures, même quand on a sacrifié tout ou partie du sphincter, à l'incontinence des premiers jours succède bientôt une continence relative. Le fait a été discuté à la Société de chirurgie de Paris à l'occasion d'une communication de M. Zancarol qui, signalant ce fait comme ayant existé chez ses malades, en concluait à la persistance de fibres circulaires du sphincter. M. Quénu fit, à ce propos, remarquer fort judicieusement que l'incontinence existait complète pendant les premiers temps qui suivaient l'opération, mais que peu à peu la sensibilité de l'intestin finit par régulariser dans une certaine mesure les garde-robes. « Ce sont les fibres musculaires de l'intestin qui, seules, interviennent assez efficacement. La fonction crée ainsi un nouvel organe. »

Ce qui le prouve bien c'est que par les anciennes méthodes ano-périnéales ou ano-coccygiennes, où l'on sacrifiait d'emblée la région sphinctérienne, l'incontinence absolue qui aurait dû être la règle, si la conservation du sphincter était indispensable, n'était au contraire que l'exception.

En réalité cette continence acquise consiste en ce que les malades sentent le besoin, mais ils sont à peu près incapables d'y résister.

Sur dix-sept cas de la clinique de Krönlein, rapportés par Stierlin, cette continence relative existait treize fois, une fois seulement il y avait incontinence complète, trois fois il y avait continence absolue, mais dans ces trois cas il s'agissait d'une simple dilatation du sphincter, d'une incision du sphincter en arrière, d'une opération typique de Kraske.

Ce n'est certes pas d'après cette statistique que l'on serait en droit de qualifier l'incontinence des amputés de rectum d'infirmité insupportable.

D'autres statistiques sont moins encourageantes. Konig, par exemple, cite sur 21 malades 37 p. 100 de continence relative, 47 p. 100 d'incontinence et 16 p. 100 de continence absolue ; par contre, sur 30 malades de Cripps 23 avaient conservé un fonctionnement normal de l'intestin.

Il est étonnant, disent presque tous les chirurgiens anglais qui sacrifient d'emblée le sphincter, de voir combien cette incontinence est légère dans la majorité des cas. Sans être aussi optimiste, Schwieder, de la clinique de Bergmann où les continences absolues doivent être rares, puisqu'on ne s'inquiète que très peu des restaurations fonctionnelles, déclare n'avoir jamais vu un malade incommodé par son incontinence au point de regretter de s'être soumis à l'opération.

Je n'ai pas fait de statistique, faute de documents, sur l'état de la fonction dans les opérations périnéales, mais à priori voilà ce que l'on peut dire : si l'on se contente de dilater le sphincter il est bien certain que celui-ci retrouvera rapidement sa tonicité et son fonctionnement. Si on essaie de le conserver par une opération comme celle de Dieffenbach où on le sectionne en avant et en arrière, il est acquis que cette section du sphincter, sur laquelle j'aurai l'occasion de revenir, compromet plus ou moins le fonctionnement de l'anneau musculaire ; elle le compromet même à un haut degré si j'en crois la statistique de Schmidt qui, sur quinze cas d'opérés par la méthode de Dieffenbach, n'eut jamais un seul bon résultat. Contre cette opinion je citerai le fait de l'observation 96 : une malade de M. Lejars, opérée par le procédé de Dieffenbach, avait une continence suffisante pour danser toute une nuit.

Si au contraire on fait l'amputation basse du rectum, le sphincter étant sacrifié, on aura le droit de craindre une incontinence absolue, mais l'observation a démontré qu'au bout de quelque temps la fonction se régularisait et que les malades, avec quelques précautions, pouvaient sans inconvénient se livrer à une vie active. Je reviendrai à la fin de ce chapitre sur les palliatifs de cette infirmité.

Un moment on crut que l'opération de Kraske allait la faire disparaître : en conservant le sphincter chaque fois qu'il n'avait pas subi l'infiltration néoplasique elle devait conserver la fonction intacte ; la chose est possible puisque des faits déjà très nombreux en ont été observés. En France MM. Routier, Terrier, Richelot, en ont rapporté des cas. Morestin lui-même avoue en avoir vu un.

Des cas malheureux en bien plus grand nombre ont vite valu à l'opération des critiques acerbes. Il est arrivé que des malades à qui on avait conservé le sphincter et qui avaient guéri de l'opération ont présenté quand même de l'incontinence ; chez ces malades le doigt introduit dans l'anus ne sent plus la tonicité du sphincter. On a dit avec raison qu'au cours de l'opération préliminaire et de la dissection il arrivait fréquemment de sectionner les nerfs de l'appareil constricteur de l'anus ; dès lors il devenait inutile de conserver un sphincter paralysé. Or voici ce que je me demande : puisque le sphincter est complètement paralysé, pourquoi, sous prétexte de ménager les sutures intestinales en assurant aux matières une libre issue au dehors, a-t-on cru devoir si souvent sacrifier d'emblée son fonctionnement immédiat en le sectionnant largement en arrière ; et ceci n'est pas une simple vue de l'esprit, puisque presque tous les chirurgiens allemands, dont il faut reconnaître l'expérience, en sont arrivés à cette pratique. Cela prouve, du moins, que le sphincter est peut-être moins souvent énervé qu'on l'a dit, et qu'il sera possible de bien conserver sa tonicité le jour où un perfectionnement de technique aura permis de se soustraire aux conséquences si souvent funestes de la suture intestinale. Mais ceci est du domaine de l'avenir. Pour le présent, la question se pose ainsi : l'opération sacrée pour cancer du rectum aboutit soit à un anus normal avec conservation d'un sphincter, soit à un anus périnéal sans sphincter, soit à un anus sacré ; dans ces trois cas la situation des malades au point de vue de la fonction est différente.

Parmi les malades de la première catégorie, ceux àqui on n'a pas conservé le sphincter, ont parfois une continence parfaite. A la fin de ce travail on en trouvera un grand nombre d'observations. D'autres sont dans une situation un peu moins brillante. Je laisse la parole à Morestin : « Il y a des malades qui expulsent leurs selles régulièrement à heures fixes, qui n'ont aucune des incommodités de l'incontinence fécale, et qui, cependant, ont le sphincter et le releveur entièrement paralysés. »

Peut-être dans la pratique ne faut-il pas trop s'inquiéter de ces paralysies musculaires qui ne se traduisent par aucune incommodité ; je crois que, dans ces cas, il s'agit plutôt d'un relâchement du sphincter ayant perdu ses attaches coccygiennes et que la tonicité est destinée à reparaître plus ou moins parfaite quand une bonne cicatrice aura fixé à nouveau l'insertion postérieure du sphincter. D'ailleurs c'est là la grande indication des résections temporaires.

Si on n'a pu fixer le bout supérieur à la région anale à cause de sa brièveté, que l'anus ait été conservé ou non, ou que l'on redoute les suites de la suture circulaire, il ne reste comme solution que l'anus sacré ou l'anus iliaque et, à ce sujet, l'entente est loin d'être faite : les deux solutions ont des partisans. Quand j'étudierai le manuel opératoire de l'extirpation par la voie sacrée je poserai leurs indications respectives. J'ai seulement à établir maintenant si l'anus sacré est une infirmité telle qu'on l'a voulu dire.

A priori, en se plaçant au point de vue de l'incontinence, pourquoi l'anus sacré serait-il inférieur à l'anus périnéal privé de son sphincter ? L'expérience vient à l'appui de cette manière de voir : dans presque toutes les observations de malades ayant eu un anus sacré immédiatement ou consécutif, j'ai lu que les malades avaient, au bout d'un certain temps, de la continence pour les matières solides. Presque tous avec un très simple bandage en T, l'appareil d'Hochenegg, ou l'obturateur de Paul, pouvaient vaquer à leurs occupations, F. T. Paul n'a-t-il pas écrit que l'anus contre nature était préférable à la région sacrée que dans la rainure interfessière?

Il est du reste, jusqu'à un certain point, en notre pouvoir de prévenir cette incontinence et lorsqu'elle existe d'en pallier les effets.

Depuis longtemps Czerny, Fœderl, et plus récemment Heuston, ont recommandé pour combattre la tendance que présente le bout supérieur à remonter, de le fixer par des sutures, qui intéressent seulement la musculeuse, au tissu péri-rectal et au releveur de l'anus. Mais Morestin, je crois, le premier, a conseillé, dans les cas de cancers intéressant l'anus, de faire un anus coccygien. Si, au cours de la dissection, on a pu ménager les releveurs, on fait passer le bout central du rectum dans l'intervalle des deux muscles. En les suturant en avant de lui, on créerait une sorte de boutonnière musculaire qui pourrait jusqu'à un certain point servir d'appareil constricteur à l'anus nouveau.

Si l'idée de se servir du releveur de l'anus était nouvelle, celle de constituer un nouveau sphincter aux dépens d'un muscle de la région avait été émise par Willems, s'inspirant lui-même de l'idée qu'avait eue von Hacker, de passer à travers le muscle grand droit pour établir les fistules gastriques, sans avoir l'ennui d'un écoulement incessant du liquide stomacal. Willems avait préconisé un procédé qui consiste à faire passer le rectum attiré au dehors dans une boutonnière du grand fessier. Cette méthode n'a pas reçu, que je sache, la consécration de l'application sur le vivant ; je sais seulement que Baylon et Fœderl en 1892, Morestin en 1893, ont cherché à fixer, par l'expérimentation sur les animaux, la valeur du procédé, et que les conclusions auxquelles les a conduits l'expérimentation ne sont pas en principe défavorables à ce procédé. MM. Baylon et Fœderl recommandent d'établir l'anus fessier du côté gauche. Ils ajoutent d'ailleurs que si les fibres musculaires venaient à subir la dégénérescence embryonnaire, il pourrait se produire un rétrécissement dont les inconvénients sont plus grands que l'insuffisance.

Plus intéressante, puisqu'elle a des faits cliniques pour elle, est l'innovation de M. Gersuny. Il pratique la torsion de l'intestin de 180 ou 270° et le fixe ainsi à la peau. Plusieurs observations favorables, deux de Gersuny, une de Ball, une de M. Chaput autorisent à employer le procédé toutes les fois que, le sphincter ayant été sacrifié, on fixe le rectum à la peau de la région anale ou de la région sacrée.

Je crois cependant cette manœuvre contre-indiquée toutes les fois que le bout central de l'intestin est un peu plus court ou a été difficile à abaisser. La torsion ne pourrait que compromettre sa nutrition déjà problématique. Enfin nous avons, dans les poudres inertes ou antiseptiques, toute une série de moyens médicaux qui sont peut-être les plus efficaces de l'espèce.

Prolapsus du rectum. — C'était un accident rare avant l'introduction de la méthode sacrée dans la chirurgie rectale : dans les traités un peu anciens, je n'en ai trouvé aucune mention. M. Marchand dans sa thèse cite bien parmi les infirmités imputables à l'extirpation du cancer du rectum, le rétrécissement et l'incontinence, mais il n'est pas question de prolapsus. Dans son traité sur les maladies de l'anus et du rectum, en 1894, Charles Ball est muet à son sujet ; cependant dans sa monographie, qui remonte à 1889, Stierlin le signale : il l'a observé une fois, sur 25 malades, chez un opéré à qui on avait fait une large excision de la paroi postérieure pour une plaque néoplasique limitée à cette paroi : le malade eut du prolapsus de la paroi antérieure. John Platt l'a observé aussi une fois sur 21 cas : il s'agissait d'un malade chez qui on pratiqua une très courte amputation rectale ; il est vrai que ce malade avait déjà antérieurement du prolapsus.

Sur 109 cas opérés à la clinique de Czerny, il n'est pas fait mention du prolapsus dans les suites de l'opération, ce qui semble au moins indiquer qu'il n'a pas dû exister souvent ; par contre Paul, sur les 14 cas qu'il rapporte, a eu l'occasion de l'observer deux fois ; il est vrai qu'il intervint 11 fois par la voie sacrée. Morestin l'a observé 4 fois. La proportion est plus considérable : sur 112 opérations par la voie sacrée, j'ai trouvé le prolapsus signalé 21 fois.

On pourrait, de ces quelques considérations, tirer des conclusions intéressantes au point de vue de la pathogénie du prolapsus.

D'abord la section ou la suppression du sphincter est insuffisante à le produire.

D'une façon générale on peut dire que le prolapsus reconnaît pour cause la destruction des moyens de fixité du rectum. Mais tous n'ont pas, à ce point de vue, la même importance. Le relâchement du périnée, la paralysie du sphincter et du releveur de l'anus peuvent favoriser la production de petits prolapsus ou de prolapsus muqueux, mais pour que se produisent ces grands prolapsus comme celui de l'observation 67 il faut que les moyens de fixité supérieurs du rectum soient détruits. C'est à la section du repli péritonéal qui attache l'intestin au sacrum, et des vaisseaux qui y sont logés, mais surtout à la section du méso, qu'il faut attribuer la fréquence du prolapsus après l'opération de Kraske ; ce qui le prouve bien, c'est que lorsqu'on essaie de produire l'invagination du rectum et de l'S iliaque comme l'a faite Maunsell, on peut très facilement le faire si l'on a sectionné le repli péritonéal tout autour du rectum : les vaisseaux n'opposent qu'une faible résistance. Il importe en outre de faire une distinction entre les cas où l'on a rétabli la continuité de l'intestin jusqu'à l'anus et ceux où on a dû terminer l'opération par l'anus sacré. Morestin a déjà établi cette distinction :

« A priori, les premiers paraîtraient plus prédisposés à cet accident. Il n'en est rien cependant et voici les raisons qu'on en peut donner.

L'intestin fixé dans la région est toujours coudé au voisinage de sa terminaison en contournant la tranche sacrée et il contracte à ce niveau des adhérences solides avec le squelette : il trouve ainsi un point d'appui qui lui permet de résister aux causes qui le sollicitent à se porter à l'extérieur. Ce n'est pas tout. Quand on a fixé l'intestin dans la région sacrée, c'est qu'il était absolument impossible de le faire descendre plus bas. C'est donc qu'il est efficacement soutenu et maintenu par des attaches supérieures, et dès lors il n'est pas exposé au prolapsus. Tout au plus, peut-il y avoir un peu d'éversion de la muqueuse, et c'est ce qu'on observe, en effet, très communément. »

Les raisonnements à priori sur lesquels s'appuie Morestin ne peuvent rien contre les faits, or les faits nous enseignent que cette interprétation est erronée et qu'en réalité il en est tout autrement. Sur les 21 cas de prolapsus que j'ai réunis sur 112 observations, dans 19 cas il s'agissait d'anus sacré. Cela n'a rien d'étonnant. En effet, M. Quénu a donné de ce fait une explication que je trouve excellente et à laquelle je suis heureux de donner la confirmation des chiffres.

Quand le coccyx et toute une partie du sacrum ont été détruits, que le rectum est fixé dans une situation verticale à la région sacrée, la force « d'expulsion abdominale ne vient plus se dépenser et s'épuiser partiellement », se décomposer, comme on dit en mécanique, sur la courbure sacro-coccygienne ; « elle a toute facilité pour chasser au dehors tout ce qui confine à la brèche laissée béante, contenu de l'intestin et de l'intestin lui-même ».

Les malades sont du reste plus ou moins affligés de leur infirmité ; le malade de M. Chaput, malgré un prolapsus énorme, est content de son sort et refuse toute intervention ; d'autres fois, l'infirmité est assez gênante pour que le malade demande une seconde opération.

Paul, après avoir essayé la cure radicale du prolapsus, ayant constaté qu'il récidivait le plus souvent, donne la préférence à un obturateur spécial.

Dans les cas de grands prolapsus, le seul traitement rationnel consiste dans la colopexie combinée ou non avec la résection du rectum préalable. M. Berger en a publié une belle observation à la Société de chirurgie.

On a discuté longuement pour savoir si, à la suite de l'ouverture du péritoine, on devait suturer ou drainer la séreuse.

Cette question n'a peut-être pas toute l'importance qu'on a voulu lui attacher. Les chiffres, du reste, qui sont en faveur de la suture ne sont pas assez dissemblables pour être d'un grand enseignement. Peut-être pourrait-on trouver un argument en faveur de la suture dans la possibilité de prévenir jusqu'à un certain point le prolapsus. En fermant le péritoine et en le suturant au péritoine viscéral, on pourrait, dans une certaine mesure, reconstituer le méso-rectum, qui est, on le sait, le grand moyen de fixité de l'intestin.

Je donne ce conseil pour ce qu'il vaut : mais ce n'est pas une simple vue de l'esprit.

Dans l'observation 213, qui m'est personnelle et où je dus faire un anus sacré, j'avais employé cette petite manœuvre et ma malade, qui a vécu plus de deux ans, n'a jamais eu de prolapsus.

Quoi qu'il en soit, voilà que le prolapsus, qui avait toujours été considéré comme une infirmité désagréable, est devenu dans certains cas une heureuse éventualité : lorsque la tension du bout supérieur a empêché de le fixer à l'anus au cours de l'opération; si l'on a pu conserver les sphincters on peut espérer, en utilisant un prolapsus existant, rétablir à la fois la forme et la fonction.

L'année dernière, M. Monprofit a communiqué à la Société de chirurgie une observation où il avait eu l'idée extrêmement ingénieuse de disséquer le rectum et d'invaginer ce prolapsus dans le bout inférieur laissé en place, rétablissant ainsi un anus normal pourvu de son sphincter.

Morestin a fait remarquer avec raison que le rétrécissement, lorsqu'il existe, s'oppose à la production du prolapsus.

Nous avons déjà vu qu'il pouvait pallier dans une certaine

mesure les effets de l'incontinence. C'est alors un accident heureux; il s'en faut qu'il en soit toujours ainsi.

Rétrécissement. — La fréquence et la gravité de cet accident ont été très diversement jugées par les auteurs qui ont écrit sur la question.

Stierlin n'a pas trouvé de rétrécissement incommode : bien mieux, d'après lui, la formation d'un anneau cicatriciel au-dessus de l'anus est à souhaiter pour le malade au point de vue de la continence. Konig, Czerny, admettent au contraire que le rétrécissement existe au moins une fois sur cinq. Paul, sur 14 cas, l'a constaté une seule fois.

John Platt une seule fois sur 20 cas.

Les cas en question ne sont pas comparables.

Par les anciens procédés où, après avoir amputé le rectum, l'on ne suturait pas la muqueuse à la peau, comme le fait encore Cripps aujourd'hui, le rétrécissement était la règle; la plaie se fermant par bourgeonnement, il était de toute nécessité de prévenir par une dilatation appliquée en temps opportun au cours de la convalescence, un rétrécissement inévitable. Il est vrai qu'on a écrit en Angleterre que la suture à la peau avec tension du bout supérieur pouvait aussi produire le rétrécissement, la tension permanente déterminant une irritation qui donnerait lieu à des productions hyperplasiques de la masse cicatricielle. Dans un même ordre d'idées, Snow (*Lancet*, 1885) conseille de garder les opérés au lit le plus longtemps possible parce qu'il attribue le rétrécissement à la production exagérée de tissu embryonnaire sous l'influence du mouvement. Quoi qu'il en soit, ces rétrécissements n'ont rien de bien effrayant, il suffit de suivre un peu les malades pour les dilater ou de les faire se dilater préventivement. C'est peut-être en agissant ainsi que certains chirurgiens ont supprimé le rétrécissement comme accident postopératoire au point de n'en pas parler. Ainsi Bramann, sur 23 observations, n'a jamais observé la moindre stricture de l'intestin. L'opinion générale est qu'on ne doit pas toucher à un rétrécissement quand il permet encore d'introduire facilement le doigt.

Avec l'opération par la voie sacrée, le rétrécissement est devenu plus fréquent et plus difficile à combattre. Lorsqu'on a fait la suture circulaire, il est fréquent de voir se former une fistule sacrée qui ne pourrait se fermer que par granulation, or dans ces cas un rétrécissement se forme souvent à l'union des deux bouts. Dans l'invagination d'Hochenegg, si le bout supérieur, après avoir rompu les sutures, se rétracte trop haut au-dessus du bout inférieur, il se forme au niveau un rétrécissement considérable quelquefois une véritable oblitération du bout supérieur.

Lorsque, pour une raison quelconque, on est obligé de fixer le bout supérieur directement à la peau de la région anale ou sacrée, une bonne suture et surtout un affrontement sans tension de la muqueuse et de la peau donnent le plus souvent une réunion par première intention et dès lors mettent à l'abri du rétrécissement. Ce rétrécissement n'est pas d'ailleurs aussi fréquent qu'on a voulu le dire. Sur 112 observations, tant de sutures circulaires que d'invaginations et d'anus sacrés, je l'ai noté 13 fois. Plusieurs fois il était très léger.

Par la dilatation et la rectotomie on est toujours à même de combattre les rétrécissements cicatriciels opératoires du rectum.

Quelle que soit la fréquence relative de ces infirmités, je ne vois pas, puisqu'il est possible de les pallier dans une large mesure, le plus souvent sans intervention sanglante, ce qu'elles ont qui puisse rendre la vie insupportable. Pour une opération de complaisance, ce serait beaucoup trop; pour une intervention dirigée contre une affection aussi grave que le cancer, je ne crains pas de dire que c'est peu.

Je ne compte pas comme infirmités sérieuses, ces hernies sacrées et coccygiennes comme MM. Bœckel, Fœderl, Bramann en ont cité des exemples, la gêne de la marche, de la station debout, les douleurs spontanées dans les fesses, les cuisses et surtout le membre inférieur gauche : ce sont des curiosités cliniques qui d'ailleurs disparaissent rapidement.

Les troubles du côté de la vessie sont plus fréquents, mais ils disparaissent assez vite ; qu'ils soient dus à des lésions nerveuses, au cathétérisme ou à un processus inflammatoire, leur persistance doit faire craindre une récidive profonde.

Le plus pénible incontestablement des accidents post-opératoires consiste dans la production et la persistance des fistules sacrées. J'y reviendrai longuement en traitant de la suture circulaire.

CHAPITRE IV

Mortalité.

Il faut bien reconnaître, en fin de compte, que s'il existe des faits avérés et consolants de guérison du cancer du rectum, les conditions qui permettent de l'obtenir sont difficiles à réaliser dans la pratique et que, longtemps encore, il faudra prendre le bistouri avec la triste perspective de ne faire qu'une opération palliative. De cette proposition découlent deux corollaires qui s'enchaînent. D'abord on ne doit opérer qu'à la condition de ne pas faire courir aux malades plus de risques qu'on ne peut leur offrir de chances de guérison ou d'être soulagés. En second lieu, c'est en abaissant le taux de la mortalité qu'on arrivera à réaliser cet ensemble de conditions qui font possibles et rendront plus fréquentes les guérisons définitives.

Cette dernière proposition a peut-être besoin d'être expliquée. C'est en se faisant opérer de bonne heure que le malade aura plus de chances d'être guéri; mais devant l'indolence d'un mal à la gravité duquel il ne croit pas, il ne se décidera à se confier au chirurgien, que si celui-ci peut lui affirmer qu'il ne court que des risques minimes. D'autre part, le chirurgien ne saurait le conseiller avec une insistance convaincante que s'il est rassuré lui-même sur le degré de gravité de son intervention. Le derniers mot appartient donc en somme à l'abaissement du taux de la mortalité opératoire et à la technique qui peut produire ce résultat.

A moins d'une longue expérience, c'est chose plus difficile

qu'on ne pense d'être fixé sur les résultats immédiats d'une opération. Pour se faire une opinion, nous avons deux sources d'information d'inégale valeur : les statistiques particulières et les statistiques générales.

Les premières sont plus sincères, mais combien contradictoires ! Et il ne saurait en être autrement, tant sont nombreux les facteurs desquels dépend le succès en chirurgie. Même en mettant de côté toute cette série d'éléments d'appréciation attachés à l'habileté et à l'expérience du chirurgien, il faut bien reconnaître qu'il est des séries où la résistance du malade, le plus ou moins de malignité des cas, la nature et le degré d'évolution des lésions et partant le choix des indications doivent avoir sur les résultats une influence considérable et capable de les faire varier dans des proportions notables.

Et, en effet, certaines de ces statistiques sont bien faites pour ébranler la foi du chirurgien en accusant des pourcentages qui varient dans de trop larges limites.

Alors que Cripps accuse une mortalité inférieure à 8 p. 100, König, Kelsey et d'autres ont perdu jusqu'à 28 p. 100 et plus de leurs opérés. Ces statistiques cependant représentent l'expérience de chirurgiens de la même époque, par conséquent également armés pour toutes interventions sanglantes. Dans les différences si considérables qu'elles accusent, il faut chercher autre chose que les éléments de variabilité inhérents à l'habileté de l'opérateur. Ces chirurgiens, en effet, n'ont pas compris l'opération de la même manière ou du moins ils ont apprécié diversement les indications. Pour que, sur 400 malades qu'il eut à examiner dans l'espace de quinze ans, Cripps ne soit intervenu que 38 fois, il faut que le chirurgien anglais ait été singulièrement prudent. En tous cas sa pratique ne saurait être comparée à celle des chirurgiens allemands, puisque Czerny par exemple, de 1878 à 1891, a fait cent-neuf extirpations sur cent-cinquante-deux malades qu'il eut l'occasion d'observer à sa clinique d'Heidelberg.

Dans ce désaccord des statistiques particulières il apparaît que la vérité soit difficile à établir, on ne saurait en tous cas la demander aux statistiques générales : celles-ci, en effet, faites bien souvent d'éléments qui n'ont rien de comparable, de cas aussi peu superposables que possible, alignant à côté de cas fournis par des chirurgiens rompus à la pratique d'opération, des cas isolés, heureux ou malheureux, généralement heureux, en tous cas bien peu probants, ne sauraient nous fournir des indications qui soient la reproduction exacte de la vérité. Une statistique générale sous peine de n'être pas sincère ne devrait réunir que les observations empruntées à des chirurgiens ayant pratiqué un certain nombre d'opérations et pouvant, de ce fait, être considérés comme possédant une certaine expérience de la chirurgie du rectum. Faite dans d'autres conditions, elle est fatalement erronée, quelquefois absurde. J'ai lu par exemple dans la thèse de M. Piéchaud que l'extirpation des tumeurs sans adhérences donnait une mortalité de 20,8 p. 100, alors que celle des tumeurs adhérentes aux organes génito-urinaires donnait seulement 6,45 p. 100 de mortalité. Mystère et illogisme des chiffres! doit-on s'écrier avec M. Reclus. Je sais bien que M. Piéchaud reconnaît que ce non-sens est dû à ce que le plus souvent les opérations pratiquées dans de mauvaises conditions et suivies de mort, n'ont pas été publiées, tandis qu'on s'est hâté de produire les cas heureux. Mais alors pourquoi donner des chiffres qui renferment manifestement une erreur.

Je pourrais multiplier à l'infini ces critiques. J'ajouterai seulement ceci : Alors que certains statisticiens font compter dans leur mortalité les morts imputables à l'opération quel que soit le moment où elles sont produites, d'autres rejettent de leurs calculs les morts par infection secondaire. Dans une statistique de « Kraske » on aurait par ce moyen de notables divergences.

Bien qu'il faille de ce chef accueillir avec réserve l'enseignement des statistiques, j'en donnerai ici quelques-unes, parce que j'espère montrer qu'on peut malgré tout en tirer quelques conclusions intéressantes.

Je note par exemple, dans une statistique de Sigfried Fisher, que, sur 15 cas d'extirpation de cancer de rectum faits à la chirurgie de Rose, de Zurich, en 1881, il y eut 8 décès, soit 53 p. 100.

La mortalité opératoire de Küster, publiée un an après par Franz Fisher, est encore plus élevée. Sur 12 opérés, il perdit 8 malades, soit 67 p. 100.

Billroth cité par Dealma, de 1871 à 1876, avait 33 extirpations parmi lesquelles 13 décès opératoires, soit 39,3 p. 100.

Plus heureuse, la statistique de Kocher, en 1880, enregistre 2 décès sur 10 opérés, soit 20 p. 100.

König, au dire d'Hildebrand, de 1876 à 1888, perdit 24 p. 100 de ses opérés.

En 1885, Voigt publie dans sa thèse 15 cas de Genzmer avec une mortalité de 23 p. 100.

Holmer, de Copenhague donne 5 opérations, 1 mort, soit 20 p. 100.

Bardenheuer, en 1888, accuse 2 morts sur 13 malades, soit 15,4 p. 100.

V. Wahl, dont les résultats sont relatés par Sihle, a 3 morts sur 18 cas, soit 16,5 p. 100.

Czerny, dans sa clinique d'Heidelberg, dont les résultats, de 1878 à 1891, ont été publiés par Heuck Schmidt et Lövinhson, n'a qu'une mortalité de 3,1 p. 100.

Schwieder a exposé dans sa thèse les résultats de la clinique de Bergmann, de 1883 à 1888 : 46 extirpations, 5 morts, soit 11,3 p. 100.

Volkmann ne donne pas de statistique, mais déclare avoir à peine perdu un malade

Cripps dénonce une mortalité de 6,5 p. 100.

Les statistiques générales donnent les résultats suivants :

			MORTALITÉ	
Billroth	608 cas	53	p. 100
Gross	193	—	20	—
Cripps	76	—	17	—
Ball	175	—	16,5	—
Kelsey	140	—	15,7	—
Mac Cosh	439	—	19,1	—
Veljaminoff	335	—	20,5	—

21 cas pris au hasard dans les hôpitaux de Paris, ne donnent qu'une mort, soit 4,8 p. 100.

Dans tous ces cas il s'agit d'opérations périnéales.

L'enseignement qui se dégage de ces statistiques c'est que, depuis quinze ans, la mortalité a toujours été en décroissant. Je ne parle ici, bien entendu, que des opérations faites par les anciens procédés.

Entre Küster et Rose, qui accusent plus de 50 p. 100 de morts, et Czerny qui, de 1885 à 1801, n'a perdu qu'un malade sur 32 cas, il y a certainement autre chose qu'une différence de gravité dans les cas opérés. Je sais bien qu'on pourra m'objecter que nombre de cas justiciables autrefois pour des chirurgiens entreprenants de la voie périnéale ressortissent aujourd'hui à la voie sacrée, que dès lors le procédé de Lisfranc et ses dérivés ne s'appliquent plus qu'aux cas simples, aux cancers bas situés. Cela est vrai aujourd'hui mais ne l'était pas avant 1885; or, de 1878 à 1885, la mortalité de Czerny était seulement de 5 p. 100, et dans ses observations, je puis bien dire approximativement que le péritoine était ouvert en moyenne une fois sur deux. Il me paraît inutile d'insister. La mortalité des extirpations faites par la voie périnéale a diminué dans des proportions considérables; aujourd'hui on peut dire qu'elle est nulle en faisant remarquer toutefois que les indications de la voie périnéale ont été bien réduites pendant ces dernières années.

J'ai pris, au hasard, dans les hôpitaux de Paris, 20 cas d'opérations périnéales et je n'ai enregistré qu'une seule mort qu'on ne saurait d'ailleurs imputer à l'opération. Il s'agit du malade de l'observation 97 qui, intoxiqué par la morphine, présentait le minimum de résistance.

Depuis que l'on pratique un peu partout l'opération de Kraske, la mortalité des opérés du cancer du rectum a subi une ascension notable. Là encore, si on se reporte aux statistiques, on se rend compte très vite que jamais peut-être l'élasticité des chiffres n'avait été mise à pareille épreuve. M. Aubert, dans sa thèse de 1890, cite la statistique de Stierlin qui, sur 40 cas de Kraske, Hochenegg, Albert, Schedé, Kirchoff, Koch, Kronlein, accuse une mortalité de 20 p. 100, puis en dépouillant les observations il élimine les cas où la mort fut le résultat de la blessure de la vessie, de la blessure du côlon adhérent au rectum, il défalque même les cas où la mort a été le résultat de la rupture de la suture circulaire et il arrive à une mortalité de 6 p. 100, « ce qui permet de conclure qu'avec la méthode sacrée, on obtient dans les cancers du rectum des résultats supérieurs à ceux qu'ont donnés toutes les autres méthodes opératoires ».

Deux ans après, Mosès écrivait : « en s'en tenant à certaines conditions on peut espérer que la mortalité sera nulle ou insignifiante ».

« Il ne fallait rien moins que la méthode de Kraske, écrit Gerster, pour abaisser la mortalité de 55 p. 100 à 20 p. 100. »

Pour montrer à quel point une statistique est chose malléable, je me hâte de dire que ces auteurs ont, en général, tablé sur les cas de la statistique que donnait Iversen en 1890, comprenant 74 cas avec une mortalité de 57 p. 100.

Ce qu'il faut conclure de tout cela c'est que, dans l'appréciation des faits, on n'apporte jamais l'impartialité qu'il faudrait, pour tirer d'eux l'enseignement qu'ils renferment. On est, en quelque sorte, avec la meilleure foi du monde, prisonnier de ses impressions personnelles qui interviennent pour falsifier notre jugement. Ce ne sont plus les faits qui dictent notre opinion, nous les assouplissons et les dénaturons au besoin pour les faire cadrer avec notre manière de voir. « Je ne suis pas sûr, dit Morestin, que la mortalité ait beaucoup baissé depuis Iverson. » Or j'ai fait sa statistique qu'il n'a pas voulu faire. Il n'a certes pas choisi ses cas, et cependant sa mortalité n'est que 26 p. 100.

En se défendant également d'un optimisme outré et d'un pessimisme attristant, je crois que l'on peut dire que la mortalité des interventions par la voie sacrée est moindre que ne serait celle des mêmes interventions faites par la voie périnéale, si tant est qu'elles soient justiciables de cette voie, mais qu'abstraction faite de la nature des cas, elle est notablement supérieure à celle qu'indiquent les statistiques récentes de la voie périnéale. Hochenegg, qui, dans une lettre à Thorndyke, accusait 5 morts sur 55 opérés, a sans doute été particulièrement heureux; mais en fixant de 10 à 20 p. 100 la mortalité actuelle de nos opérations par la voie sacrée, je ne crois pas m'éloigner beaucoup de la vérité.

Ce chiffre que donne également la statistique déjà ancienne de Czerny, celle de Krönlein, serait plutôt exagéré ou du moins j'espère est appelé à le devenir dans un avenir très rapproché.

Je n'essaierai pas de demander aux chiffres le moindre renseignement sur la mortalité de l'exérèse rectale; les observations que j'ai réunies étant trop disparates et une statistique, si je voulais en faire une, tombant sous le coup des reproches que je faisais plus haut aux statistiques en général. Je veux leur demander seulement, si possible, un enseignement que je considère comme plus important.

Dans mes observations sur 60 cas de mort, représentant le nombre total de morts imputables à l'opération, la mort est due 45 fois à l'infection sous toutes ses formes : péritonite, cellulite pelvienne, phlegmon stercoral ; deux fois seulement l'hémorrhagie est notée ; mais dans le chiffre de 7 collapsus cités comme cause de mort peut-être faut-il en attribuer le plus grand nombre à l'hémorrhagie. Une embolie a deux fois amené la terminaison fatale. Dans 4 cas la mort n'est pas indiquée : les malades succombent du quatrième au dix-neuvième jour. Je ne m'avance pas beaucoup en incriminant l'infection. Le fait mérite d'être souligné : sur 60 malades qui meurent à la suite de l'extirpation du cancer rectal les cinq-dixièmes meurent d'infection et cette infection, comme il ressort de la lecture des observations, est tantôt précoce, tantôt plus ou moins tardive.

Le fait aurait lieu d'étonner de la part de chirurgiens rompus à la pratique d'une antisepsie rigoureuse, s'il n'était bien démontré aujourd'hui que cette antisepsie est insuffisante quand il faut toucher au rectum. En effet, en ouvrant l'intestin pour le disséquer, en le morcelant comme je l'ai presque toujours vu faire, il est impossible que les larges surfaces cruentées qui résultent de la résection osseuse et de la libération du rectum, que la séreuse avec laquelle on en prend à son aise sous le couvert d'une antisepsie, ici dangereuse parce qu'impuissante, ne soient pas infectée au cours des manipulations. D'autre part, lorsque le péritoine et le tissu cellulaire n'ont pas été ensemencés au cours de l'opération, la contamination de la plaie par les matières stercorales est presque inévitable avec la technique actuelle, si une débâcle intestinale vient à se produire.

Je ne fais que signaler ce fait en passant, me réservant d'y revenir longuement quand j'étudierai la technique de l'opération de Kraske comme le chirurgien doit la comprendre aujourd'hui, technique qui permet de conjurer jusqu'à un certain point ces deux grands facteurs de la mortalité de l'éxérèse rectale : la péritonite et la cellulite pelvienne opératoires.

Dans les cas de mort que j'ai relevés, l'*hémorrhagie* n'est signalée comme cause de la mort que trois fois (cas de M. Ricard, cas de M. Bœckel, cas de M. Fœderl), ce qui donne une proportion de 5 p. 100. C'est peu assurément et nous sommes loin du temps où l'hémorrhagie partageait avec l'ouverture du péritoine le triste privilège d'effrayer les chirurgiens et, ce qui est plus grave, d'emporter les malades.

Mais envisagée ainsi la statistique est-elle bien sincère ? Il est permis d'en douter si l'on pense que les morts de choc et de collapsus sous lesquels sont étiquetées plusieurs observations ne représentent souvent qu'un état de dépression dont l'hémorrhagie et l'infection se partagent la genèse. Il est banal aujourd'hui de dire que la voie sacrée a l'avantage de permettre un contrôle constant de l'hémorrhagie et de ménager ainsi les forces de l'opéré qui se trouve quelquefois dans de déplorables conditions de résistance. Les opinions sont du reste partagées sur la manière de faire l'hémostase ; alors que la pluralité des chirurgiens font aujourd'hui de la forcipressure, quelques autres conseillent pour ne pas perdre de temps de ne pas s'inquiéter de l'ouverture des vaisseaux et de se contenter de faire de la compression. C'est, je crois, la conduite que tiennent Mac Cosh, en Amérique, Paul en Angleterre, Bardenheuer et d'autres en Allemagne. Pour ménager le sang d'un sujet souvent affaibli il sera nécessaire la plupart du temps de combiner ces deux moyens que nous avons de faire l'hémostase provisoire.

Quant à l'hémostase définitive, généralement à la fin de l'opération on lie les vaisseaux pincés, au catgut. Si j'évoque ce banal détail de technique, c'est que j'ai entendu M. Chaput dire à la Société de chirurgie qu'à la fin de l'opération il était inutile de faire des ligatures ; il corrobore ce fait par ses quatre dernières observations. En outre, j'ai eu récemment l'occasion dans une extirpation du rectum de suivre le conseil de M. Chaput, et j'ai été très heureux de le faire à la fin d'une intervention un peu longue. Je n'ai eu ni hémorrhagie immédiate, ni hémorrhagie secondaire. Malgré cela, et bien que j'estime que tout ce qui peut abréger l'opération ne doive pas être rejeté sans examen, j'avoue que je ne puis oublier certains faits que j'ai observés où à la suite de l'opération la plaie était si bien étanchée qu'on crut devoir se passer de ligature et où on eût cependant des hémorrhagies plus ou moins graves. Lorsqu'au cours de l'opération on a eu un ou plusieurs filets de sang dénotant que le vaisseau ouvert avait un certain volume, il vaut mieux lier au risque d'allonger l'opération.

Cette remarque s'appuie également sur ce fait que nombre de chirurgiens ont rencontré des artères franches de l'ischiatique, de la fessière, de l'hémorrhoïdale supérieure ou même la sacrée moyenne anormalement développée.

Le choc, s'il existe en dehors d'elle, est moins à craindre que l'hémorrhagie.

Tout ce que je viens de dire est bien commun, à force d'avoir été répété, et cependant tout récemment encore au congrès de Baltimore, en 1895, un chirurgien américain de beaucoup de valeur, Mathews de Louisville, ne reprochait-il pas à l'opération d'être une des plus sanglantes qui existent. Je comprends du reste parfaitement qu'il se soit attiré de la part de son collègue Jacobson une réplique un peu verte : « L'opérateur, dit ce dernier, qui a appelé l'extirpation du rectum l'opération la plus sanglante ne connait pas les méthodes modernes. Je ne connais aucune opération pour tumeur maligne qui soit moins sanglante. »

J'ai lu d'autre part qu'un autre chirurgien américain du nom de Dawbarn, s'était ingénié, pour prévenir l'hémorrhagie, à inventer un procédé compliqué et bizarre : il passe avec une aiguille courbe un fil qui entre par un des culs-de-sac vaginaux et ressort par l'autre après avoir rasé la face antérieure du sacrum. En serrant ce fil dans le vagin on se mettrait à l'abri de tout écoulement de sang pour le reste de l'opération !

Sans avoir de l'hémorrhagie, la crainte accusée par Mathews et Dawbarn, il est bon de ne pas la dédaigner et d'être parcimonieux du sang des opérés. Il faut en tous cas être persuadé que moins un malade a perdu de sang, moins il est exposé au choc et au collapsus, mieux il résiste à l'infection.

Mais si économe qu'on doive être du sang de son opéré, je ne verrais pas dans la question d'hémorrhagie seule une raison suffisante pour remplacer la voie sacrée par la voie abdominale périnéale, comme Chalot le conseille sous le prétexte de mieux faire l'hémostase en baliant d'abord par le ventre l'hémorrhoïdale supérieure.

Le tamponnement serré de la plaie est une excellente mesure qu'il faudrait employer dans tous les cas contre le suintement sanguin et l'hémorrhagie secondaire, lors même que nous n'aurions pas d'autres raisons plus péremptoires de le faire.

Je vois encore dans l'hémorrhagie, si minime qu'elle soit, une raison de recommander après l'opération les injections de sérum intraveineuses ou sous-cutanées, comme M. G. Marchant l'a fait, comme je l'ai fait moi-même.

Je résumerai ces longues considérations sur la mortalité de l'exérèse en disant : la mortalité opératoire est encore élevée, mais il est en notre pouvoir d'améliorer les statistiques ; par une hémostase rigoureuse, par des injections de sérum artificiel on diminuera le nombre des collapsus et des « shocks » ; or contre la péritonite et le phlegmon pelvien l'expérience de ces dix dernières années nous a armés d'une façon sinon définitive du moins très satisfaisante. Ce sera l'objet de la seconde partie de ce travail.

DEUXIÈME PARTIE

CHAPITRE PREMIER

Indications et contre-indications.

Siège et étendue du néoplasme. — L'entonnoir ostéo-fibreux dans lequel se trouve logée la troisième portion du gros intestin, entonnoir formé par de larges plaques osseuses allant converger par en bas, et des ligaments très épais qui complètent les parois, a fait pendant longtemps que le rectum a échappé à toute tentative chirurgicale. Il n'était abordable directement qu'en deux endroits : au niveau de la base et du sommet de la filière pelvienne, au détroit supérieur du bassin, au périnée.

Avant l'ère antiseptique, la première de ces voies était interdite : toucher au péritoine était mortel. On n'osait l'ouvrir pour des lésions franchement abdominales, il eût été illogique de le faire pour aborder un organe qui, somme toute, n'appartient pas à la région.

Restait la voie périnéale. C'est elle que suivit Lisfranc en 1826, pour faire sa première extirpation de cancer du rectum. Malgré la froideur avec laquelle fut accueillie son opération, on se mit à enlever des cancers rectaux. Comme cela devait arriver, on se sentait à l'étroit dans le procédé de Lisfranc, pour peu que le cancer fût un peu étendu et adhérent.

Lisfranc lui-même n'a-t-il pas conseillé de pratiquer une incision libératrice ano-coccygienne ?

Denonvilliers insistait plus tard sur la nécessité de se donner du jour en arrière; aux deux incisions périnéales, il recommandait d'ajouter l'incision ano-coccygienne comme facilitant la dissection de l'extrémité inférieure du rectum en permettant d'apprécier plus exactement les limites du mal.

C'est encore par un chirurgien français qu'est fait le troisième pas dans l'attaque du cancer du rectum. Verneuil, en 1873 (Société de Chirurgie), signale les avantages qu'il y a à sacrifier une portion du squelette pour se frayer un chemin plus facile vers le petit bassin. Dans sa communication, il propose la résection du coccyx pour aller plus facilement à la recherche du rectum dans les cas d'imperforation de cet organe. « Le champ opératoire est singulièrement agrandi et la recherche de l'intestin considérablement facilitée par l'excision de la pointe du coccyx » ; et ailleurs : « j'ai appliqué une fois la résection partielle du coccyx pour faciliter l'extirpation d'une volumineuse tumeur du rectum. Le malade ayant succombé aux suites de l'opération, je ne puis dire ce qu'en serait résulté. Je sais seulement que la dissection profonde de la tumeur fut singulièrement aidée par cette opération préliminaire ».

Kocher, en 1874, ne fait donc que reprendre une « idée française » (1) et la vulgariser non sans rencontrer du reste une sérieuse opposition. Il la pratiqua douze fois de 1872 à 1880.

Par cette innovation, le champ opératoire était élargi, l'hémostase et la dissection de la tumeur facilitées; mais il y avait toujours des tumeurs que leur étendue rendaient inaccessibles, pour qui le « nol me tangere » découlait de leur situation profonde. « Trop élevées pour pouvoir être extirpées par en bas, trop basses pour la laparotomie. »

Quand Volkmann eut démontré à propos d'une opération de sarcome sacré qu'on pouvait ouvrir le canal sacré, sans pro-

(1) AUBERT. Thèse de Paris, 1890.

duire de troubles fonctionnels du côté de la vessie et du rectum, la résection du sacrum devenait la conséquence logique du procédé Verneuil-Kocher.

Toutefois, lorsque Kraske eut publié, avec observations à l'appui, la remarquable innovation à laquelle il a attaché son nom et que ses imitateurs eurent encore fixé des limites plus étendues, j'allais dire exagérées, à la section osseuse, il restait encore des néoplasmes qui défiaient nos moyens d'exérèse.

Une tumeur siégeant au niveau du promontoire, ou le dépassant, pouvait à la rigueur être abaissée si elle était mobile, mais la moindre adhérence en rendait la dissection dangereuse et en tous cas certainement pénible. Dans presque tous les cas où, après l'opération préliminaire, on a constaté cette extension, on a dû refermer.

Les quelques observations où il est fait mention d'ablation de l'anse sigmoïde par la voie sacrée, concernent des néoplasmes n'ayant en rien altéré la mobilité de l'intestin : l'adhérence à cette hauteur est une contre-indication formelle.

La laparotomie aurait fourni une voie plus facile et plus sûre, mais à la condition que le néoplasme fût plutôt de l'anse sigmoïdienne ou en tous cas siégeant sur l'extrémité toute supérieure du rectum. Entre temps, du reste, c'est la voie qu'on avait suivie. J'ai rapporté ici quelques observations; il en existe bien d'autres. Si la voie abdominale donnait accès sur des cancers haut situés et limités, elle aussi devenait insuffisante pour peu que le néoplasme fût à la fois pelvien et abdominal.

MM. Gaudier, Chalot, Quénu et Chaput ont donné leur nom à des procédés d'extirpation du rectum par voie combinée. La première communication a été faite au nom de M. Gaudier. le 25 mars 1896 à la Société de chirurgie, où quelque temps après M. Chalot, de Toulouse, est venu réclamer la priorité.

Telles sont les voies ouvertes à notre intervention sur le rectum chez l'homme. Chez la femme il est encore plus facilement abordable, grâce à la conformation de son bassin et aux rapports que chez elle le rectum affecte en avant.

Ce rapide aperçu historique sur la genèse des procédés est intéressant, car il nous montre comment, peu à peu, on a reculé les limites de nos indications opératoires et comment aujourd'hui il n'existe plus en quelque sorte de contre-indications tenant au siège et à l'étendue en hauteur du néoplasme.

Tous ces procédés, du reste, auraient été impuissants et ne se fussent peut-être pas fait jour, si, entre temps, l'antisepsie n'était venue légitimer toutes les audaces.

C'était bien en effet de pouvoir enlever des néoplasmes du rectum avec facilité, sans redouter l'hémorrhagie toujours meurtrière chez des malades généralement affaiblis, mais il n'en est pas moins vrai que jusqu'à l'antisepsie, Nussbaüm qui avait, à plusieurs reprises, ouvert les culs-de-sac péritonéaux n'avait pas trouvé, fort heureusement, d'imitateurs.

Aujourd'hui cette barrière du cul-de-sac péritonéal n'existe plus pour le chirurgien, et cependant la péritonite n'a pas disparu de nos statistiques. Malgré des précautions minutieuses, elle a continué à fournir, comme nous l'avons vu en étudiant la mortalité, le gros contingent des morts à la suite de l'extirpation du rectum cancéreux.

Si loin que nous semblions être, d'après ces considérations historiques, du temps où pour intervenir il fallait que l'on pût dépasser avec le doigt la limite supérieure du mal, il ne faudrait pas croire que les indications de notre intervention soient nettement établies aujourd'hui et soient les mêmes pour tous les chirurgiens. Il me semble cependant qu'en ayant des procédés faciles, des voies nombreuses pour arriver sur le rectum tout entier, s'il est démontré d'autre part, qu'il est possible d'éviter l'infection encore fréquente de la séreuse, on doit poser en principe : qu'il n'existe, de par la hauteur ou l'étendue du mal, aucune contre-indication à notre intervention.

Malheureusement la question est beaucoup plus complexe.

Malgré sa bénignité relative et son évolution ordinairement lente, le carcinome du rectum, à une époque plus ou moins éloignée de son début, contracte des adhérences avec les organes du petit bassin et infecte par voie lymphatique les ganglions correspondants.

Mobilité. Adhérences. — A ce moment le rectum a cessé d'être mobile ; la plupart des chirurgiens ont marqué cette limite à leurs interventions. Je crois leur conduite pleinement justifiée et j'y souscrirais entièrement s'il ne m'était arrivé, au cours de mes recherches, de rencontrer nombre d'observations où le rectum très adhérent et immobilisé, put être réséqué et extirpé non seulement avec succès opératoire, mais encore avec succès définitif.

Qu'on se reporte à l'observation 25, on verra que dans ce cas, la dissection avait dû porter en plein tissu adhérent, que du tissu induré était resté dans la plaie et qu'une repullulation eût dû suivre l'intervention s'il s'était agi d'adhérences néoplasiques. Ce fait, qu'il existe des cas semblables où la récidive n'a pas suivi l'opération ou ne l'a suivie que tardivement, permet de supposer que, dans ces opérations à grand délabrement, il existait des adhérences inflammatoires. Cela n'a du reste rien d'illogique à première vue : avec une muqueuse rectale ulcérée, sans cesse en contact avec le contenu intestinal, c'est-à-dire avec une source d'infection, que verrait-on d'étonnant à ce qu'il se développât de la péri-rectite, la lymphangite septique précédant ou accompagnant la lymphangite cancéreuse. Ces considérations théoriques sont malheureusement loin de fournir des conclusions pouvant être de quelque utilité au point de vue pratique, puisqu'il sera toujours impossible de faire le départ entre les adhérences inflammatoires et néoplasiques. Sans la faire trop entrer en ligne de compte, on peut donc dire que lorsqu'elle existe, la perte de mobilité de la tumeur, si elle ne ferme pas d'une manière absolue le champ à notre exérèse, constitue une contre-indication sur laquelle il ne faudra passer qu'en s'appuyant de considérations tirées de l'état général du sujet, de ses souffrances, de sa résistance, avec la triste perspective de tomber presque fatalement dans le domaine de la chirurgie palliative.

Ainsi posée, la question paraît simple et la ligne de conduite bien tracée ; en réalité, dans la pratique l'application de cette règle est pleine de difficultés. Si le doigt peut franchir le détroit néoplasique, charger son bord supérieur, rien n'est plus facile que d'explorer la mobilité de la tumeur dans tous les sens ; mais tous les cas sont loin de se présenter ainsi. Pour peu que la tumeur soit élevée et le canal rétréci, il me semble bien difficile d'imprimer au néoplasme des mouvements suffisants pour se rendre compte de son déplacement, plus ou moins facile; à la rigueur on pourrait peut-être explorer la mobilité latérale de la tumeur, mais quand il s'agit de lui imprimer des mouvements d'élévation ou d'abaissement il faudrait, comme le voulait Simon, de Rostock, comme le conseillait récemment encore Esmarch, introduire une main entière dans le rectum préalablement débridé, et de l'autre déprimer profondément la paroi; de cette façon on pourrait peut-être acquérir des renseignements d'une certaine valeur, mais une semblable exploration exige l'emploi du chloroforme et bien souvent il s'agit de malades affaiblis, pour qui, la simple narcose, avec ses troubles consécutifs, est déjà un acte chirurgical grave. Peut-être pourrait-on profiter de la même séance de chloroforme pour parfaire son diagnostic, sans débrider le sphincter, bien entendu, et pour instituer le traitement chirurgical convenable, mais alors mieux vaut faire une incision et au besoin une excision exploratrices qui donneront des renseignements autrement précis et seront le premier temps de l'opération si elle est jugée nécessaire.

En réalité, un diagnostic exact des adhérences et de la mobilité est presque toujours très délicat et on peut dire qu'il est rare que l'intervention ne réserve pas quelques surprises.

Dans l'observation 152, M. Berger avait cru à la mobilité,

à l'absence d'engorgement ganglionnaire, et il trouva, après résection ano-coccygienne, une infiltration du tissu cellulaire et des ganglions très étendus. Dans un cas, M. Pozzi avait diagnostiqué un cancer annulaire, mobile, de l'extrémité supérieure du rectum, il trouva des adhérences épithéliomateuses étendues de l'S iliaque et du rectum.

Ces trouvailles d'opération ne sont pas des exceptions. Faut-il en conclure que l'intervention est permise seulement dans les néoplasmes bas situés, dont les rapports et l'étendue sont très faciles à délimiter? La chose a été dite et je crois qu'un bon nombre de chirurgiens en sont encore à cette pratique. Je la crois un peu réservée et je pense que, même en cas de doute, au sujet de la mobilité, on doit prendre le bistouri : il sera toujours temps, en présence d'un cancer trop envahissant, de se décider au curettage, si c'est un cancer mou se traduisant par des pertes incessantes de sang et de pus, à l'anus iliaque si les phénomènes d'occlusion dominent.

Du reste, il est un fait que l'expérience a permis de constater : c'est que toutes les adhérences ne contre-indiquent pas également l'opération. Je dois dire en passant qu'il y a des chirurgiens pour qui les adhérences ne comptent pas, mais à les lire on a plus de surprise que de désir de les imiter. Keen, de Philadelphie, a rapporté par exemple au Congrès de Baltimore, en mai 1895, une observation où, sous le couvert de la colotomie, il est vrai, il a extirpé le coccyx, une large partie du sacrum, le rectum, l'utérus, les ovaires, les trompes, la paroi postérieure du vagin. La femme dont il s'agit, ajoute-t-il, est « very comfortable » ! Le privilège de ces audaces n'appartient pas à l'Amérique, car, au dire de Fœderl, il y a en Allemagne des chirurgiens pour qui les adhérences à la prostate, à la vessie, au vagin, à 'utérus, ne constituent pas des contre-indications. Je pense qu'il faut distinguer. Les adhérences au sacrum, par exemple, au dire de tout le monde, sont moins graves pour les résultats immédiats et définitifs que les adhérences de la paroi antérieure.

Il ne faudrait pas cependant qu'il y ait envahissement de l'os.

L'infiltration limitée au méso-rectum que l'on peut reconnaître quelquefois à ce fait, que le néoplasme, mobile de bas en haut, ne l'est plus de haut en bas, crée une mauvaise condition au point de vue du résultat définitif, car il indique le plus souvent une infiltration ganglionnaire précoce, qui a toute chance de n'être pas limitée aux ganglions méso-rectaux.

Les adhérences à la prostate et à l'urèthre, qui se traduisent souvent par des symptômes urinaires : cystite douloureuse, hémorrhagique et purulente, n'ont pas arrêté bien des chirurgiens.

On trouvera ici des observations de malades qui ont guéri malgré des extirpations larges de la prostate (obs. 261, 262, 35, etc., etc.), où on dut réséquer une grande partie de la prostate, où l'on ouvrit l'urèthre et qui ont donné d'excellents résultats.

Malgré qu'en Allemagne il se trouve des chirurgiens en grand nombre qui ne craignent pas d'enlever, à l'exemple de Simon, de Nussbaum et de Bardenheuer, le bas-fond de la vessie, je crois qu'en présence d'un malade qui a manifestement une fistule recto-vésicale il faut s'abstenir.

Il faudrait toujours craindre, dans le cas de propagation diffuse au niveau de la paroi antérieure, de couper ou d'arracher l'uretère, comme cela est arrivé à M. Chaput.

Je ne partage pas la crainte que j'ai vu exprimer à beaucoup de mes maîtres d'opérer quand la cloison recto-vaginale est envahie. En se reportant aux observations de guérisons que j'ai réunies, on verra que plusieurs de ces observations concernent des néoplasmes de la cloison recto-vaginale. (Obs. 31, 32, 45). Il est vrai que dans ces cas on n'a pas craint de faire une large résection de la paroi du vagin.

Deux cas peuvent se présenter où il y a simple infiltration de la cloison et alors on peut, à la rigueur, disséquer au bistouri les adhérences, comme je l'ai vu faire très habilement par mon maître M. Richelot, sans ouvrir jamais le vagin au cours de l'opération. Ce procédé est brillant et quand après l'ablation de la tumeur on sent une paroi vaginale saine en apparence, souple à force d'avoir été amincie, on a lieu d'être satisfait, mais cette exérèse n'est pas assez large pour une affection néoplasique.

Je crois que dans tous ces cas il faut agir comme si la paroi vaginale avait été perforée. J'aurai du reste l'occasion d'y revenir.

Au milieu des difficultés que l'on rencontre bien souvent pour fixer par l'examen physique l'état exact de la néoplasie rectale au point de vue de la mobilité, l'étude de quelques signes subjectifs, par exemple la douleur, l'existence d'œdème des membres inférieurs pourront donner quelques indications utiles. Quand la douleur est rectale, se prononçant à l'occasion de la défécation, on peut supposer que le néoplasme est limité aux parois rectales, que l'ulcération de la muqueuse détermine seule par réflexe la contraction douloureuse des fibres musculaires du rectum. Le malade se plaint-il au contraire de douleurs irradiées dans les membres inférieurs, au sacrum, à l'abdomen, au périnée, aux organes génitaux, on aura quelque raison de croire que le néoplasme se diffuse, que l'envahissement plus ou moins avancé du petit bassin est chose faite. S'il ne faut pas s'exagérer la valeur de ces quelques remarques, il ne faudrait pas non plus négliger l'enseignement qu'on peut en tirer. J'ai lu des observations où le cancer du rectum a déterminé la mort, sans qu'à aucune époque le malade ait accusé de douleurs. Quand l'observation est complète et l'autopsie relatée, on voit que presque toujours le néoplasme s'était ou généralisé ou avait déterminé une large infection lymphatique des ganglions lombaires et prévertébraux, mais n'avait en aucune façon diffusé dans le petit bassin.

Dans le livre de Mollière sur les maladies de l'anus et du rectum, on trouvera une observation où pendant toute la durée de la maladie il n'y eut que des phénomènes diarrhéiques sans jamais la moindre douleur à la défécation; la maladie mit deux ans à évoluer. A l'autopsie, on trouva un néoplasme limité aux parois rectales, des ganglions lombaires et prévertébraux, une généralisation au foie, mais rien dans le petit bassin.

L'œdème des membres inférieurs, surtout localisé à droite ou à gauche, a une valeur diagnostique considérable pour déterminer le degré de diffusion du carcinome rectal. Il indique généralement une invasion des ganglions pelviens latéraux.

On a fait si souvent avec les plus heureux résultats des extirpations de tumeurs adhérentes, que la recherche des signes pouvant nous renseigner exactement sur la mobilité de la tumeur perd quelque peu de son intérêt. Fréquemment, en présence de néoplasmes adhérents, pour saisir l'indication opératoire on s'adressera à l'état général du sujet.

Cependant il est des cas où la contre-indication existe absolue. Il s'agit de ces malades qui semblent avoir une véritable infiltration de tout le petit bassin, une sorte de ciment néoplasique pelvien au milieu duquel le rectum apparaît comme un tube rigide absolument immobilisé. J'ai eu l'occasion d'observer avec le docteur Bertrand, de la Celle-Dunoise, un cas de cette sorte de carcinose pelvienne caractérisée surtout par de violentes douleurs, des phénomènes d'obstruction et quelques hémorrhagies.

État des ganglions. — Il est bien admis que l'engorgement ganglionnaire ne constitue pas une contre-indication dans le cancer du rectum, puisque les ganglions ordinairement envahis sont à la portée de nos moyens d'exérèse. Ceci est vrai d'une façon générale, mais il y a des exceptions. Si les ganglions inguinaux peuvent être enlevés et réenlevés, comme dans une belle observation de M. Routier déjà citée, si les ganglions sacrés et pelviens latéraux sont généralement extirpés sans beaucoup de difficultés, il n'en est pas de même pour les ganglions lombaires et les ganglions prévertébraux qui défient toute intervention. Or ces ganglions sont surtout envahis dans les néoplasmes de l'extrémité supérieure du rectum. Ce qui me permet d'avancer ce fait qui ne repose sur aucune étude anatomique, c'est que dans la plupart des observations où j'ai noté de l'envahissement ganglionnaire, il s'agissait de néoplasmes situés à peu de distance de l'anus, occupant la partie moyenne du rectum. Dans les cas de néoplasmes très haut situés, ceux qui pourraient répondre au type intra-péritonéal de M. Quénu, j'ai rarement lu qu'il fût fait mention d'adénite cancéreuse; comme il n'y a pas de raison pour que ces néoplasmes élevés n'infectent pas comme les autres les ganglions, j'ai pensé qu'ils devaient se propager par voie lymphatique à des ganglions situés plus haut, hors de la portée des investigations du chirurgien, au cours de l'opération.

Si à la rigueur il peut paraître inutile, parce que c'est le plus souvent impossible et très douloureux, à moins que par le toucher vaginal, de rechercher les ganglions sacrés et les ganglions pelviens latéraux, il n'en est pas de même pour les ganglions lombaires. Il faudra donc, après avoir soigneusement purgé son malade, explorer en déprimant profondément la paroi abdominale toute la région pré et latéro-vertébrale. Je sais d'ailleurs que s'il y a des ventres qui se prêtent à cet examen, il en est d'autres que le chloroforme seul peut assouplir.

En Allemagne cet engorgement lombaire n'est pas considéré, par quelques chirurgiens du moins, comme une contre-indication à l'opération. Je crois qu'il faut être bien sûr de sa technique et avoir une grande expérience pour se permettre en pareil cas une intervention qui reste grave malgré tout, mais je crois aussi que cette manière de faire peut être défendue dans certains cas.

Généralisation. — La contre-indication créée par l'engorgement ganglionnaire à distance, ganglion sus-claviculaire comme l'observa M. Hartmann, cité par M. Quénu, ganglion axillaire comme dans l'observation 370, est également absolue parce qu'elle dénote une généralisation.

Il est vrai qu'en Allemagne on a fait l'extirpation de cancer du rectum même en cas de métastase hépatique; on ne saurait en aucune façon s'associer à cet élargissement du champ de nos indications opératoires. Lorsqu'on pourra constater l'existence d'un foie augmenté de volume, à plus forte raison bosselé, s'il existe de l'ictère ou même du sub-ictère, il est de toute évidence qu'il faut s'abstenir et, si le malade souffre ou a de l'obstruction, se contenter des moyens palliatifs : curettage et anus iliaque.

A côté de ces considérations qui peuvent paraître théoriques voyons ce que nous apprennent les faits.

J'ai rapporté ici quelques observations d'opérations incomplètes. (Obs. 362-370.) Dans un grand nombre de ces observations le chirurgien a dû s'arrêter, à cause du siège trop élevé de la limite supérieure du mal : plusieurs de ces cas devaient rentrer dans le domaine de la voie sacro-abdominale ; comme autres causes d'opération incomplète, je dois citer l'adhérence au sacrum, l'infiltration du péritoine, l'adhérence à l'utérus et à la vessie, la friabilité du rectum, mais, je le répète, c'est surtout l'extension du mal en hauteur et partant l'impossibilité d'abaisser le rectum qui ont déterminé le chirurgien à faire une exérèse incomplète.

Dans la plupart de ces cas, l'indication opératoire serait d'opérer par voie combinée.

État général du malade. — Il arrive souvent de lire au cours des observations : « malade très cachectique. Opération. Guérison. » Ce mot de « très cachectique » est d'une élasticité extrême et on le prononce avec une grande facilité : il ne faut pas prendre ces observations au pied de la lettre, elles nous apprendraient à compter trop peu avec l'état général du sujet dont l'examen, doit au contraire, avoir une grande influence sur nos déterminations. La cachexie caractérisée par des altérations sanguines ou organiques avancées serait toujours, le fait est certain, une contre-indication absolue. Pratiquement il est bien difficile d'évaluer à sa juste valeur le degré de dégénérescence organique de son malade. Dans l'impossibilité absolue où nous sommes de baser notre conduite sur des constatations anatomiques précises, il faut néanmoins demander à l'examen des urines, à l'état de la nutrition, à l'examen des organes, des raisons suffisantes pour intervenir.

L'âge du sujet, qui est une indication en faveur de l'intervention au point de vue des résultats définitifs, crée quelquefois une contre-indication : le peu de résistance de vieillards athéromateux les mettent hors d'état de se soumettre à un acte chirurgical grave.

Les malades affaiblis et amaigris par suite de manifestations particulièrement douloureuses de leur affection, doivent être dans de meilleures conditions de résistance que ceux qui doivent leur cachexie aux hémorrhagies rectales, aux écoulements purulents, qui ont subi une résorption putride dont l'action sur le foie et le rein est bien connue ; comme conséquence, les urines devront toujours être examinées avec soin.

Il est une catégorie de malades sur lesquels tout acte opératoire est grave et qu'il ne faut opérer qu'après mûr examen : ce sont ces malades qui ont une dépression morale excessive, qui n'ont pas l'énergie nerveuse nécessaire pour se relever d'une intervention opératoire quelle qu'elle soit.

M. Quénu a appelé l'attention sur ces faits et a bien voulu me les signaler.

Il estime qu'il y a autre chose que la déperdition sanguine et l'infection dans la mort de ces malades qui, sans réaction, s'éteignent au bout d'un temps plus au moins long, quelquefois plus d'une semaine, sans s'être en quelque sorte réveillés. La température est normale, la plaie a bon aspect et cependant l'opéré succombe à une sorte de dépression nerveuse, à un véritable « shock » qu'il ne faudrait pas confondre avec ces accidents complexes qu'on désignait autrefois sous ce nom. Je ne suis pas éloigné d'adopter la manière de voir de M. Quénu en me rappelant une opérée de M. Reclus que j'ai eu l'occasion de soigner. Pour un néoplasme rectal on avait fait à cette malade un anus iliaque à la cocaïne. Malgré que l'intestin ouvert au quatrième jour fonctionnât bien, elle mourut le huitième ou le neuvième jour, indifférente à tout, même à l'idée de vivre, avec température et pouls normaux. Or cette malade n'était pas cachectique, son néoplasme avait été, je crois, révélé par les accidents qui déterminèrent l'établissement d'un anus contre nature. Peut-être ne faut-il voir dans cet état particulier de dépression nerveuse qu'une manifestation de l'intoxication stercorémique : et il serait intéressant de rechercher dans ces observations si si les malades ont présenté des phénomènes d'obstruction intestinale.

En somme, l'étendue des lésions ne fait pas tout en matière de détermination opératoire ; l'état du terrain constitue un facteur très important au moins comparable à l'autre dans cette « équation que la chirurgie nous oblige à poser entre la vie à sauver d'un sujet et la gravité de l'acte chirurgical » (Quénu).

Il est une autre question sur laquelle je n'insisterai pas, l'accord étant fait depuis longtemps : lorsque le malade présentera des phénonènes d'obstruction intestinale, la première indication sera de faire un anus iliaque, en profitant de l'ouverture de l'abdomen pour explorer la limite supérieure du néoplasme, avec la pensée bien arrêtée de poser plus tard s'il y a lieu, après examen appronfondi, une nouvelle indication.

Il reste à poser une dernière indication : celle de la conduite à tenir en présence des récidives « la récidive survenue il est bien rare qu'on puisse songer de nouveau à une intervention curative », dit Morestin. Le fait n'est pas si rare que je n'en aie trouvé certaines observations : je citerai la malade de M. Routier, les observations 42, 47, 57 où la guérison s'est maintenue.

Je citerai aussi un malade de Volkmann qui a été opéré deux fois pour récidive et est resté guéri.

Il faut distinguer à ce point de vue les récidives intestinales et les récidives ganglionnaires. Si ces dernières ne sont pas opérables nous nous trouvons vis-à-vis des autres dans la même situation que vis-à-vis de la tumeur primitive.

Nous sommes loin, on le voit, des indications restreintes que l'on posait naguère à nos interventions sur le rectum. Ces indications du reste ne sont légitimes que si l'on peut arriver à mettre le malade dans les conditions ou doit se trouver tout opéré d'affection cancéreuse, à proportionner le traumatisme et l'infection à ses moyens de résistance. Jusqu'à présent cette infection ici *extraordinaire*, a noirci les statistiques d'extirpations de cancers du rectum. Je crois qu'il n'y a là qu'un errement ou plutôt un tâtonnement de technique.

CHAPITRE II

Division.

C'est une opinion que j'ai trouvée émise par tous les chirurgiens qui ont écrit sur le sujet, que le pronostic encore un peu sombre, je ne fais aucune difficulté pour le reconnaître, des interventions chirurgicales sur le rectum cancéreux, deviendrait meilleur quand nous saurons mieux poser les indications et quand nous aurons perfectionné la technique.

Malgré qu'on ait beaucoup écrit sur la question, qu'on ait amoncelé procédés sur procédés, modifications sur modifications, et que, sur la foi de documents insuffisants on ait exagéré l'excellence de nos moyens d'exérèse, ou condamné sans appel la chirurgie du cancer rectal, je persiste à croire que cette question est encore neuve et que nous n'en sommes qu'à la période des tâtonnements.

Pour ne citer qu'un exemple, n'est-il pas curieux de voir qu'en Allemagne on sacrifie de parti pris la restauration fonctionnelle de l'intestin, et n'est-il pas absolument certain que ce sacrifice fait à l'amélioration des résultats immédiats opératoires n'est que transitoire, et que la reconstitution intégrale de l'opération de Kraske est à la portée d'un perfectionnement de technique ?

N'a-t-on pas répété il n'y a pas très longtemps, à la Société de chirurgie de Paris, qu'il fallait faire l'incision postérieure du rectum, pour disséquer un segment néoplasique, alors qu'il est de toute évidence qu'il ne saurait être de manœuvre plus dangereuse au point de vue de l'inoculation septique et cancéreuse. Toute opération doit passer par cette période de fluctuation.

Ce n'est qu'avec le temps et après plus ou moins d'errements qu'on peut établir ce qu'il y a de mieux.

De ces modifications apportées en grand nombre à la chirurgie sanglante du rectum, les unes sont appelées à vivre, d'autres à disparaître. A vrai dire il n'en est guère qui n'aient pas quelques indications. En effet, c'est une illusion qu'il serait peut-être dangereux de conserver que celle de croire que dans l'exérèse rectale on arrivera à établir un procédé ferme, toujours applicable, un manuel opératoire avec lequel on sera armé pour tous les cas, en un mot qu'on fera une extirpation de cancer du rectum, comme on enlève un utérus pour cancer comme on désarticule un fémur pour ostéo-sarcome.

Pour cela il faudrait admettre en principe que pour tout cancer du rectum quel que soit son siège, quelle que soit son étendue, on ferait d'emblée l'amputation de l'organe, son extirpation suivant l'expression consacrée en Allemagne; on commencerait par séparer le rectum du reste du gros intestin que l'on fixerait à la paroi abdominale, et on l'enlèverait comme on enlève tout organe malade par un procédé bien établi, avec une série de temps opératoires bien définis, comme on ampute une cuisse, avec quelques difficultés en plus. Je ne suis pas sûr que cette façon de faire serait plus dangereuse au point de vue immédiat et n'aurait pas de meilleures conséquences au point de vue définitif. En tous cas, elle serait un peu brutale pour certains petits cancers en plaques ou annulaires qui par leur fréquence méritent d'entrer en ligne de compte, car, en somme, mieux vaut peut être faire courir à son malade quelques risques de plus et lui offrir quelques garanties de guérison de moins et pouvoir lui promettre en cas de guérison une existence supportable.

La question, aujourd'hui du moins, se présente tout autrement. Dans la pratique s'il arrive de trouver quelque cas d'envahissement total du rectum, le plus souvent le néoplasme n'occupe, heureusement, qu'un segment d'intestin plus ou moins étendu. Mais le segment peut être attenant à l'anus, peut siéger entre les sphincters et le cul-de-sac péritonéal, au-dessus du point de réflexion de la séreuse, en un point quelconque de la hauteur du rectum. Or dans l'infinie variété des néoplasmes rectaux que la clinique offre à notre étude, il est de toute impossibilité d'établir des divisions rationnelles. En exagérant on pourrait dire qu'il n'y a pas deux cancers qui se ressemblent, comprenant des lésions de même étendue, à la même période d'évolution, justiciables des mêmes méthodes d'exérèse. Et même devant deux lésions identiques on fera souvent deux actes opératoires bien différents, sinon au point de vue de l'exérèse, du moins quant à la restauration de la région, puisqu'il y a des rectums qui se laissent abaisser avec une grande facilité et d'autres qu'on éprouve une peine extrême à mobiliser. Mais s'il est impossible, à part quelques exceptions, de se tracer d'avance une ligne de conduite que l'on suivra dans tous les cas, il n'en est pas moins vrai qu'il existe quelques préceptes généraux applicables à l'exérèse rectale, quels que soient la longueur et le siège du segment à extirper.

Il semble aujourd'hui qu'il existe une certaine confusion dans les esprits en ce qui touche l'extirpation du rectum. Malgré que cette confusion n'existe peut-être que dans les mots, il convient de la faire cesser.

Je vois appeler couramment « opération de Kraske » toute opération de cancer du rectum où on a fait une résection osseuse plus ou moins étendue. Au cours de ces interventions du reste, la région sphinctérienne étant plus ou moins envahie a été sacrifiée et le rectum fixé à la peau à une hauteur quelconque.

Lorsqu'au contraire le néoplasme siège à une certaine hauteur au-dessus de l'anus, qu'entre lui et le sphincter il existe un anneau plus ou moins large de tissu sain, et que pour aborder le néoplasme on a dû entailler le sacrum et qu'on rétablit par une suture circulaire plus ou moins complète la continuité de l'intestin, on a fait encore une « opération de Kraske » ; or entre ces deux opérations il y a une différence considérable : elles ont de commun la résection du sacrum, mais à côté de cette analogie tout tend à les séparer, même une plus grande somme de risques courus par le malade : amputation d'un côté, résection de l'autre, disent les Allemands.

Je suppose maintenant un troisième cas. Le néoplasme siège encore à une certaine distance de l'anus, les sphincters sont indemnes. Par une incision ano-coccygienne, avec ou sans ablation du coccyx, on arrive sur l'intestin, on résèque le néoplasme comme l'a fait M. Terrier en 1888 et la résection terminée on suture les deux bouts intestinaux. Cette opération ressemble beaucoup à la précédente, mais ce n'est plus l' « opération de Kraske ».

Si au contraire par la même voie on a fait l'amputation du rectum comme dans le premier cas, quelle que soit son analogie avec lui, ce n'est plus là encore une « opération de Kraske ».

Il y a, ce me semble, quelque chose de contradictoire dans cette façon d'envisager les choses.

Kraske dans une de ses communications a lui-même fait ressortir que son opération comprenait deux temps bien distincts. Le premier, qu'il appelait l'opération préliminaire, consistait dans a résection osseuse destinée à se donner du jour, l'autre comprenait l'ablation du néoplasme et le rétablissement de la continuité de l'intestin.

Si plus tard Kraske, instruit par l'expérience, dut renoncer à rétablir intégralement la continuité de l'intestin pour échapper au désastres qui étaient trop souvent la conséquence de la suture circulaire complète, il faisait constamment une autoplastie ultérieure destinée à refermer l'anus sacré qui lui avait servi de sauvegarde.

L'opération de Kraske consiste donc dans la résection du rectum par la voie sacrée avec suture complète ou incomplète des deux bouts intestinaux. Comme tel le mot « d'opération de Kraske » ne saurait indistinctement désigner toutes les interventions faites par la voie sacrée contre le cancer du rectum, à moins qu'on ne veuille entendre seulement par là l'opération préliminaire.

Ces considérations n'ont d'autre intérêt que de nous conduire logiquement à une division simple et rationnelle, commode au moins pour l'étude, de nos interventions sur le cancer du rectum.

Dans la chirurgie rectale il y a trois choses à considérer. Dans un premier temps il faut arriver sur le rectum, se donner assez de jour pour le disséquer avec sécurité pour le malade, avec facilité pour le chirurgien. Dans un second temps on doit enlever le néoplasme. Dans un troisième rétablir la fonction, soit en suturant les deux bouts, soit en fixant le bout supérieur à la peau de la région anale, de la région sacrée, ou de l'abdomen, dit-on depuis quelque temps; or ces trois temps de toutes nos extirpations de néoplasmes rectaux ont une importance variable: le premier nécessite une incision et quelquefois une résection. Incision et résection doivent être suffisantes pour donner un champ opératoire commode, elles doivent être telles qu'il n'en existe pas de meilleures pour aborder le néoplasme. Elles sont très variables puisque suivant la hauteur du mal, son siège, son étendue, sa prédominance sur une paroi, il sera plus facilement accessible par le périnée, par la voie sacrée, la voie vaginale, l'abdomen, ou par ces voies combinées.

Pour intervenir par chacune de ces voies on a inventé une foule de procédés longuement décrits, critiqués et perfectionnés. Au chirurgien à poser l'indication.

Les deux autres temps, qui comprennent l'extirpation du néoplasme et la réparation de la région, ont dans la pratique une importance qui prime considérablement celle de l'opération préliminaire.

Il serait commode pour la description et pratique pour le chirurgien de diviser les variétés cliniques de cancer du rectum en plusieurs classes bien distinctes au triple point de vue de l'opération préliminaire, de l'extirpation, et de la restauration fonctionnelle. Étant donné un néoplasme de telle étendue, siégeant à telle hauteur, on l'aborderait et l'extirperait d'une certaine façon, l'opération aboutirait à la formation d'un anus naturel ou chirurgical, toujours le même suivant les cas.

Plusieurs chirurgiens qui se sont occupés de chirurgie rectale ont établi un certain nombre de types qui, s'ils ne forment pas une classification parfaite, servent au moins à fixer les idées.

M. Quénu, dans un travail publié dans la *Presse médicale* du 9 novembre 1895, établit les quatre types suivants :

1° *Un type bas placé* ayant pris naissance au-dessous des attaches du releveur de l'anus, justiciable de l'ablation pure et simple du segment inférieure du rectum suivant la méthode primordiale de Lisfranc et les procédés qui en sont dérivés;

2° *Un type haut placé* ayant son extrémité inférieure au cul-de-sac péritonéal et s'étendant plus ou moins jusqu'à atteindre l'origine de l'anse oméga;

3° *Un type moyen infra-péritonéal* siégeant entre le cul-de-sac péritonéal et le releveur de l'anus.

A ces deux types s'appliquent l'opération de Kraske;

4° *Un type d'envahissement total* représenté par les cas où toute l'étendue du rectum est envahie depuis l'anus jusqu'à 12 ou 15 centimètres au-dessus.

Ce quatrième type est, pour M. Quénu, justiciable d'une intervention sacro-abdominale.

Cette classification, la meilleure que nous ayons, est loin d'être parfaite : elle n'est pas irréductible : le deuxième et le troisième type se confondent dans la pratique, puisque tous deux sont justiciables de l'opération de Kraske et peuvent aboutir soit à la conservation du sphincter, soit à l'anus sacré. Elle est incomplète, car tous les néoplasmes intra-péritonéaux n'ont pas leur extrémité inférieure au cul-de-sac péritonéal et quelques-uns de ces néoplasmes haut situés intéressant à la fois le rectum et l'anse oméga sont plutôt justiciables de la voie abdominale.

Enfin tous les néoplasmes limités sous forme de plaques peu étendues à une paroi du cylindre intestinal et nécessitant un mode d'intervention spécial n'entrent pas dans cette classification.

M. Chaput, le 17 juin 1896 à la Société de chirurgie, a distingué les variétés suivantes :

1° Cancers de la cloison recto-vaginale;

2° Cancers inférieurs limités ou étendus;

3° Cancers de la région moyenne;

4° Cancers élevés;

5° Cancers recto-coliques.

Cette classification est plutôt une énumération des variétés qu'on rencontre souvent en clinique, et, à ce point de vue, on pourrait joindre d'autres divisions.

Au lieu de chercher à faire des classifications auxquelles se prête mal la clinique et qui, s'il elles veulent être simples sont fatalement incomplètes, je crois que l'on peut très simplement envisager la question sous le jour suivant :

Ou l'anus et le sphincter sont respectés par la néoplasie et on peut les conserver, ou au contraire ils ont subi l'infiltration néoplasique et il faut les sacrifier.

Dans le premier cas on aboutit à la conservation de l'anus naturel, dans le second à la création d'un anus chirurgical quel que soit son siège.

Dans le premier cas on fait la résection du rectum, dans le second on en fait l'amputation.

Nous avons ainsi une division des néoplasmes du rectum en deux grandes classes qui diffèrent à la fois par le mode d'exérèse et par le mode de restauration fonctionnelle.

Si simple que soit cette classification elle n'est pas non plus irréductible, puisque dans les cas de la première variété on aboutit quelquefois à la formation d'un anus chirurgical : l'anus sacré marque la transition entre les deux classes.

Les néoplasmes de la première variété, néoplasmes sus-sphinctérieurs, suivant leur étendue, suivant leur siège plus ou moins élevé seront justiciables des voies ano-coccygienne, sacrée, para-sacrée, vaginale ou même abdominale, s'ils siègent très haut, ou même encore simplement anale ou ano-périnéale suivant les procédés de M. Hartmann ou de Dieffenbach.

Les cancers de la seconde variété seront tous justiciables de l'incision de Lisfranc à laquelle on ajoutera, suivant leur étendue et leur hauteur, les incisions ano-coccygienne, para-sacrée, vaginale, les résections coccygienne, et sacro-coccygienne ou encore la laparotomie comme l'ont conseillée Gaudier et Chalot.

Le mode de découverte, d'abordage, si je puis m'exprimer ainsi, du néoplasme ne doit donc pas entrer en ligne de compte dans l'établissement d'une classification. D'après ce principe, qu'il faut toujours se donner un jour suffisant, incision ou résection seront extrêmement variables suivant les cas.

Il reste une variété de néoplasmes qui échappent à cette classification : ce sont les néoplasmes limités à un segment de la circonférence du segment intestinal et dont on peut faire la simple excision avec fermeture immédiate de la brèche intestinale sans modifier les connexions et la continuité du rectum. J'étudierai leur traitement dans un chapitre spécial.

CHAPITRE III

De l'infection dans l'exérèse rectale.

INFECTION OPÉRATOIRE ET POST-OPÉRATOIRE

INFECTION OPÉRATOIRE. — J'ai démontré, chiffres en mains, en étudiant la mortalité de l'exérèse rectale, que l'infection sous toutes ses formes : péritonite, cellulite pelvienne et même septicémie aiguë fournissaient le grand contingent de morts à la suite des ablations étendues de cancers du rectum. Dans tout cas un peu complexe, il faut; pour mobiliser l'intestin, ouvrir le péritoine même si le néoplasme n'a pas dépassé le cul-de-sac péritonéal. Certes nous n'en sommes plus au temps où l'on écrivait : « dans presque tous les cas publiés, partout où l'on voit écrit blessure du péritoine, on est sûr de pouvoir lire aussi, quelques lignes plus loin, péritonite aiguë et mort rapide (1) ». Mais il n'en est pas moins vrai qu'aujourd'hui, comme alors, la tolérance du péritoine cesse là où commence l'infection. Je ne crains pas d'affirmer que la technique jusque-là suivie chez nous expose le plus souvent le chirurgien à l'infection du péritoine.

La séreuse n'est pas du reste la seule voie ouverte à la septicémie : le tissu cellulaire pelvien forme une surface d'absorption considérable où les germes déposés se développent avec une facilité extrême dans le milieu favorable que leur crée le suintement sanguin. L'absorption peut être assez rapide pour tuer le malade en quelques jours sans que l'on trouve à l'autopsie autre chose que quelques fausses membranes dans le cul-de-sac péritonéal et un aspect grisâtre de la plaie.

(1) MOLLIÈRE. *Loc. cit.*

Je m'explique aisément ces accidents : on a observé une désinfection rigoureuse des mains, des instruments et des objets de pansement ; on arrive sur le rectum que l'on cherche à disséquer, mais pour faciliter cette dissection on ouvre l'intestin en arrière, et après que l'on a pris soin, je l'avoue, d'essuyer préalablement avec tampons ou compresses les débris de matières fécales ou de pus sanieux, les détritus de la tumeur que peut présenter la surface interne du rectum ainsi ouvert, la tumeur est morcelée avec doigts, ciseaux, bistouri. Le tout est touché au sublimé et à l'acide phénique, drainé, et bien souvent, le malade affaibli, sans résistance, meurt de septicémie sans grande réaction.

Je veux citer ici une observation que j'ai trouvée dans les cliniques de M. Péan, où l'éminent chirurgien a pratiqué, de façon fort habile, par les voies naturelles, l'ablation d'un cancer étendu du rectum, pour mieux faire ressortir combien la chirurgie du rectum est une chirurgie spéciale :

Observation

M. J..., 45 ans, concierge, entre salle Denonvilliers, lit n° 17.

Les accidents ont débuté il y a deux ans.

A 3 centim. au-dessus de l'anus, on trouve une tumeur bourgeonnante occupant surtout la paroi postérieure et, un peu plus haut, toute la circonférence du rectum. La paroi recto-vaginale est envahie.

Opération, le 6 juillet 1890. — Deux pinces à mors longs, introduites dans le rectum et le vagin assurent l'hémostase de la cloison vaginale. Incision de cette cloison depuis l'anus jusqu'au col de l'utérus.

Ouverture des culs-de-sac vaginaux et péritonéaux. Les pinces servent d'écarteurs pour ouvrir la plaie et montrer la paroi postérieure envahie depuis le sphincter et l'S iliaque.

Section de cette paroi postérieure sur la ligne médiane de bas en haut et des parties molles, de l'anus au coccyx.

Résection du coccyx. Section du rectum au-dessus du sphincter anal à 1 centim. au-dessous du tissu malade. Ablation par morcellement de bas en haut de tout le tissu néoplasique, puis la tumeur est poursuivie en arrière et latéralement dans le tissu cellulaire du bassin.

A la fin de l'opération, la plus grande partie du rectum, le tiers supérieur de la cloison recto-vaginale, le bout inférieur de l'S iliaque sont enlevés. Les culs-de-sac péritonéaux sont largement ouverts, l'S iliaque est abaissé jusqu'au point de réflexion du vagin sur l'utérus. On ferme à ce niveau le cul-de-sac péritonéal en le suturant à la paroi antérieure de l'intestin. La paroi postérieure est fixée à la peau de la région coccygienne, les faces latérales sont unies à la portion sphinctérienne du rectum laissée en place. Ce temps de l'opération est très difficile à cause de l'abaissement difficile de l'S iliaque.

La malade meurt le lendemain à 11 heures avec pouls petit, sans ballonnement du ventre.

L'autopsie, dit l'observation, ne put révéler la cause de la mort.

A n'en pas douter, cette malade est morte d'infection suraiguë. J'ai cité cette observation pour montrer ce qu'il ne fallait pas faire : voilà un rectum tout entier qui a été extirpé par les voies naturelles avec la grande habileté que l'on sait. La malade n'a pas perdu de sang, et cependant l'issue fatale a été très rapide. C'est qu'en effet, le morcellement, quelles que soient les facilités qu'il donne pour l'ablation des tumeurs, est ici une manœuvre extrêmement dangereuse à tous égards. C'est aujourd'hui une loi inéluctable dans la chirurgie du cancer de ne pas faire de morcellement puisque l'existence de l'inoculation cancéreuse est bien établie. Pour le rectum, l'importance qu'il y a à observer ce principe se double d'une autre considération : malgré une antisepsie intestinale aussi active que nos moyens nous le permettent, la surface intestinale ulcérée recouverte de détritus gangréneux et putrides, où l'on doit trouver toutes les bactéries septiques, constitue une source d'infection telle, qu'une cautérisation au fer rouge ou le curettage comme l'a préconisé M. Quénu pourrait seul la rendre relativement inoffensive. Voilà, je crois, un des reproches fondamentaux qu'il faut faire à l'exérèse du cancer rectal, comme on l'a faite en France au point de vue de la technique. Je pourrai citer, dans les observations que j'ai réunies, beaucoup de malades qui sont morts et auraient pu guérir si l'extirpation de leur cancer avait été faite avec les précautions que j'indiquerai tout à l'heure.

Il ne faut pas espérer, avec des purgatifs, du naphtol et quelques lavages boriqués, aseptiser le rectum cancéreux : il faut autre chose pour réaliser cette antisepsie, ou alors il faut ne pas l'ouvrir.

La pratique adoptée presque universellement en Allemagne, et que M. Quénu a préconisée chez nous, consiste à enlever le segment néoplasique entre deux ligatures élastiques, après l'avoir disséqué avec le doigt ou un instrument mousse en évitant avec le plus grand soin de blesser les parois rectales. Le néoplasme doit être extirpé en quelque sorte comme une poche hermétiquement close dont il ne doit pas sourdre une goutte du contenu à l'extérieur ; « c'est le plus grand progrès, dit Carl Koch, qu'on ait réalisé depuis l'application des nouvelles méthodes. Ce procédé nous donne toute sécurité pour éviter l'infection primitive ».

Toujours dans le même but, les chirurgiens qui, pour sauvegarder leur suture circulaire, incisent le sphincter en arrière, recommandent de ne pratiquer cette incision qu'à la fin de l'opération.

En étudiant la technique dans les deux grandes classes de néoplasmes rectaux que j'ai indiquées, je décrirai le manuel opératoire de cette méthode d'extirpation.

A cette manière de faire il y a une objection que ne manqueront pas d'émettre les chirurgiens qui, au cours de leurs extirpations, ont rencontré des rectums friables, se déchirant à la moindre traction. Cette objection est fondée, mais elle ne nous trouve pas complètement désarmés. Je crois qu'en pareil cas, il faudrait séance tenante, après dilatation du sphincter, curetter énergiquement la face interne du néoplasme et, après l'avoir ouvert, cautériser au thermocautère. On pourrait encore employer un procédé déjà ancien que Rehn avait conseillé pour tous les cas d'extirpations de cancer du rectum et qui consiste, après avoir disséqué le mieux possible le rectum friable, à tamponner tout autour à la gaze iodoformée et à ne faire l'extirpation que quelques jours après, alors que le tissu cellulaire périrectal déjà bourgeonnant, est moins sensible à l'infection. Klaussner dans l'observation 372 a pu faire dans un cas semblable la suture circulaire, et son malade a guéri.

Infection post-opératoire. — C'est beaucoup d'avoir protégé le péritoine au cours de l'opération et d'avoir évité l'infection du tissu cellulaire, malheureusement tout danger n'est pas écarté car l'infection est plus à craindre que jamais. L'existence d'une large plaie dans un endroit qu'il est difficile de maintenir aseptique, exposée à chaque instant à être souillée par une évacuation intestinale crée pour le malade une menace réelle et bien difficile à conjurer. Cette menace devient une certitude d'infection qui sera plus ou moins précoce si le sphincter ayant été conservé on a fait la suture circulaire des deux bouts. Quand on lit dans des travaux remontant à quelques années, dans la thèse d'Aubert par exemple, comment on terminait l'opération, on est étonné que la méthode n'ait pas été plus meurtrière, on s'étonne même qu'elle ait pu donner des succès.

« On ferme la plaie par des points de suture séparés, écrit Aubert, tout en laissant un *petit orifice* pour le passage d'un drain. Il pourrait en effet se faire que la suture cédât en un point et laissât échapper des matières. *Le drain éloigne donc tout danger d'infection.* »

Pour qu'une semblable manière de faire fût couronnée de succès il fallait avoir de la chance, ou plutôt je vois dans ces résultats aussi surprenants que rares une preuve de l'excellence du traitement pré-opératoire de l'intestin un peu trop abandonné et négligé aujourd'hui, car enfin étant donné que la suture des deux bouts bien irrigués et affrontés sans tension est à la merci d'une selle qui agira surtout par poussée mécanique, si on arrive à éviter cette évacuation intestinale jusqu'à consolidation de la suture on aura des succès, et c'est comme cela qu'il faut expliquer tous ceux que la méthode a enregistrés à son début ; mais cette évacuation intestinale complète est trop difficile à réaliser chez des malades dont l'intestin rétréci se vide mal, et dès lors ce procédé laisse trop de prise à l'aléa.

Du reste, nous sommes mieux armés aujourd'hui contre les

accidents de ce genre. L'expérience nous a montré au prix de quels sacrifices nous pourrons conjurer à peu près sûrement les effets de l'infection post-opératoire. Ceci est une question en quelque sorte personnelle à l'exérèse des néoplasmes sus-sphinctériens. J'en parlerai longuement au chapitre suivant.

CHAPITRE IV

Néoplasmes sus-sphinctériens.

A. — Traitement des deux bouts du rectum. Restauration de la région.

J'ai dit plus haut que, dans toute exérèse de néoplasme sus-sphinctérien, il y avait trois temps d'importance très différente.

Dans un premier temps, il faut arriver sur la tumeur. C'est l'opération préliminaire.

Cette opération préliminaire peut être une simple dilatation du sphincter, comme aussi, une résection large du sacrum.

Dans un second temps on enlève la tumeur. C'est l'exérèse proprement dite.

Le troisième temps comprend le traitement de l'intestin et la restauration de la région.

Logiquement je devrais suivre cet ordre dans l'étude de l'extirpation des néoplasmes sus-sphinctériens ; j'ai préféré étudier d'abord et plus longuement, comme plus important, le traitement de l'intestin et la restauration de la région — l'infection post-opératoire — puis l'exérèse proprement dite — infection opératoire — me réservant d'être bref sur l'opération préliminaire.

Lorsque le néoplasme du rectum commence à une certaine hauteur au-dessus du sphincter, on peut, après résection, suturer les deux bouts : si on a fait l'excision préliminaire du sacrum : c'est l'opération typique de Kraske.

On comprend aisément l'enthousiasme qui suivit en Allemagne la publication des deux premières opérations de Kraske. Le même fait d'ailleurs se produisit en France quatre ans plus tard, lorsque M. Routier communiqua sa première observation à la Société de chirurgie. C'était une voie nouvelle donnant accès sur des régions du rectum jusque-là inaccessibles. C'était aussi, et surtout aux yeux de bien des chirurgiens, une opération permettant de conserver la région sphinctérienne ; c'était, en somme, la possibilité de fournir à des malades, pour qui la chirurgie s'était montrée jusque-là impuissante, le bénéfice d'une opération parfois curative qui ne laissait après elle aucune infirmité. L'expérience devait apprendre aux chirurgiens que, pour conserver un sphincter souvent énervé et dès lors d'un fonctionnement défectueux, ils ont parfois sacrifié la vie des malades ; de fait cette erreur d'interprétation a causé le plus grand nombre des échecs de la méthode.

En Allemagne, on a reconnu depuis longtemps le mirage de semblables prétentions : l'opération de Kraske n'apparait plus comme un procédé destiné à conserver le sphincter, mais bien comme une large brèche ouverte sur le bassin permettant d'atteindre un mal inaccessible par d'autres voies.

Kraske et Hochenegg s'aperçurent bientôt que la suture circulaire complète constituait l'écueil et le danger de la nouvelle opération. Le second malade de Kraske vit sa suture intestinale céder en arrière, les 6e, 8e, 10e opérés moururent de péritonite stercorale, la suture ayant cédé sur toute son étendue. De son côté Hochenegg fut amené par l'impossibilité d'éviter les fistules sacrées, à faire la suture partielle, ou même à créer d'emblée l'anus sacré.

Depuis on est allé plus loin : la conservation du sphincter tient aussi peu de place que possible dans les déterminations opératoires. L'incision du sphincter est un temps de tout « Kraske » en Allemagne : on commençait par elle il y a quelque temps ; pour conjurer plus *méticuleusement* l'infection opératoire on est d'avis aujourd'hui que c'est par elle qu'il faut finir. L'impression des chirurgiens qui pratiquent communément la section du sphincter, est que si l'on fait la suture secondaire lorsque la continuité de l'intestin est assurée, il n'en résulte pas le plus souvent de grands inconvénients au point de vue de la continence.

Je crois qu'il faut viser surtout à l'amélioration des résultats opératoires immédiats. Mais faire ce que font les chirurgiens allemands, c'est entrer un peu résolument dans la voie des sacrifices. S'il était démontré qu'une continence satisfaisante soit toujours, ou même dans la majorité des cas, la suite de la section du sphincter, j'estime que nous n'aurions rien à chercher de mieux que ce qu'ils font; malheureusement ils mettent plus de conviction à affirmer leurs résultats immédiats qu'à vanter leurs résultats fonctionnels.

Le nombre des perfectionnements, je devrais peut-être dire simplement modifications, apportés depuis Kraske à la suture des deux bouts intestinaux est vraiment considérable. Je les décrirai ici et discuterai leur valeur afin de pouvoir en connaissance de cause adopter ce qu'il y a de meilleur.

Il faut reconnaître que toutes sortes de conditions défavorables sont réunies pour préparer l'échec de la suture dans le rétablissement de la continuité de l'intestin, à la suite de la résection du rectum.

De l'asepsie nécessaire aux réunions par première intention il ne saurait être question ici. Outre, en effet, que nous ne sommes pas encore arrivés à la désinfection complète du rectum sain, voici généralement ce qui se produit : il est rare que l'anastomose des deux bouts ne s'accompagne pas au point de réunion d'un certain rétrécissement. Morestin, de ses études expérimentales, est arrivé à conclure que ce *rétrécissement primitif* est constant et notable. J'ai cherché à vérifier ce fait sur le cadavre et j'ai fait les remarques suivantes : le rétrécissement, m'a paru varier dans d'assez grandes proportions et en cherchant à m'expliquer pourquoi, j'ai pu constater que, dans les cas où le rétrécissement était le plus considérable, il existait un degré assez marqué de torsion du bout supérieur sur son axe. En ayant soin de repérer les extrémités du diamètre antéro-postérieur des deux bouts intestinaux et de suturer ensuite sans torsion, il m'a semblé que le rétrécissement était notablement moins prononcé. Quoi qu'il en soit, il existe au-dessus de ce rétrécissement un sillon, une sorte de fossé où le liquide intestinal vient s'accumuler, ce qui n'est pas fait pour diminuer les chances d'infection de la suture. Mais ce n'est là en somme qu'un côté secondaire de la question. La lecture des observations m'a appris que l'infection pourrait faire céder une suture, couper un fil, mais n'amenait pas la grande déchirure postérieure de la rupture complète avec rétraction du bout supérieur.

Il est certain, d'autre part, que nous sommes ici, comme M. Desprès le faisait remarquer à la Société de chirurgie, dans des conditions tout autres que lorsqu'il s'agit de suturer deux segments d'intestin ayant un revêtement péritonéal. L'adhérence des surfaces séreuses se fait avec une facilité extrême et une rapidité étonnante ; le rectum, du moins par son segment inférieur, n'a pas de tunique séreuse, l'union des tuniques muqueuse et musculeuse est beaucoup plus lente à se faire, mais se fait cependant quoi qu'en ait dit M. Desprès. Morestin a, d'autre part, fait connaître, d'après les résultats de l'expérimentation, que la réunion s'effectuait encore moins facilement quand la suture réunissait un bout supérieur au revêtement péritonéal et un bout inférieur dépourvu de séreuse.

Du concours de toutes ces conditions défavorables, il résulte que l'union est très lente à se faire. Dans un cas de Fœderl, où le malade mourut d'une embolie le huitième jour, l'union ne s'était pas encore effectuée. On comprend dès lors que la moindre poussée mécanique produite par un bol fécal a bientôt fait de couper les sutures, c'est ce qui arrive, en effet, le plus ordinairement, et généralement bien peu de temps après l'opération alors que la cohésion des deux segments intestinaux est nulle et que les sutures sont seules à supporter la distension produite par le passage du bol fécal.

J'ai supposé jusqu'à présent que le bout supérieur, après une résection peu étendue, s'abouchait facilement au bout inférieur. Si, au contraire, comme cela se présente souvent dans la pratique, il faut faire une large résection, deux cas peuvent se présenter : ou l'on affronte avec quelque peine les deux bouts intestinaux, et alors il est de toute évidence que le bout supérieur qui se rétracte secondairement fera couper les sutures et remontera quelquefois jusque dans la cavité péritonéale, causant des accidents rapidement mortels, comme cela est arrivé à Kraske; ou, au contraire, pour éviter la tension, on libérera le bout supérieur, non seulement en déchirant ses adhérences cellulaires, mais encore en entaillant le méso-rectum et au besoin sectionnant quelques-uns des vaisseaux que l'artère hémorrhoïdale supérieure envoie dans l'intérieur de ce repli, aux parties supérieures du rectum : alors l'intestin mal nourri se gangrène et si la plaie péri-rectale n'a pas encore suffisamment bourgeonné, on a une solution de continuité entre les deux bouts et, ce qui est plus grave, un phlegmon pelvien d'origine stercorale.

Ce tableau est sombre des inconvénients de la suture circulaire... J'y ai insisté pour montrer combien l'expérience nous a armés contre ces dangers.

Parmi les procédés qui se sont fait jour depuis la première heure jusqu'à aujourd'hui pour combattre l'infection stercorale post-opératoire, chacun semble s'être adressé à un facteur spécial de cette affection, c'est-à-dire que leurs auteurs n'ont pas envisagé la question au même point de vue. Les uns ont cru qu'il suffisait de perfectionner la technique de la suture, d'autres ont cherché à protéger leurs sutures contre l'infection et la poussée mécanique du bol fécal ; d'autres, les premiers en date, ne se préoccupant pas outre mesure de la fistule, l'ont établie tout d'abord comme sauvegarde ; d'autres encore ont complètement sacrifié la fonction à l'amélioration des résultats opératoires. Enfin on a pris encore une mesure plus radicale : on a renoncé à toute idée de suture des deux bouts et fait l'anus sacré.

Je ne suivrai pas un ordre chronologique dans l'étude de ces procédés, je ne les classerai pas non plus par ordre d'importance, mais je suivrai la division que j'ai en quelque sorte établie dans un avant-propos.

Technique de la suture. — Je commence par les procédés qui cherchent dans la technique de la suture elle-même le moyen d'assurer son succès : je me hâte de dire que ces modifications sont loin d'être les plus heureuses parmi celles qu'a fait naître la méthode de Kraske. On peut les considérer comme d'heureux perfectionnements, elles sont insuffisantes par elles-mêmes à assurer le succès, ce ne sont que des procédés secondaires.

On a commencé par faire un seul plan de sutures : on a eu des désastres terribles comme dans l'observation de M. Poisson, dont M. Routier a été le rapporteur à la Société de chirurgie. On a fait alors deux étages de sutures, l'une muco-muqueuse, l'autre sur la musculeuse. Elles ne paraissent pas avoir tenu beaucoup mieux que les autres, si bien que certains chirurgiens d'une grande expérience en sont arrivés à un scepticisme complet : « J'ai eu des cas de réussite avec la suture simple, j'ai échoué avec la suture double, dit M. Fœderl, et inversement. » Ce n'est donc pas du procédé de suture que dépend l'avenir de la méthode. Il ne faudrait pas trop généraliser : bien qu'elles ne soient pas une sauvegarde absolue il n'est pas indifférent, comme on l'a dit avec raison à la Société de chirurgie, à propos de la communication de M. Poisson, d'unir à la hâte et sans précaution les deux bouts intestinaux ou de faire une bonne suture à deux plans formés de points très rapprochés.

Les avantages de la suture double s'imposent ; d'abord il est à remarquer qu'après la section de l'intestin, la musculeuse se rétracte, la muqueuse s'éverse et vient baver, en quelque sorte, au-dessus de la tranche de section, de manière que des sutures qui intéressent toute l'épaisseur des tuniques intestinales ne font souvent qu'adosser deux surfaces muqueuses.

Enfin il est de toute évidence que la suture de la musculeuse renforce considérablement la première. Si on prend soin de les faire profondes, intéressant toute l'épaisseur de la tunique musculaire, elles s'opposent, dans une certaine mesure, à la tendance à la rétraction du bout supérieur.

Mais je ne saurais trop répéter d'un autre côté que la cause des insuccès si fréquents de la suture circulaire ne réside pas surtout dans la façon dont on fait la suture, mais bien dans d'autres conditions : infection des sutures, et surtout tension exagérée du bout supérieur et poussée mécanique du bol fécal.

Cependant M. Perron, de Bordeaux, a publié dans la *Gazette hebdomadaire de sciences médicales de Bordeaux* en 1890, un procédé dont il espère les plus heureux résultats et qui consiste à unir les deux bouts par une suture circulaire complète plus soigneusement faite, irréprochable comme netteté et régularité. « Le premier temps de l'opération, dit-il, étant accompli, c'est-à-dire la tumeur et les parties malades de l'intestin étant enlevées par la voie sacrée, nous attirons en dehors par l'anus, la portion inférieure du rectum, laquelle se présente alors comme un doigt de gant dont l'extrémité aurait été sectionnée, et qui aurait été ensuite retourné. Nous amenons ensuite le prolapsus complet du segment inférieur de l'intestin, qui offre alors sa paroi externe à tissu cellulaire en dedans, sa paroi muqueuse en dehors. Nous attirons ensuite le bout supérieur en le faisant également passer par l'orifice anal, d'où il sort en s'engageant dans la portion inférieure prolabée, mais en offrant, lui, sa paroi cellulaire en dehors, sa muqueuse en dedans. Les bords de la section étant ensuite amenés au même niveau, les deux portions intestinales réalisent par leur emboîtement l'accolement parfait de leurs parois cellulaires. On conçoit que, dans des conditions aussi favorables et en opérant à l'extérieur sur les bords des portions intestinales ainsi invaginées, il est extrêmement facile de faire une suture circulaire irréprochable comme netteté et régularité. Celle-ci terminée nous réduisons par l'orifice anal le rectum ainsi reconstitué. »

Je ne sais si on a appliqué cette suture sur le vivant. A priori voilà ce que l'on peut dire : si l'affrontement des deux bouts est facile, on peut le considérer comme un moyen qui n'est pas à dédaigner de faire une suture facile et nette ; dans des cas qui doivent être rares elle peut avoir son utilité. Je crois cependant que, dans cette suture rectale où l'affrontement parfait de deux bouts est chose si aléatoire, si la résection intestinale a eu quelque étendue, la technique de M. Perron n'a pas son indication. Pour les néoplasmes petits, et bas situés, je donne la préférence comme simplicité au procédé de M. Hartmann qui remplit les mênes indications.

J'ai dit que c'était chose ordinaire qu'à la suite de la suture circulaire on trouve un rétrécissement au niveau de la ligne de suture et que ce rétrécissement constituait un danger au point de vue de l'infection et de la distention mécanique produite par le passage des matières fécales. M. Villar, professeur agrégé à la faculté de médecine de Bordeaux, a pensé qu'on pouvait remédier à cet inconvénient en appliquant au rectum le procédé de suture que M. Chaput emploie pour la suture de l'intestin grêle.

Son procédé est exposé dans la thèse de M. Labordère (Bordeaux 1891). Il cherche à obtenir par l'incision médiane longitudinale des deux segments du rectum une ampliation de leurs circonférences de section qui, adossées et unies par des sutures, font qu'au lieu du rétrécissement qui existe ordinairement après la réunion on a une véritable dilatation du calibre de l'intestin à cet endroit.

Voici comment il procède : quand il a incisé longitudinalement la paroi postérieure des deux bouts intestinaux sur une étendue de 2 ou 3 centimètres, il arrondit « les 4 lambeaux triangulaires flottants » (1) ainsi créés en coupant leur pointe avec des ciseaux. Les deux segments de l'intestin au lieu d'être cylindriques ressemblent à deux troncs de cône, que l'on adosse par leur base et que l'on suture.

Ce procédé aurait un grand avantage : la suture n'aurait pas tendance à se désunir pendant le passage du fol fécal. Il est fâcheux qu'on n'en ait pas d'expérience. M. Villar a bien voulu m'écrire qu'il n'a pas encore trouvé l'occasion de l'appliquer sur le vivant, ce qui permet de supposer qu'il doit au moins avoir des indications restreintes.

Dans le procédé que MORESTIN a imaginé, à la suite de dissections sans nombre et d'expériences sur les animaux, également très nombreuses, il décrit longuement le mode de suture auquel il semble de ce fait attacher une importance considérable.

Morestin en multipliant les plans de sutures, en les faisant à des hauteurs différentes, croit pouvoir les protéger contre l'infection. Il taille de véritables lambeaux muqueux et musculaires dont chacun protège la suture excentrique par rapport à lui.

Voici d'ailleurs son procédé :

« Le bout supérieur est attiré dans la plaie, sa muqueuse saisie, détachée de la musculeuse, sur une hauteur de 12 millim., et coupée circulairement à ce niveau.

La musculeuse persiste, formant une manchette au-dessous de la muqueuse.

Pour le bout inférieur, on fait une préparation inverse, c'est-à-dire que l'on détruira la musculeuse sur une certaine étendue en ménageant la muqueuse.

Il faut enlever moins de musculeuse au bout inférieur qu'on n'a supprimé de muqueuse au bout supérieur.

Il reste à emboîter pour ainsi dire les deux bouts intestinaux ainsi préparés. On retroussera la manchette formée par la

(1) MORESTIN. *Loc. cit.*

musculeuse du bout supérieur, et on suturera circulairement la muqueuse des deux bouts. Cette suture muco-muqueuse terminée, la manchette musculeuse est rabattue. On fait un surjet réunissant la circonférence de cette manchette à la circonférence de la musculeuse du bout inférieur. Ce surjet doit être exécuté avec beaucoup de légèreté et n'intéresser que la tranche de section des tuniques musculeuses.

Enfin on pourra faire une troisième suture en surjet ou des points séparés appliquant alors la face externe du bout supérieur à la face externe du bout inférieur.

Multiplier les plans de suture est une condition essentielle de succès. Je crois qu'en plaçant à des hauteurs différentes les sutures muqueuse et musculeuse, on rendra moins grandes les chances de désunion. »

Il me semble qu'à la place de Morestin, j'aurais fait mes lambeaux en sens inverse; la suture muqueuse en effet vient-elle à lacher, le lambeau muqueux va retomber par son propre poids et dès lors l'infection de la suture externe est inévitable. En faisant au contraire le lambeau à base supérieure, même si la suture interne vient à lâcher le lambeau muqueux resterait flottant et protègerait la suture de la musculeuse.

La difficulté de faire de bonnes sutures devait amener quelques chirurgiens à faire pour le rectum ce qu'on a fait pour l'intestin grêle, à essayer la suture mécanique avec le *bouton de Murphy*. Pour un néoplasme de l'extrémité supérieure et de l'anse oméga très limité, cette idée n'a rien d'irrationnel, les deux segments ont alors un revêtement séreux, qui, malgré l'épaisseur des tuniques intestinales, favorise leur adhésion.

Plus bas la chose se comprend moins. On ne ne saurait admettre, en effet, qu'il se formera des adhérences celluleuses comparables aux adhérences séreuses très solides qui se forment sur l'intestin grêle. « Mais les raisonnements par analogie ne peuvent aller à l'encontre des faits », a dit M. Terrier. Or l'expérience a démontré que, dans les quelques cas où le bouton de Murphy a été employé, il aparfaitement réussi.

Lorsqu'il y a eu échec, la faute en a été à la tension trop grande du bout supérieur mal nourri.

C'est Henry O. Marcy, de Boston, qui employa le bouton pour la première fois le 17 octobre 1893. Il avait fait une colotomie préliminaire et réséqué 6 centim. d'intestin. Il fit autour du bouton un rang de sutures à la soie. Le malade guérit sans fistule.

Middleton, le 29 janvier 1894, employa à son tour le bouton de Murphy pour réunir les deux bouts intestinaux. Il s'agissait d'un néoplasme de l'extrémité supérieure du rectum. Le bouton fut rendu le douzième jour et le malade guérit également sans fistule. On avait réséqué 6 centim. d'intestin.

Meyer Willy fit, le 23 juin 1894, une résection de 20 centim. de rectum par le procédé de Kraske et emploie le bouton de Murphy pour suturer les deux bouts. Le bouton fut rendu le onzième jour. Il avait très exactement « rempli son but », mais le bout supérieur se gangréna et le malade mourut le 22 juillet.

Le même accident est arrivé à Kelsey, à Baracz de Lemberg.

Ces faits prouvent qu'il n'est procédé si mauvais ou si parfait qui n'ait ses indications ou ses contre-indications. Quelle que soit l'excellence du bouton de Murphy comme moyen de réunion, il faut, pour qu'il réussisse, le concours de certaines conditions en dehors desquelles l'échec est fatal : s'il y a de la tension du bout supérieur il échoue comme la simple suture circulaire.

C'est encore une preuve qu'il faut chercher en dehors du perfectionnement de la suture l'amélioration de nos résultats opératoires dans l'extirpation des cancers du rectum.

Désespérant d'arriver jamais à placer sur l'intestin de bonnes sutures, ou plutôt des sutures qui tiennent, d'autres chirurgiens se sont efforcés de remonter à la source du mal et de s'attaquer aux causes qui provoquent leur désunion. Or ces causes, je l'ai répété bien souvent, tiennent ou à l'infection ou à l'arrachement des sutures par la pression mécanique du bol fécal, ou à l'abaissement forcé du bout supérieur dont on a préparé la gangrène en sectionnant les vaisseaux qui lui servent de moyen de fixité.

On a cru un moment que l'on avait dans l'*antisepsie intestinale* un moyen sûr de combattre l'infection, et en réalité les cas heureux que compte la méthode de Kraske ne connaissent peut-être pas d'autre origine. L'idée du reste n'est pas d'aujourd'hui et il y a longtemps que, sur la foi de Volkmann, on avait en Allemagne pris l'habitude de soumettre les malades à opérer à un régime pré-opératoire auquel Czerny, Bergmann et König attachent une grande importance.

Dans la pensée des chirurgiens allemands, ce traitement *pré-opératoire* devait être plutôt évacuateur qu'antiseptique. Il fallait mettre les malades dans des conditions telles qu'on pût leur assurer après l'opération le bénéfice d'une constipation durable; les purgatifs en formaient la base. On soumettait en outre les malades à un régime sévère, à une alimentation choisie, parfois au régime lacté.

L'antisepsie intestinale a eu aussi en France son heure de vogue : on lui a dû je crois quelques beaux succès, mais, et cela tient peut-être aux difficultés que sa réalisation rencontre dans la pratique, elle n'a pas toujours répondu aux espérances qu'on avait placées en elle.

M. Baudoin, dans un article publié dans le *Progrès médical* en 1890, avant d'exposer la pratique de son maître M. Terrier, posait ce principe incontestable que « c'est dans l'antisepsie rectale que réside tout l'avenir de la chirurgie de la dernière portion du gros intestin ». Malheureusement nous n'avons pas encore les moyens de réaliser cette antisepsie.

A la Société de chirurgie on en fit un temps de l'opération de Kraske : le plus important. Tout cela est juste et acceptable à la condition de ne pas nous illusionner sur la valeur de nos moyens ; je crois que contre l'infection opératoire son utilité est contestable. On peut difficilement admettre que quelques solutions antiseptiques introduites dans le rectum, même plusieurs fois par jour, puissent débarrasser l'extrémité inférieure du tube digestif de toutes les sources d'infection qu'il renferme. Des antiseptiques puissants seraient nécessaires pour cela, or la puissance d'absorption du gros intestin n'en permet pas l'emploi. M. Beaudoin fait remarquer que le rectum est un canal, et qu'il est, de ce fait, beaucoup plus facile à désinfecter que la bouche qu'il compare à une caverne. Cela est vrai d'un rectum sain, c'est faux quand il s'agit d'un rectum néoplasique creusé d'ulcérations plus ou moins profondes.

Ce serait se ménager de grandes désillusions de croire que quelques purgatifs, quelques poudres inertes ou antiseptiques, quelques ablutions rectales font du rectum une région comme toutes les autres vis-à-vis de l'exérèse ; mais ce serait se priver d'une ressource précieuse que de ne pas instituer par des purgatifs répétés, par un régime lacté exclusif et prolongé autant que possible, une sorte de traitement préventif de la désunion des sutures intestinales.

On commencera, pendant les 10 ou 12 jours qui précèdent l'opération, à administrer des purgatifs salins à 3 ou 4 jours d'intervalle, et immédiatement après l'administration du premier purgatif on soumettra le malade au régime lacté absolu. Ce traitement est celui indiqué par M. Beaudoin. Après avoir fait les réserves qu'il convient sur la possibilité de l'appliquer toujours dans son intégralité, je reconnais qu'il a une grande valeur contre l'infection post-opératoire.

J'ajouterai seulement, et c'est je crois la conduite de tous les chirurgiens, qu'on devra donner la veille et le jour de l'opération 10 à 12 centigr. d'opium.

On a cherché aussi pour protéger les sutures, à les soustraire en quelque sorte au contact des évacuations alvines qui peuvent se produire. Imaginé par Hochenegg, ce détail detechnique est entré dans la pratique de tous les chirurgiens. Il consiste à introduire un gros tube en caoutchouc résistant, percé seulement à ses deux bouts, et entouré de gaze iodoformée, enduite elle-même de vaseline. Ce tube permet l'écoulement des liquides intestinaux et l'issue des gaz.

Il ne semble pas que cette façon de faire ait donné des résultats remarquables puisque beaucoup de chirurgiens aujourd'hui, et des plus compétents en la matière, y renoncent et qu'il n'a pas empêché d'en arriver à ce moyen peut-être décisif, mais vraiment un peu brutal, l'incision médiane postérieure du bout inférieur.

Si l'on a recours à ce drainage rectal, qui peut à l'occasion être excellent combiné à d'autres moyens, on aura la précaution de l'introduire avant la suture de l'intestin, car en le faisant seulement à la fin de l'opération, on risque de déchirer la suture intestinale comme cela est arrivé à Fœderl (Observation 134).

J'arrive maintenant à un détail opératoire qui constitue peut-être un des meilleurs perfectionnements que l'expérience ait apportés à la technique de nos interventions sur le rectum.

J'en ai déjà parlé à propos de l'hémorrhagie ; j'aurais dû en parler à propos de l'infection opératoire ; il joue un rôle considérable contre l'infection post-opératoire : c'est le *tamponnement* Il semble vraiment extraordinaire qu'aujourd'hui on ait pu abandonner au centre d'une immense cavité cruentée, deux segments de rectum même parfaitement suturés, sous la sauvegarde d'un drain qui le plus souvent part au premier pansement.

A qui revient le mérite d'avoir érigé le tamponnement en véritable méthode ? C'est un point d'histoire difficile à établir. Bergmann, en Allemagne, se l'attribue.

Il faut croire que c'est chose si excellente qu'elle constitue un titre de gloire, car beaucoup de ses compatriotes la revendiquent. En France, depuis longtemps elle est passée dans la pratique, à tel point que déjà en 1890 M. Berger accusait un cas d'intoxication iodoformée.

Le tamponnement est une excellente pratique : il met presque à coup sur à l'abri des infections graves post-opératoires, il n'empêche pas la désunion de la suture, mais en évitant l'accumulation des liquides dans la cavité pelvi-rectale, en protégeant mécaniquement les parois de cette cavité contre le contact des matières fécales, il écarte presque à coup sûr le danger de cellulite pelvienne et de péritonite post-opératoire.

Je dois signaler après le tamponnement, un procédé imaginé par Rehn pour écarter les dangers de la cellulite pelvienne; partant de ce principe qu'une plaie qui bourgeonne n'est plus sensible à l'infection, Rehn avait conseillé de *faire l'opération en deux temps*. D'abord après incision et résection préliminaires, on procédait à la dissection du néoplasme, puis on l'entourait de gaze iodoformée et on laissait le rectum en place pendant huit jours. Au bout de ces huit jours, quand la plaie commençait à bourgeonner, on endormait à nouveau le malade, on faisait la résection du néoplasme et la suture circulaire. Si celle-ci venait à céder c'était sans danger pour le malade.

Sauf l'inconvénient de deux interventions successives sur des malades peu résistants, cette façon de faire est assez rationnelle. Cependant Rehn y a renoncé puisqu'il préconise à outrance la suture circulaire incomplète.

La suture circulaire incomplète a été une innovation de la première heure. Malgré ses énormes inconvénients elle est encore aujourd'hui très en vogue à cause de la sécurité qu'elle donne.

Dès sa seconde opération, malgré le succès complet de la première, Kraske avait cru ne devoir faire qu'une suture incomplète des deux bouts : son malade guérit admirablement, mais il eut pendant quelque temps l'ennui d'une large fistule postérieure que Kraske dut refermer par une opération autoplastique, d'après la méthode que Thiersh emploie pour la cure de l'exstrophie vésicale. En agissant ainsi le professeur de Fribourg n'avait pas suivi un plan déterminé d'avance et raisonné. Pour disséquer plus facilement sa tumeur il avait dû fendre en arrière tout le segment inférieur sain du rectum; il ne crut pas devoir faire toutes les sutures que nécessitait la restauration immédiate de l'intestin qu'il laissa largement ouvert en arrière.

Ce qu'il n'avait fait qu'extemporanément, Kraske l'érigea en méthode après trois cas d'infection stercorale mortelle dus à la rupture de la suture circulaire complète. Il faut croire que cette façon de faire répondait à une nécessité, car elle est adoptée presque immédiatement par Hochenegg, Heineke, Bergmann et bien d'autres.

Dans les douze premières observations qu'il publia, Hochenegg avait presque toujours fait la suture circulaire incomplète. Quelques-uns y ont vu le facteur de cette série extraordinairement heureuse de douze cas sans une seule mort.

Sa vogue fut telle que même ceux qui persistaient à faire des sutures circulaires les faisaient en quelque sorte avec une arrière-pensée : on suturait les deux bouts mais on serrait moins les fils en arrière, de façon à préparer en quelque sorte cette large fistule sacrée qui est l'aboutissant de la suture circulaire incomplète. Je ne saurais m'associer en aucune façon à cette manière de faire. De deux choses l'une, en effet, ou bien le bout supérieur ne peut affronter que difficilement le bout inférieur et alors il faut se résigner à l'anus sacré ou faire comme M. Schwartz, fendre l'intestin en arrière pour suturer sans trop de tension, ou les deux bouts s'affrontent facilement et il faut faire la suture circulaire complète, quelle que soit d'ailleurs la manœuvre accessoire qu'il faille employer pour la faire réussir.

L'inconvénient de cette méthode est qu'elle laisse le plus souvent à sa suite une large fistule sacrée qui ne tarde pas à devenir un véritable anus sacré.

Si l'on admet avec Bergmann, Heineke, que cet anus sacré ne

présente pas plus d'inconvénients qu'un anus périnéal muni de son sphincter, et que, avec un appareil comme celui d'Hochenegg, on peut en pallier les inconvénients, on ne songera pas, bien entendu, à rétablir la continuité de l'intestin. Mais alors je demande pourquoi ne pas faire d'emblée l'anus sacré sans ce semblant de suture circulaire.

Si au contraire avec Kraske, on estime qu'il y a lieu de fermer cette large fente intestinale résultant de la rétraction énorme des bouts supérieur et inférieur du rectum dans leur port. n non suturée, et si l'on pense aux difficultés de cette réparation autoplastique, je crois qu'il ne restera plus guère d'indications à la suture circulaire incomplète.

En anticipant sur la suite de ce travail je rappellerai un des grands reproches qui ont été faits à l'anus iliaque préliminaire : c'est justement la nécessité de faire une seconde intervention pour refermer le côlon.

Or toutes choses égales d'ailleurs je crois qu'il est plus difficile de refermer une fistule sacrée que de faire la cure de l'anus iliaque. Si l'on songe d'autre part à tous les avantages que l'anus iliaque préliminaire présente sur la suture circulaire incomplète, pour éviter l'infection, conserver la fonction, on estimera que j'ai raison de battre en brèche la suture incomplète de l'intestin.

Il faut croire qu'Hochenegg ne pensait pas que cette suture incomplète de l'intestin fût l'idéal, puisqu'il cherchait et trouvait autre chose. Au congrès de Halle en 1891 il publiait en effet un nouveau procédé qui a eu quelque fortune. Je veux parler de *l'invagination*.

Elle consiste à laisser le bout inférieur intact, et à mobiliser assez le bout supérieur pour l'invaginer dans le bout inférieur, et le fixer à la peau de la marge de l'anus avec cinq ou six points de suture, que l'on enlève dès le 6me jour, quelquefois plus tôt, s'ils n'ont pas déjà coupé : le bout supérieur se rétracte plus ou moins haut.

L'invagination d'Hochenegg a été favorablement accueillie par un grand nombre de chirurgiens : elle est simple, elle évite ce temps si long et si ennuyeux de la dangereuse suture circulaire, elle obvie le plus souvent aux dangers d'infection stercorale. M. Richelot en France l'a adoptée presque exclusivement.

Morestin proclame que c'est ce que nous avons de moins mauvais.

M. Chaput la déclare essentiellement défectueuse. Il cite un cas de résection de prolapsus rectal terminé par la suture du bout supérieur à la peau, et dans lequel, après quelques soins, le bout supérieur ayant coupé ses sutures remonta au-dessus du bout inférieur et s'oblitéra complètement. Presque tous les auteurs ont cité des cas où s'étaient produits des accidents analogues. Je crois que ces cas ne prouvent qu'une chose : c'est qu'on a appliqué la méthode intempestivement.

Pour que l'invagination d'Hochenegg soit justifiée, il faut en effet, que le bout supérieur soit assez long, ou, ce qui revient au même, assez mobile pour qu'on puisse l'invaginer sans compromettre sa vitalité par une tension exagérée ou par une section trop étendue du pédicule vasculaire.

A défaut de ces conditions, mieux vaut faire l'anus sacré.

Morestin a cherché, très consciencieusement, à fixer à l'aide de l'expérimentation la valeur du procédé; il a pratiqué sur six chiens l'invagination d'Hochenegg : l'un est mort de péritonite, les cinq autres ont eu des fistules.

« Examinant, dit-il, de plus près les causes de ces petites infections, j'ai vu que le bout inférieur tout entier se raccourcissait considérablement et avec une grande rapidité, mais que la muqueuse se rétractait bien moins vite que la musculeuse, qu'elle dépassait celle ci par en haut en s'éversant au-dessus du cylindre musculaire qui la contenait, et cette éversion constituait un sérieux obstacle à l'union des deux bouts; que les sécrétions muqueuses s'accumulaient entre l'intestin invaginé et la gaine qui lui formait le bout inférieur, et que, ne pouvant trouver une issue à la partie inférieure où l'intestin est solidement uni à sa gaine par des sutures, elles refluent vers la partie supérieure de la plaie.

Ainsi se trouve réalisée l'infection qu'on s'est donné tant de peine à éviter. »

Je ne nie pas ce processus et j'admets volontiers ses conséquences au point de vue de la fistule. Mais je crois moins au danger de l'infection. Vers le sixième jour, si l'on a pris la peine de tamponner largement la cavité et de laisser une large ouverture en arrière, l'invasion des matières stercorales n'a pas de conséquences aussi graves.

J'ai eu l'occasion d'observer une fois ce qui s'est passé chez une femme morte le sixième jour d'infection et dont j'ai fait soigneusement l'autopsie. C'est la malade de l'observation 196. Le bout inférieur invaginant mesurait environ 6 centim. J'avais enlevé les fils au quatrième jour, ayant dû changer le pansement en raison des phénomènes infectieux que présentait la malade. J'ai constaté qu'extérieurement il était difficile, presque impossible, de distinguer le bout supérieur du bout inférieur. En fendant le rectum ainsi enlevé en masse avec les parties molles du périnée, je me suis demandé sans pouvoir résoudre la question si le bout invaginé s'était rétracté ou était resté fixé à l'anus.

Je ne tire pas de cette observation des conclusions générales déplacées en faveur du procédé. Ce cas unique ne prouve qu'une chose, c'est que l'invagination a au moins quelques indications.

L'existence des fistules sacrées souvent observée après l'invagination, la fréquence plus grande et le degré plus avancé du rétrécissement de l'intestin que j'ai trouvés signalés chez les malades qui, ayant subi l'invagination d'Hochenegg, ont eu des fistules qui ont suppuré, ne doivent pas faire rejeter cette manière de voir, mais seulement rendre plus judicieux le choix des indications que l'on pourrait, je crois, poser ainsi : l'invagination d'Hochenegg est indiquée, toutes les fois qu'après une résection de peu d'étendue, on a à sa disposition un bout inférieur assez long, et que l'état général du malade commande de restreindre autant que possible la durée de l'acte opératoire. Lorsque le bout inférieur est petit, mieux vaut recourir au procédé suivant.

M. Moulonguet communiquait le 2 juillet 1890, à la Société de médecine d'Amiens, le résultat d'une observation où il avait appliqué un nouveau procédé destiné à parer aux inconvénients de la suture des deux bouts. Pour lui, comme pour Hochenegg, le vrai moyen c'est d'y renoncer.

Il dissèque avec soin l'anus et le segment inférieur du rectum en respectant les fibres du sphincter. Cette dissection commencée par l'anus est continuée par la voie sacrée dès qu'on a franchi la zone sphinctérienne. Lorsque M. Moulonguet a dépassé les limites du néoplasme il sectionne l'intestin en travers. « Attirant alors le bout supérieur du rectum on l'invagine dans l'orifice sphinctérien ; cet abaissement est facile car au cours de la dissection il a fallu désinsérer le péritoine pour dépasser le cancer. L'introduction du bout intestinal dans l'orifice sphinctérien est plus délicate car le sphincter perd toute sa tonicité. De plus, il faut prendre la précaution de laisser à l'intestin sa situation normale et de ne pas le tordre sur lui-même. Il ne reste plus qu'à suturer avec grand soin le bout intestinal au pourtour avivé de l'anus » (1).

Il est difficile de juger le procédé de M. Moulonguet sur la seule observation qu'il en ait présenté; en effet, sa malade (obs. 333) est morte quelques heures après l'opération.

J'ai trouvé une observation de Mac Cosh qui sans le savoir, peut-être, a appliqué le procédé de M. Moulonguet. Il s'agit d'une femme à qui il avait dû, en raison d'un état de choc causé par une hémorrhagie, faire un anus sacré. Quelques jours après

(1) Moulonguet. *Gazette hebdomadaire de médecine et de chirurgie*, 1890, p. 327.

l'opération il mobilisa à nouveau le segment supérieur et le sutura au sphincter avivé. La réunion se fit par première intention. Sans doute cette malade était dans des conditions spéciales : malgré une libération nouvelle ayant nécessité l'ouverture du péritoine et la section du méso, l'intestin avait en quelque sorte pris le droit de cité dans sa nouvelle position ; d'autre part, la plaie périrectale avait largement bourgeonné et l'infection était moins à craindre. Elle prouve toutefois que la suture du rectum à la peau s'est faite par première intention et que dès lors on peut espérer qu'il en sera toujours de même chaque fois que l'intestin pourra être abouché à la peau sans tension exagérée.

Somme toute, la condition indispensable à la réussite du procédé de M. Moulonguet consiste dans la libération suffisante de l'intestin sans que sa vitalité soit compromise ; cela ne veut pas dire qu'il soit seulement applicable aux néoplasmes très petits, nécessitant la résection d'un segment très limité de l'intestin. Ce sont les indications un peu restreintes que lui donne Morestin qui dès lors est en droit de préférer au procédé de M. Moulonguet celui de M. Hartmann. Je ne partage pas cette manière de voir. J'estime que c'est un peu restreindre les applications d'un procédé facile et le jeter trop crânement par-dessus bord.

Tout ceci prouve du reste encore une fois, comme je le disais à propos de l'invagination, que c'est en vain que dans cette question de l'exérèse rectale et de la restauration on chercherait à établir des règles absolues.

Un fait domine toute cette question et ce fait il est impossible de l'apprécier en dehors de l'opération. Il y a des rectums qui s'abaissent facilement : il en est d'autres qu'on ne peut mobiliser qu'au prix de sections étendues, après avoir coupé nombre de vaisseaux nécessaires à la nutrition de l'intestin.

Tout chirurgien ayant un peu l'expérience de l'opération de Kraske a vu des cas des deux sortes.

M. Gérard Marchant me disait il y a quelques jours que dans

une récente opération (observation 78) l'intestin s'était laissé dévider avec la plus grande facilité.

M. Moulonguet m'a fait savoir tout récemment qu'il avait eu l'occasion, dans un cas qu'il doit publier, de réséquer 17 centimètres de rectum et d'appliquer son procédé. Son malade a guéri rapidement et avec résultat fonctionnel excellent.

La fréquence avec laquelle le bout supérieur se rétracte ou se gangrène à la suite de sa suture avec le bout inférieur a donc depuis longtemps et avec raison préoccupé les chirurgiens.

Mais alors que la plupart se contentent de restreindre les indications, d'autres cherchent à conjurer ces accidents.

Autrefois on a discuté longuement pour savoir si au cours des extirpations de néoplasmes rectaux il était plus prudent de fermer le péritoine ou de le drainer. Chiffres en mains, Stierlin, et depuis lui tous les auteurs qui ont écrit sur la question, ont démontré que la suture donnait des résultats immédiats, meilleurs que le simple drainage dans la proportion de 77 p. 100 de guérisons contre 61 p. 100 seulement. Peut-être ces résultats sont-ils dus, moins à ce que par la suture on évite les chances d'infection secondaire, qu'à ce que la suture du péritoine fixe, dans une certaine mesure, le rectum abaissé dans sa nouvelle position, évite les tiraillements et la rétraction et sauvegarde jusqu'à un certain point la suture de l'intestin.

Je crois donc qu'il faut dans tous les cas faire cette suture du péritoine viscéral, au péritoine pariétal.

Heuston, dans un récent article du *British medical Journal*, n° 1795, insiste plus qu'on ne l'avait fait avant lui sur la nécessité de fixer le bout supérieur par des points de suture qui passent seulement dans l'épaisseur des couches externes de l'intestin au releveur de l'anus et au fascia pelvien.

Lange, chirurgien de New-York, a imaginé un procédé d'un autre genre pour diminuer la tension entre les deux bouts. Ce procédé consiste à faire glisser en quelque sorte l'anus au-devant du bout supérieur, après avoir fait à la peau les incisions libératrices suffisantes.

Il s'efforce du reste de conserver au bout inférieur du tube digestif toutes ses connexions vasculaires et nerveuses et tout son appareil musculaire. Il arrive par ce moyen à remonter l'anus par une sorte de glissement de 5 à 6 centimètres.

Quant à ce qui est de la vitalité du rectum abaissé et libéré, il est bien certain que la section de l'artère hémorrhoïdale supérieure, qui est le plus souvent nécessaire à cet abaissement, doit compromettre sa nutrition, et aujourd'hui on ne compte plus les cas de gangrène du bout supérieur survenue à la suite de l'opération.

Houston avance donc un fait contredit par l'expérience, quand il prétend que la vitalité du rectum n'est jamais compromise et que les branches hémorrhoïdales de l'artère honteuse suffisent à assurer sa nutrition.

En faisant les sutures circulaires complètes ou incomplètes, malgré tous leurs risques et leurs inconvénients, on le faisait au nom d'un principe, que l'opération de Kraske avait introduit dans la chirurgie rectale, principe que personne n'osait violer.

Le grand avantage de l'opération de Kraske était la possibilité de conserver la région sphinctérienne, et malgré qu'on n'eût pas toujours à se louer de sa conservation au point de vue de la continence, il fallait conserver le sphincter à tout prix, dût le malade en mourir, dût-il encore en conserver une infirmité autrement grave que l'incontinence toute relative qui suit généralement l'incision de l'appareil constricteur de l'anus.

Heineke et Bergmann ont été les premiers qui, en Allemagne, sectionnèrent résolument le sphincter. On a vu que Kraske avait fait cette incision une fois, mais c'était uniquement pour se donner plus de facilité pour suturer les deux bouts intestinaux qui s'affrontaient mal. M. Schwartz, en France, avait fait l'incision de tout le segment inférieur dans le même but, mais, comme le chirurgien allemand, s'était empressé de refermer et le sphincter et le rectum. C'était là une erreur d'interprétation. L'incision du sphincter peut et doit donner de bons résultats dans la suture intestinale, après résection du rectum, mais ce n'est pas en facilitant une suture plus parfaite, c'est en permettant aux matières de s'écouler librement à l'extérieur, de ne pas séjourner au niveau de la ligne de suture, de ne pas la solliciter à se déchirer par les tiraillements que cause leur passage au niveau de ce point rétréci.

M. Gérard Marchant, dès 1890, avait reconnu cette influence néfaste toute mécanique du passage des matières sur la suture du rectum. A la Société de chirurgie, dans les discussions sur l'opération de Kraske, après avoir rappelé un cas de sa pratique hospitalière où une fistule stercorale s'était établie en arrière, il disait textuellement ceci : « cet accident ne se produirait pas vraisemblablement si la tonicité du sphincter était temporairement détruite par une bonne dilatation ».

Cette méthode est universellement adoptée en Allemagne et on peut dire que, si elle donne de bons résultats au point de vue immédiat, elle cause bien quelques déboires au point de vue de la continence.

Il faut distinguer cependant, sous ce rapport, les cas où la suture circulaire ayant pleinement réussi, on peut quelques jours après refermer le sphincter et l'intestin par simple avivement et suture, de ceux où la partie postérieure de la suture circulaire ayant cédé sur une plus ou moins grande étendue le bout supérieur s'est rétracté plus ou moins haut.

Dans ce dernier cas, la suture secondaire est beaucoup plus difficile : les chirurgiens allemands ne la tentent pas; ils font seulement porter un bandage à leurs malades.

En somme, en sacrifiant ainsi le sphincter, si on était sûr de réussir la suture circulaire, le procédé serait loin d'être mauvais puisqu'il est démontré que l'on peut faire secondairement une seconde opération destinée à assurer à l'opéré une continence relative.

Pour arriver à ce résultat, CARL KOCH, de la clinique de Billroth, a proposé d'améliorer l'opération de la façon suivante : il conserve la suture circulaire qu'il considère, à juste titre, comme étant l'idéal ; mais pour éviter, en cas de non réussite, la rétraction du bout supérieur, qui ne laisse après elle que la ressource d'une opération secondaire très compliquée, voici comment il s'y prend : il fait passer la section transversale du rectum à un ou deux travers de doigt seulement au-dessus du sphincter. Le néoplasme étant extirpé et le bout supérieur étant abaissé, il sectionne le sphincter en arrière. *La section porte seulement sur le sphincter ;* au-dessus de lui, il faut laisser un anneau d'intestin intact, large au moins d'un doigt. A cet anneau intestinal intact, il suture le bout supérieur. Naturellement il introduit un drain enveloppé de gaze, jusqu'au-dessus de la ligne de suture.

Par ce procédé si la suture cède en arrière, le bout supérieur peut se rétracter, mais le bout inférieur ne se rétracte pas. La hauteur à laquelle se fait la suture empêche, d'autre part, de craindre l'infection en cas de désunion ; enfin, ce segment du canal intestinal conservé intact n'est pas assez long pour empêcher la libre issue des matières.

A la condition qu'il soit prouvé que la suture secondaire du sphincter donne d'excellents résultats au point de vue de la continence, le procédé de Koch est excellent, mais ne saurait être appliqué aux néoplasmes très élevés, puisqu'il faudrait réséquer le bout inférieur sain jusqu'à deux travers de doigt au-dessus du sphincter.

Voilà donc ce qu'est devenue, dans le pays de Kraske, cette opération dont le côté original était la conservation du sphincter. Et cependant il n'apparaît pas qu'on puisse l'envisager autrement, si tel est le seul moyen qu'on ait de réussir la suture circulaire, car, encore une fois, mieux vaut un sphincter demi-insuffisant, par suite de la section, qu'un sphincter intact et en arrière une large brèche intestinale constituant une déplorable infirmité, et le plus souvent rebelle à toute tentative d'autoplastie secondaire.

A la rigueur, les résultats obtenus pourraient être considérés comme suffisants pour les néoplasmes peu étendus, situés à peu de distance au-dessus des sphincters, *infra-péritonéaux* de M. Quénu.

Lorsque le cancer siège plus haut avec une longue portion de rectum saine, entre la tumeur et l'anus, les ressources du chirurgien sont extrêmement limitées : s'il conserve le sphincter, il a à choisir entre la suture circulaire complète ou la suture circulaire incomplète. Dans le premier cas, c'est l'infection mortelle 50 fois sur 100; dans le second cas, c'est l'infection possible, mais surtout une guérison très lente et souvent une infirmité incurable. Il peut encore fendre le sphincter et l'intestin largement en arrière ou bien recourir à l'anus sacré.

Je pense qu'il y a mieux à faire et que, dans ces cas particuliers de cancers haut situés on obtiendrait d'excellents résultats en établissant préventivement un *anus iliaque*.

C'est peut-être dans l'anus iliaque préliminaire que réside, suivant l'expression de M. Beaudoin, « l'avenir de la chirurgie de la dernière portion du gros intestin ».

Je suis étonné que cette méthode, qui ne date pas d'hier, n'ait pas reçu davantage d'applications; c'est par elle bien sûrement que se fera la restauration intégrale de l'opération de Kraske.

C'est à la Société de médecine de Lyon, le 5 mai 1884, que M. Pollosson proposa d'appliquer le principe de la dérivation antiseptique à la cure radicale du cancer du rectum, et de faire précéder dans certains cas l'extirpation du rectum d'une opération préliminaire consistant en l'établissement d'un anus contre nature, permettant la dérivation complète des matières intestinales. « Cette nouvelle méthode opératoire réaliserait la transformation d'une tumeur du rectum nécessitant des opérations dans un lieu inaccessible à la méthode de Lister, en une tumeur du petit bassin, dont l'ablation pourrait être effectuée avec toutes les ressources du pansement antiseptique. »

Au mois d'août 1884, James Adams recommandait la colotomie lombaire préliminaire dans tous les cas de cancer du rectum, à l'exception des cas très légers et cela à double intention. En effet, il ne cherchait pas, une fois la plaie guérie, à refermer l'anus lombaire, il le gardait comme mesure de précaution en cas de récidive.

Vers la fin de 1885, Durante publie une observation qui est assez commentée et qui vaut à son auteur d'être considéré comme l'inventeur de la méthode.

König, à la même époque, eut l'occasion de l'employer.

La question de priorité semble donc établie. Pollosson, il est vrai, n'a pas appliqué sa méthode : le malade colotomisé n'était plus opérable quand il fut remis de son opération préliminaire. Cependant j'ai lu le procédé décrit sous le nom de Durante bien que l'opération du chirurgien italien soit postérieure.

D'autre part, en Russie on revendique l'honneur de la découverte. Weljaminoff dans sa thèse s'efforce de démontrer la supériorité de cette méthode qu'il dit avoir été préconisée par Ivanoff, et qu'il a le premier appliquée.

Dans une séance de la Société médico-chirurgicale de Saint-Pétersbourg du 12 janvier 1895, Ivanoff déclare que s'il veut bien partager avec Weljaminoff, qui le premier, a fait avec succès cette opération, il s'inscrit en faux contre Durante et les autres chirurgiens étrangers qui ont la prétention de se croire les inventeurs de cette opération.

Schede, de Hambourg, eut le mérite de poser le premier, en 1887, la véritable indication de l'anus iliaque dans les cas d'extirpation de cancer du rectum. Ayant eu une rupture de la suture circulaire dans un cas, il pensa avec raison qu'il pourrait, en dérivant les matières intestinales, faire disparaître une des causes les plus ordinaires de cette désunion.

Il appliqua son innovation dans deux cas : les deux malades

guérirent avec une petite fistule qui se ferma si vite, que Frank, dans une statistique publiée en 1891, crut pouvoir compter les deux cas de Schede parmi les cas connus de guérison par première intention, de la suture circulaire.

Depuis, la méthode a été appliqué de ci de là. En Allemagne, Rydigier, Lauenstein, Cordua s'en déclarent partisans. En France, à Bordeaux, M. Demons l'a adoptée depuis longtemps.

En Amérique on fait l'anus de Littre dans presque tous les cas.

L'anus iliaque préliminaire a un double avantage, il permet d'aseptiser, autant que cela est possible, l'extrémité inférieure du tube digestif, mais surtout celui de mettre la suture circulaire dans un repos aussi complet que possible.

L'infection étant atténuée dans une certaine mesure, la distension et le tiraillement des sutures qui en résulte disparaissant du même coup, la suture circulaire a des chances considérables de réussir, à la condition toutefois que l'abaissement du bout supérieur n'ait pas nécessité trop de sections vasculaires et que l'affrontement puisse se faire sans tension exagérée.

Étant donné que la désinfection complète du rectum, même par les lavages antiseptiques, est une chose irréalisable, et qu'une antisepsie relative et surtout le repos absolu permettent à la réunion de se faire, il ne faut pas attacher trop d'importance à la question de savoir s'il faut pratiquer le même jour les deux opérations, comme l'ont fait Ivanoff et Schede, ou au contraire si l'on doit, à l'exemple des Américains, faire précéder de quelques jours l'opération préliminaire.

Sans doute l'opération faite en deux temps a l'avantage d'espacer les deux traumatismes, de permettre de désinfecter à un degré de plus le bout inférieur; mais cette désinfection, qui serait indispensable avec le morcellement, cesse de l'être avec le procédé d'extirpation sans ouverture du rectum. Elle a encore le privilège de permettre une exploration plus complète de la tumeur, de faire constater, de visu, la limite supérieure de la tumeur, l'état du péritoine, les connexions du néoplasme, et, dès lors, de donner la facilité de poser en connaissance de cause les indications de l'intervention et du procédé.

A moins qu'il n'existe des phénomènes d'obstruction créant une indication précise à établir d'abord l'anus iliaque, il n'y aurait pas d'inconvénients, je crois, à faire les deux opérations dans la même séance. Cela pourrait à l'occasion avoir des avantages. En tout cas cela vaut toujours mieux que d'attendre un mois ou plus pour faire la seconde intervention, comme je l'ai trouvé noté dans quelques observations.

On a fait à la fixation préliminaire du côlon un reproche qui est parfois fondé, c'est d'empêcher ou au moins de rendre plus difficile la mobilisation du bout supérieur.

A seule fin de prévenir cet inconvénient, M. Chaput choisit le côlon transverse pour y établir l'anus. Ceci (1) recommande de le placer sur la terminaison de l'iléon, à quelques centimètres du cæcum. Lauenstein et Kammerer préfèrent le côlon ascendant. En ne fixant le côlon à la paroi qu'après l'extirpation, on aurait l'avantage de ne pas être gêné pour l'abaissement du bout supérieur dont on pourrait mieux diminuer la tension en mobilisant l'S iliaque et le côlon tout à son aise pendant le temps abdominal.

Quant à l'argument souvent reproduit de la difficulté que le chirurgien éprouve pour fermer l'anus iliaque, il tombe devant cet autre fait que les larges fistules suites de la suture circulaire incomplète sont bien autrement difficiles à guérir.

Préliminaire ou simultané, je crois que l'anus iliaque employé comme moyen de dérivation a réalisé dans l'extirpation du cancer du rectum un immense progrès. Mais j'estime par contre qu'il ne faut pas en généraliser l'indication, et qu'il n'est pas indifférent de faire subir à des malades une opération complémentaire qui ne serait pas justifiée par de sérieux avantages. Or, ces avantages existent pour les résections du rectum. L'anus

(1) Ceci. Bullettino della Acad. medica di Genova.

contre nature, en empêchant les matières d'arriver dans le rectum, sauvegarde la suture circulaire.

Dans tous les cas où on ne peut faire la suture circulaire, il faudra s'en abstenir. A plus forte raison dans les simples amputations du rectum.

Il est si difficile souvent de dire comment se terminera une opération qui va commencer, que l'indication de l'anus iliaque ne se posera pas toujours d'une façon précise, En le faisant dans la même séance que l'extirpation et après elle, on éviterait cet inconvénient qui peut se produire dans la pratique, de la façon suivante : après avoir fait un anus contre nature iliaque d'aboutir à un anus contre nature sacré, auquel cas on serait embarrassé pour savoir lequel rendre définitif.

On est arrivé à mettre les sutures à l'abri de l'infection, de la distension produite par le passage du bol fécal. Contre la brièveté du bout supérieur, nous n'avons bien souvent d'autres ressources que l'anus sacré. Je viens de décrire longuement tous les perfectionnements que l'expérience a apportés, depuis quelques années, à la technique de l'exérèse rectale et de la restauration fonctionnelle ; j'ai montré, je crois, que, parmi ces perfectionnements, il n'y en avait pas d'absolus et que chacun pouvait trouver des indications, si restreintes qu'elles puissent être. Ces indications dépendent beaucoup du siège et de l'étendue des néoplasmes. Si le néoplasme est situé à peu de distance au-dessus du sphincter, l'invagination avec avivement du sphincter ou le procédé de Carl Koch me paraissent être ce qu'il y a de mieux.

Quand le bout inférieur mesure au moins 6 centimètres, on aura avantage à faire l'invagination d'Hochenegg ou de préférence la suture circulaire avec l'anus iliaque.

Pour les néoplasmes situés beaucoup plus haut, ceux qui répondent par exemple au type intra-péritonéal de M. Quénu, tout commande de commencer par l'anus iliaque, même la facilité qu'elle donne de parfaire son diagnostic.

En effet, si le néoplasme était trop élevé pour qu'on puisse conserver l'espoir de réunir les deux segments de l'intestin, on pourrait, en connaissance de cause, choisir entre l'anus sacré ou l'anus iliaque définitif.

B. — Exérèse dans les néoplasmes sus-sphinctériens

Pour les néoplasmes sus-sphinctériens ayant débuté au-dessus du sphincter, le temps de l'exérèse proprement dite est le même dans tous les cas.

Lorsqu'on est arrivé sur le néoplasme par une voie qui varie suivant sa hauteur et son étendue, l'extirpation de la tumeur doit se faire d'après les règles déjà exposées, mais que je vais décrire ici plus longuement.

Sans doute le temps de dissection proprement dit variera suivant les cas ; selon que les néoplasmes sont plus ou moins élevés, il faudra ou sectionner le releveur de l'anus ou inciser le péritoine, mais ce sont là choses accessoires.

Un premier principe est de disséquer avec le doigt ou avec un instrument mousse, de ne se servir du bistouri et des ciseaux qu'à la dernière extrémité. L'extrémité inférieure du néoplasme étant reconnue, on disséquera de la façon que j'ai dite le rectum sain entre la tumeur et l'anus dans une étendue variable.

A une distance qui peut varier, mais jamais à moins de 2 ou 3 centimètres au-dessous de la partie malade, on place une ligature à la soie, ou de préférence une ligature élastique ou simplement une pince, et, après avoir tamponné avec de la gaze entre le rectum et la paroi opposée à celle qui a été enlevée pour aborder le néoplasme, on sectionne l'intestin au-dessous de la ligature. On nettoie la tranche intestinale et on l'enveloppe de gaze iodoformée. Pour plus de précautions, et sans que cela allonge beaucoup l'opération, on pourrait cautériser la muqueuse au-dessous de la ligature avec le thermocautère.

Peut-être serait-il prudent de mettre tout à fait de côté les ciseaux qui ont servi à couper l'intestin.

Le bout inférieur étant soigneusement recouvert de gaze ou de compresses, on procède à la dissection du néoplasme. Celle-ci est plus ou moins facile, suivant les adhérences ; si ces adhérences sont très fortes et qu'il soit nécessaire de se servir du bistouri, mieux vaudra couper en tissu sain pour ne pas faire de morcellement. Après s'être donné tout le jour nécessaire, on achève la dissection de la tumeur, et, s'il y a des masses ganglionnaires, on s'efforcera au prix de quelques difficultés, de les enlever avec le segment de l'intestin malade, comme une seule tumeur. Arrivé à la limite supérieure du mal on commencera à libérer le rectum sain dans une étendue suffisante : on pourra alors l'abaisser.

A 2 centimètres au moins au-dessus du point où commence en apparence le tissu sain, on posera une première ligature élastique ; à 15 millimètres au-dessus, on en place une seconde, et, après avoir tamponné au-devant et au-dessous de l'intestin qu'on va réséquer, on sectionne entre les deux ligatures. Quand le segment d'intestin malade a été réséqué comme une poche hermétiquement fermée, on procède à la restauration de l'extrémité inférieure du tube digestif, mais auparavant, toute la plaie est soigneusement tamponnée avec de la gaze antiseptique ou simplement stérilisée.

C'est alors qu'il faut poser l'indication du procédé de restauration qui convient le mieux au cas particulier. On a pu du reste jusqu'à un certain point, avant de commencer l'opération, se tracer à ce sujet une ligne de conduite.

Les surprises que nous réserve l'examen direct du néoplasme après incision préliminaire et la fixité plus ou moins grande du rectum et de l'S iliaque nous obligeront souvent de modifier le plan de conduite qu'on aurait pu se tracer.

C. — Opération préliminaire ou voies qu'on peut suivre pour arriver sur le néoplasme

I. — *La voie anale* avait déjà été suivie par Lisfranc et ses imitateurs qui, par une dissection minutieuse, ménageait le sphincter lorsque cela était possible. M. Hartmann, en adaptant d'une façon heureuse l'invagination d'Hochenegg à la voie suivie par Lisfranc, a remis en honneur la voie anale pour l'extirpation des néoplasmes sus-sphinctériens de peu d'étendue. Son procédé est simple, rapide, et donne d'excellents résultats au point de vue de la fonction. M. Hartmann l'a exposé au Congrès de chirurgie, 1893.

Ce procédé comprend quatre temps :

1° La dilatation de l'anus;

2° La section circulaire du rectum au-dessous du néoplasme, que l'on a préalablement fixé avec des pinces à traction;

3° L'abaissement du rectum après dissection;

4° La section au-dessus de l'anneau néoplasique et la fixation du bout supérieur invaginé à la peau de la marge de l'anus.

II. — *Voie ano-périnéale.* — Cette voie a, depuis longtemps, été préconisée par Dieffenbach pour l'extirpation des néoplasmes n'intéressant pas la région sphinctérienne.

Voici comment il procédait : il pratiquait une double incision sur l'anus; une, en avant, était prolongée jusqu'au repli périnéal, c'est-à-dire au voisinage du bulbe chez l'homme; l'autre, en arrière, s'étendait jusqu'au coccyx. Elles divisaient non seulement toute l'épaisseur des sphincters, mais encore toute la portion d'intestin qui, étant située au-dessus d'eux, n'était point envahie par la lésion.

Les deux moitiés de l'intestin ainsi divisé étant fortement écartées, on pratiquait, de chaque côté et immédiatement au-dessus de la lésion, une incision horizontale reliant les incisions postérieure et antérieure. On constituait ainsi deux lambeaux très épais, de forme quadrilatère, comprenant non seulement les sphincters divisés, mais toutes les parties molles adjacentes situées en dehors de l'intestin et limitées en bas par la marge de l'anus, en avant et en arrière par la double incision verticale (périnéale et coccygienne), en haut par l'incision horizontale séparant définitivement la portion saine de l'intestin de la partie à extirper.

Cette dernière était disséquée, abaissée ; puis, après excision circulaire de la lésion organique, son bout inférieur était suturé au bout supérieur des lambeaux quadrilatères sus-décrits.

Cette réunion circulaire étant accomplie, il ne restait plus qu'à rapprocher les deux incisions verticales sphinctériennes, ce qui était exécuté soigneusement par un double plan de sutures profond et superficiel.

Le procédé de Dieffenbach est encore de temps en temps employé de nos jours. M. Lejars l'emploie volontiers, il a bien voulu m'en communiquer deux observations (96 et 97). Le grand reproche qu'on lui faisait était de sectionner les sphincters. Aujourd'hui sans admettre qu'une suture puisse « balancer les inconvénients d'une section des sphincters », comme le faisait remarquer M. le professeur Terrier à la Société de chirurgie en 1890, on attache moins d'importance à cette section. Des cas nombreux de continence presque parfaite, réapparue au bout d'un certain temps, autoriseraient le chirurgien a employer le procédé de Dieffenbach qui est en réalité très commode et donne beaucoup de jour, si une autre raison plus péremptoire ne commandait d'employer une autre voie tout aussi simple. Ce reproche que je fais aussi bien au procédé de M. Hartmann qu'à celui de Dieffenbach est qu'il ne permet pas de rechercher s'il y a infection ganglionnaire. Sans doute leurs auteurs ne les préconisent que contre les cancers très limités et mobiles mais il n'en est pas moins vrai que, même à cette période de localisation et de mobilité, les ganglions pelviens ou méso-rectaux peuvent être infectés et leur exploration comme leur extirpation se fait beaucoup plus facilement par une autre voie.

III. — *Voie ano-coccygienne.* — Depuis longtemps cette voie, indiquée par Denonvilliers, agrandie de la résection du coccyx par Verneuil et Kocher, avait été suivie pour extirper les néoplasmes du rectum mais le plus souvent on n'avait vu dans cette manière de faire qu'un moyen d'agir plus facilement et de remonter plus haut.

J'ai retrouvé de ci de là, des observations de Kocher, de Czerny, où il est question d'ablation d'un segment du rectum et de suture de l'intestin, mais je ne crois pas qu'avant Kraske, on ait fait de parti pris la résection du rectum avec réunion des deux bouts.

Après Kraske, on se servit plutôt, dans tous les cas, de la résection osseuse : on gardait la voie de Kocher comme une voie complémentaire pour la facile extirpation de certains néoplasmes ano-rectaux.

Il me semble cependant que par une incision allant de l'anus au coccyx on se donne un jour suffisant pour arriver sur les huit derniers centimètres du rectum pourvu qu'on y joigne la résection du coccyx.

Aussi je la conseille dans tous les cas de néoplasme qui jusqu'à présent étaient considérés comme justiciables des procédés de Dieffenbach et d'Hartmann; elle est même suffisante pour des résections plus étendues.

M. Terrier qui le premier, en 1888, utilisa de parti-pris cette voie ano-coccygienne, pour conserver la région sphinctérienne, commençait par la section du sphincter qu'il reconstituait ensuite au moyen de quelques points de suture.

Peut-être pourrait-on après s'être donné plus de facilité pour disséquer et réséquer le néoplasme, après avoir pu explorer et enlever au besoin les ganglions sacrés revenir au procédé de M. Hartmann et invaginer le bout supérieur dans le sphincter préalablement avivé et le fixer à la peau, combinant ainsi en quelque sorte les procédés de MM. Terrier, Hartmann et Monlonguet.

M. Terrier recommande avec raison de faire son incision en

dehors de la ligne médiane pour ménager les insertions du sphincter.

Un degré de plus dans la hauteur ou l'étendue des néoplasmes et il sera nécessaire ou de prolonger cette incision le long du bord gauche du sacrum, comme l'ont fait Wolfler et Zuckerkandl ou d'ajouter à l'incision des parties molles, l'excision d'un fragment plus ou moins considérable du sacrum.

Je pense que dans toute résection de rectum cancéreux il faut se donner un jour largement suffisant, mais simplement suffisant, que si l'on peut se passer de section osseuse, il ne faut pas y avoir recours, que si on doit réséquer un fragment du sacrum, il n'est pas nécessaire de faire cette résection disproportionnée au jour dont on a besoin, or comme il est difficile de fixer d'avance, d'une façon certaine, l'étendue du néoplasme, ce n'est qu'au cours de l'intervention que l'on fixera d'une façon rationnelle l'étendue de la brèche qu'il faut faire au sacrum. Cette manière de voir exclue d'une façon à peu près absolue toute résection temporaire. Il ne faudrait pas exagérer : dans certaines conditions une résection temporaire, même plus considérable, vaut mieux qu'une résection définitive moins étendue.

IV. — *Voie para-sacrée.* — C'est l'opinion de bien des chirurgiens que l'on peut ne pas attaquer tout d'abord le squelette.

M. E. Bœckel pense qu'il sera toujours temps d'ajouter à l'incision des parties molles la résection du sacrum si la chose est nécessaire. Rydigier a même imaginé un procédé de résection temporaire dont le premier temps est l'incision para-sacrée comme la recommande Wolfer et Zuckerkandl.

Cette incision que Zuckerkandl recommande de faire du côté gauche, alors que Wolfer recommande le côté droit sera faite de préférence du côté gauche. Elle commencera au niveau de l'épine iliaque postéro-supérieure et descendra obliquement du côté gauche du sacrum jusqu'à la ligne médiane qu'elle doit suivre à partir du coccyx si loin qu'on la prolonge vers l'anus.

V. — *Voie sacrée.* — Depuis Kraske il n'y a peut-être pas deux chirurgiens qui aient cru devoir faire pour aborder le rectum les mêmes incisions et les mêmes résections.

Peut-être faut-il voir dans ce fait moins le désir de faire quelque chose de nouveau, que la nécessité où ils se sont trouvés dans des cas particuliers de renoncer à la pratique de leurs devanciers parce qu'insuffisante.

De là sont nés une foule de procédés dont je veux rappeler ici les principaux.

Alors que les uns font une résection définitive, d'autres font une résection temporaire.

C'est par la résection définitive qu'on a commencé. La résection temporaire est un perfectionnement, destiné à ménager la solidité du plancher pelvien, à respecter les insertions de l'appareil constricteur de l'anus, à permettre la restauration intégrale de la région.

Kraske, dans ses premières opérations, employait l'incision et la résection suivantes : le malade étant placé dans le décubitus latéral droit, les cuisses fléchies sur le bassin, il faisait sur la ligne médiane une incision allant du milieu du sacrum jusqu'à l'anus. Cette incision intéressait tous les tissus jusqu'à la crête sacrée. Il détachait alors les parties molles jusqu'au rebord osseux sacré-coccygien et coupait au ras de l'os les deux ligaments sacro-sciatiques jusqu'au niveau du bord inférieur du 3e trou sacré. Attirant alors en arrière le coccyx avec un crochet il le désarticulait au niveau de son interligne articulaire. C'est alors qu'avec le ciseau et le maillet il enlevait une portion de l'aile gauche du sacrum. La ligne qui circonscrit le fragment réséqué est courbe à concavité gauche ; elle commence au-dessous du 3e trou sacré gauche, contourne le 4e trou sacré et vient se terminer sur le milieu du bord inférieur du sacrum.

Au cours de cette résection Kraske recommande de ménager le 3e nerf sacré dont il proclame l'importance physiologique dans l'innervation de l'appareil constricteur de l'anus.

Pour les cas extrêmes, néoplasmes très élevés, le professeur de Fribourg fait une section osseuse transversale passant au-dessous des 3e trous sacrés.

Cette section horizontale que Kraske n'admet que dans quelques cas très rares, BARDENHEUER la pratique dans tous les cas. Elle donne un jour beaucoup plus considérable mais elle est beaucoup plus mutilatrice. Elle expose à la blessure des 3e nerfs sacrés des deux côtés. On doit la réserver pour les cancers très étendus.

HOCHENEGG a modifié et la situation à donner au malade, et l'incision des parties molles et la résection osseuse.

Il couche ses malades sur le côté gauche, les cuisses fléchies sur le bassin.

L'icision des parties molles se fait suivant une ligne courbe à concavité gauche : cette ligne commence au milieu de la symphyse sacro-iliaque gauche, gagne la ligne médiane en décrivant un arc convexe à droite, coupe obliquement la crête sacrée, se dirige vers le bord latéral droit du coccyx et suit ce bord jusqu'à la pointe du coccyx pour venir se terminer à égale distance entre l'anus et cet os.

Parmi les chirurgiens les uns ont adopté plus ou moins exactement cette manière de faire et pratiquent d'emblée une brèche plus ou moins considérable ; d'autres se contentent de faire des résections suffisantes. Je crois que cette manière de faire est la meilleure. Il ne fautpas toucher au sacrum avec des idées préconçues. On commencera par enlever une petite portion ; si c'est insuffisant et qu'il soit nécessaire de se donner du jour, on agrandira la brèche osseuse jusqu'à ce qu'on ait l'espace suffisant pour disséquer facilement et en sécurité la tumeur. C'est la pratique de mon maître, M. Richelot : je la trouve très chirurgicale et très rationnelle.

On lui a fait comme d'ailleurs à toutes les résections définitives le reproche d'affaiblir le squelette pelvien ostéo-ligamenteux, de détruire les insertions du sphincter et on s'est mis à faire des résections temporaires : elles sont très en honneur aujourd'hui.

C'est HEINEKE qui le premier proposa, pour sauvegarder la solidité du plancher pelvien et l'intégrité fonctionnelle de l'anus, de remettre en place dans leur situation première, les lambeaux osseux seulement déplacés pendant l'opération. W. Levy, Roux, Jeannel Rydigier, etc... sont entrés dens cette voie et ont fait connaître des procédés plus ou moins heureux de résection temporaire du sacrum.

En France, on a surtout adopté le procédé de Heineke modifié par Jeannel. Du reste, on fait peu de résections ostéoplastiques.

En Allemagne et en Italie, on emploie surtout le procédé de W. Levy et de Bergmann.

En Amérique, on a adopté la manière de faire de Rydigier.

HEINEKE avait proposé de récliner latéralement un lambeau osseux formé de la moitié du coccyx et d'un fragment plus ou moins étendu du sacrum.

JEANNEL (de Toulouse) au lieu de sectionner le sacrum obliquement, pratique une ostéotomie médiane du sacrum, puis une section transversale au-dessous des 4e trous sacrés, créant ainsi deux lambeaux osseux qui sont réclinés en dehors avec les parties molles.

Pour réaliser cette résection à « double volet » il convient de faire aux parties molles les incisions suivantes :

1° Incision transversale supérieure au niveau de l'échancrure sciatique.

2° Incision transversale inférieure de 4 à 6 centim. passant au milieu du coccyx.

Après la désarticulation sacro-coccygienne on procède à la double ostéotomie verticale et transversale du sacrum.

Le procédé que l'on emploie en Allemagne, à la suite de LEVY et de BERGMANN est le suivant : le malade étant placé dans la position de la taille, le chirurgien commence par faire une incision horizontale jusqu'à l'os, sur le sacrum au niveau du 3e trou. Des extrémités de cette incision, il en fait partir deux autres qui vont en divergeant jusqu'au niveau d'une ligne transversale passant par l'anus. L'incision de moins en moins profonde à mesure qu'elle approche de l'anus, intéresse seulement la peau à ce niveau. Le sacrum est est alors divisé transversalement et le lambeau ostéo-cutané est rabattu laissant une immense fenêtre sur le point malade.

Dans le procédé de Rydigier adopté par les chirurgiens américains, l'incision cutané commence un peu au-dessous de l'épine iliaque postéro-supérieure gauche, descend obliquement du côté gauche du sacrum à 1 centim. en dehors du bord de l'os. Au niveau du sommet du coccyx l'incision aborde la ligne médiane qu'elle suit plus ou moins loin vers l'anus.

Le coccyx étant désarticulé, et le sacrum ostéotomisé transversalement, on a un lambeau ostéo-cutané triangulaire que l'on récline de gauche à droite.

Je crois que lorsqu'on sera arrivé à réussir d'une façon certaine la suture intestinale, que l'on sera rompu à la pratique de l'asepsie très spéciale de cette région, on aura en effet, tout avantage à faire des résections temporaires. Mais il me semble un peu audacieux de refermer avec un volet ostéo-cutané une cavité au centre de laquelle on laisse une suture qui généralement ne tiendra pas, dans une cavité que l'on ne pourra même pas, le plus souvent en raison de cette résection temporaire, tamponner d'une façon suffisante. Ce danger est si réel que quelques chirurgiens attendent plusieurs jours avant de réappliquer le lambeau ostéo-cutané (Rydigier).

Les chirurgiens qui l'emploient fréquemment sont obligés d'avouer des cas où l'os s'est nécrosé.

Somme toute des chances d'infection beaucoup plus grandes, la perspective possible d'une opération secondaire pour extirper des fragments d'os nécrosés ne sont peut-être pas compensées par les avantages que donne la résection temporaire au point de vue de la solidité du bassin, de la restauration de la forme et de la conservation des attaches sphinctériennes.

VI. — *Voie vaginale.* — C'est un fait que l'anatomie faisait prévoir et que l'expérience a permis de constater que le rectum est plus facilement abordablechez la femme que chez l'homme par les voies naturelles. On sait, en effet, que le détroit inférieur présente une différence assez marquée dans les deux sexes.

La symphyse pubienne moins élevée, les branches ischio-pubiennes plus minces, plus déjetées en dehors, plus écartées l'une de l'autre, l'articulation sacro-coccygienne plus mobile, font que chez la femme l'ouverture inférieure du petit bassin limitée par la symphyse, les branches ischio-pubiennes, le coccyx est plus large et plus évasé. D'autre part, tandis que chez l'homme par sa face antérieure le rectum confine à la prostate, à l'urèthre, aux vésicules séminales, à la vessie, organes qu'il importe extrêmement de ménager; chez la femme, les voies urinaires sont séparées de l'intestin par le canal génital dont la paroi postérieure est seule à inciser pour aborder facilement le rectum, si on songe d'autre part que, dans le cancer de cette organe, cette paroi postérieure ou du moins le tissu cellulaire qui la sépare du rectum sont souvent envahis, que cet envahissement peut par destruction des tissus produire une communication anormale entre les deux conduits, on devait tout naturellement être amené à attaquer de ce côté les néoplasmes du rectum. Il faut se rappeler, en effet, qu'il est souvent difficile par la voie postérieure de disséquer ces cancers de la cloison recto-vaginale et que souvent au cours d'une opération sacrée on fut obligé pour facilité l'extirpation du cancer de fendre largement en arrière le rectum, manœuvre que j'ai déjà qualifiée d'extrêmement dangereuse au point de vue des résultats opératoires; et on admettra facilement à priori qu'une méthode qui permet une dissection plus facile et intégrale de la tumeur qui a en outre l'immense avantage de permettre l'ablation simultanée et sans morcellement du néoplasme recto-vaginal, ait des indications fort heureuses et bien définies.

Plusieurs considérations ont cependant pendant longtemps détourné les chirurgiens de cette voie vaginale.

Il apparaissait comme impossible, après avoir enlevé le rectum, une portion du vagin, de remettre les choses dans l'état.

La nécessité où l'on se trouvait de former un cloaque effrayait à juste titre ; aussi cette voie a-t-elle été peu suivie.

Desguin, d'Anvers, fut le premier, en 1890, qui extirpa par la voie vaginale un cancer du rectum en conservant le sphincter. Sa malade est morte le soir de l'opération : elle avait des noyaux cancéreux dans le foie.

Au Congrès français de chirurgie 1894 M. Campenon communiqua l'observation d'une malade chez laquelle il avait enlevé par la voie vaginale un rétrécissement fibreux du rectum.

Quelque temps après, Rehn (*Centralb. fur Chir.*, n° 10 1895) publiait le résultat dé recherches cadavériques en même temps qu'une observation de résection du rectum. Sa malade est morte de péritonite.

Au Congrès américain de chirurgie tenu à New-York, Gerster, en mai 1895, se déclara partisan de l'opération dont il attribue le mérite à Rehn.

Chaput dans sa communication à la Société de chirurgie, juin 1896, condamne la voie vaginale : « je ferai à la voie suivie par Campenon et Rehn le reproche suivant : après avoir réséqué le rectum et fait la suture circulaire de l'intestin ou bien on suture l'incision vaginale ou bien on la laisse largement ouverte. Dans le premier cas on s'expose à des accidents graves, si la suture intestinale cède ou si la plaie a été infectée d'une autre façon, d'autre part si l'on ne suture pas le vagin, on verra survenir presque fatalement une fistule recto-vaginale, un prolapsus recto-vulvaire et souvent une atrésie considérable du bout inférieur. »

Nous manquons d'éléments nécessaires pour apprécier cette

méthode. La malade de M. Desguins est morte sans que sa mort soit imputable à l'opération, celle de Rehn a succombé à une péritonite, mais le rectum était friable. En le disséquant, il dut l'ouvrir et le suturer. Une infection mortelle s'en est suivie. Je crois cependant que cette voie vaginale mérite d'être retenue. Il y a des cancers limités à la paroi antérieure, sous forme de plaques, peu étendus, assez élevés pour qu'il soit impossible de les atteindre par la voie périnéale.

Jusqu'à présent, on avait dû attaquer par la voie sacrée ces cancers limités, mais autant une plaque néoplasique de la paroi postérieure du rectum est abordable par cette voie, autant il devient difficile de pratiquer l'excision, si elle est située sur la paroi antérieure. Il faut alors faire une résection complète avec tous les aléas de la suture intestinale et tous les ennuis de la fistule sacrée consécutive.

Je crois, par contre, qu'une incision vaginale donne sur la face antérieure du rectum jusqu'à une grande hauteur un accès très facile. La facilité d'abaisser le rectum en ouvrant les culs-de-sac péritonéaux, permet d'amener sous le doigt et sous l'œil du chirurgien, le mal qu'il est facile d'extirper.

Après la fermeture de l'intestin par deux sutures réciproquement perpendiculaires, combinées de façon à ne pas amener de rétrécissement, on restaure facilement vagin et périnée : l'opération se fait sans danger, pourvu qu'on ait pris soin, par un drain placé devant le rectum, de se mettre à l'abri des conséquences malheureuses d'une fistule rectale possible.

On a souvent reproché à l'opération de Kraske de conserver dans bien des cas l'appareil sphinctérien intact en apparence, mais d'un fonctionnement insuffisant dû à la section de ses nerfs moteurs. La voie vaginale pourrait fort bien, à ce qu'il me semble, dans certains cas de cancers sus-sphinctériens même assez étendus, suppléer la voie sacrée avec avantage puisqu'elle donnerait les mêmes facilités d'enlever la tumeur en conservant un sphincter non paralysé.

Tous les procédés employés par la voie sacrée pour l'ablation de la tumeur et la suture des deux bouts du rectum sont applicables ici, seulement l'invagination serait préférée à la section, et si celle-ci est faite, on la ferait en arrière.

Je ferai cependant un reproche à la voie vaginale : elle conduit moins facilement, quoi qu'en ai dit Rehn, sur les ganglions du méso-rectum. En outre, pour les cancers très étendus et très élevés où l'abaissement de l'intestin présente parfois des difficultés, où la suture se fait avec tension de l'extrémité de l'intestin, qui peut se mortifier, il vaut mieux s'exposer à une fistule sacrée qu'à une fistule vaginale et surtout craindre l'infection qui serait plus grave avec une dehiscence antérieure de la suture à cause du drainage insuffisant.

Mais dans ces cas, je ne verrais aucun inconvénient à combiner les deux voies, à faire, comme M. Desguins : prolonger l'incision en arrière jusqu'au coccyx.

Les cancers de la paroi antérieure du rectum, avec infiltration ou perforation de la paroi postérieure du vagin, constituent la principale indication de la voie vaginale, comme en témoigne l'observation de M. Desguins.

Si la paroi postérieure est également envahie, la combinaison de cette voie avec les voies postérieures peut être employée avec avantage, comme l'a encore fait M. Desguins.

Que l'anus iliaque soit dans ces cas nécessaire pour assurer la réfection du périnée et la restauration de la région, cela ne fait pas de doute, mais je répugne à l'anus iliaque définitif, que préconise M. Chaput.

VII. — *Voie abdominale.* — Il est arrivé quelquefois que le néoplasme, inaccessible au toucher rectal, soit manifestement senti au niveau du promontoire. Ces tumeurs ressortissent logiquement à la laparotomie.

A vrai dire, cette voie était plus suivie avant que la voie sacrée fût adoptée en chirurgie. J'ai retrouvé quelques observations antérieures à la méthode de Kraske, de Czerny, de Volkmann. Depuis 1885, je ne connais que l'observation de M. Chaput, encore le segment d'intestin cancéreux enlevé appartenait à l'S iliaque.

Si petite que soit notre expérience en la matière, je crois qu'il est facile de fixer à priori les indications de la voie abdominale dans la chirurgie du rectum.

Il est rare qu'il existe des tumeurs assez volumineuses pour être senties au promontoire et appartenant exclusivement au rectum, sans descendre dans l'excavation ou sans empiéter sur l'S iliaque. Quand j'aurai dit que ces petits cancers limités sont ceux qui fournissent le plus grand nombre de cas de cette variété, qu'on nomme cancers latents, qui se révèlent le plus souvent tout à coup par des phénomènes d'occlusion intestinale, on comprendra que leur intérêt pratique est bien restreint. L'indication opératoire est donc facile à établir. Généralement, on les diagnostique à l'occasion d'une laparotomie faite pour obvier aux phénomènes d'occlusion. Je crois, qu'en pareil cas, après avoir diagnostiqué le cancer du néoplasme le mieux ce serait de faire un anus iliaque et ensuite, après résection du néoplasme, d'anastomoser les deux segments intestinaux.

M. Chaput a recommandé la voie abdominale pour tous les cancers élevés qui sont, pour lui, ceux dont on n'atteint qu'avec peine l'extrémité inférieure avec le bout du doigt.

Je pense que le nombre de ceux qu'on peut atteindre par la voie sacrée est beaucoup plus considérable que ne le dit M. Chaput. Les autres sont plutôt des cancers de l'S iliaque.

Si j'en juge par le grand nombre d'observations que j'ai parcourues, la voie abdominale n'a pas été très suivie.

Dans les cas où l'opération n'a pu être terminée par la voie sacrée et dont j'ai rapporté ici quelques exemples (observations 362 — 370), bien souvent la cause en était à l'extension en haut de la tumeur. Mais tous ces néoplasmes descendaient plus ou moins bas dans le rectum. Ils n'étaient pas plus justiciables de la voie abdominale que de la voie sacrée. On ne pouvait les enlever que par voie combinée.

Dans les néoplasmes de l'extrémité supérieure du rectum empiétant sur l'S iliaque et que l'on peut facilement enlever par laparotomie, on pourrait se servir avec avantage du bouton de Murphy.

VIII. — *Extirpation des cancers élevés par les voies naturelles.* — Je voudrais citer ici rapidement un procédé d'extirpation de cancers élevés du rectum par l'anus qui, je crois, ne doit pas avoir beaucoup d'indications.

Comme j'ai trouvé que ce procédé était cité sans défaveur par beaucoup de chirurgiens anglais, je vais le rapporter en quelques mots : il a été imaginé par Widenham Maunsell, de Dunedin (1). Ce procédé lui a été inspiré par des recherches expérimentales qui lui ont démontré que les moyens de fixité des trois quarts supérieurs du rectum sont dus entièrement au péritoine.

Quand ces moyens de fixité sont détruits, il est facile, dit-il, d'invaginer une portion du rectum à travers l'anus, de réséquer le segment malade et de rétablir la continuité de l'intestin sans faire courir de grands risques aux malades.

La seule portion du rectum qui soit fixée par le périnée et le fascia pelvien est entièrement au-dessous du releveur de l'anus, tout ce qui est au-dessus est suspendu à un repli du péritoine.

Les prolapsus du rectum tiendraient, d'après Maunsell, à une longueur exagérée du méso-rectum.

Maunsell opère de la façon suivante : Le malade endormi est placé dans la position de la taille. Le chirurgien opère par le ventre, l'assistant s'occupe uniquement de la région anale, le sphincter est sectionné en arrière.

On introduit dans l'anus une large valve de façon à découvrir

(1) *Lancet*, 27 août 1893.

le néoplasme, le chirurgien pratique alors la laparotomie médiane. Avec une longue aiguille, lorsqu'on a découvert le néoplasme, on fait une anse dont les bouts sont introduits dans le rectum.

L'assistant saisit les bouts avec une pince.

L'anse décrit une circulaire au-dessus du bord supérieur du néoplasme.

Avec un ténotome on fait alors une petite incision dans le cul-de-sac péritonéal, recto-vésical chez l'homme, recto-utérin chez la femme. Dans cette ouverture faite avec le ténotome, on introduit de longs ciseaux courbes pour diviser le repli péritonéal sans blesser les nerfs, les vaisseaux du méso-rectum. Pourvu que l'extrémité inférieure du rectum soit suffisamment dilatée, rien ne s'oppose plus à l'invagination des trois quarts supérieurs du rectum à travers l'anus.

Les adhérences celluleuses et les vaisseaux n'offrent pas de résistance ; il peut arriver cependant qu'on en déchire un ou deux ; on les pince. L'intestin prolabé étant lavé au bichlorure, on ponctionne avec un ténotome le cylindre moyen de l'invagination, puis avec les ciseaux à pointe mousse on complète la section circulaire de façon à libérer complètement le cylindre interne de l'invagination.

Celui-ci est attiré en bas jusqu'à ce que le néoplasme apparaisse tout entier au-dessous du bord de section du cylindre moyen. On fait alors, par un procédé spécial que décrit Maunsell, la suture des deux cylindres invaginés ; il met vingt-quatre points de suture.

Après avoir lavé l'intestin avec un long tube introduit jusqu'au côlon, il recouvre avec un collodion spécial la surface des sutures, l'intestin est alors réduit doucement et le péritoine suturé. On referme le ventre et on constipe le malade.

Maunsell ne dit pas s'il a employé ce procédé sur le vivant : il repose sur des notions anatomiques qu'il faudrait vérifier, et qui ne semblent pas en tout cas être confirmées par l'expérience des chirurgiens qui ont fait beaucoup d'opérations de Kraske, et n'ont pas trouvé qu'après section du péritoine l'intestin s'abaisse aussi facilement. Il a, d'autre part, contre lui, ce fait que les adhérences et le volume de la tumeur rendraient l'invagination très difficile. Si ce procédé n'a pas été employé sur le vivant, il a été jusqu'à un certain point réalisé par la nature chez quelques malades. J'ai lu une observation de Kronlein où un adénome en train de subir la dégénérescence épithéliomateuse, avait déterminé une invagination qui permit d'attirer le néoplasme jusqu'en dehors de l'anus et de le réséquer.

L'invagination fut du reste, dans ce cas, très difficile à réduire. J'ai trouvé, d'autre part, une observation de F. T. Paul (observation 371) où, opérant par la voie sacrée, il put en incisant la paroi postérieure découvrir et réséquer un néoplasme invaginé, suturer comme le conseille Maunsell, fixer et réduire.

Le procédé de M. Perron, de Bordeaux, pour la suture de l'intestin est le même que celui employé par Kroulein et Maunsell.

CHAPITRE V

Néoplasmes ano-rectaux.

TRAITEMENT DE L'INTESTIN DANS LES AMPUTATIONS DU RECTUM

Dans les interventions dirigées contre le cancer du rectum et qui se terminent par un anus chirurgical : périnéal, coccygien, sacré, iliaque, les dangers d'infection post-opératoires sont bien moins considérables. Ils existent cependant et on comprendrait difficilement qu'il pût en être autrement quand on pense que l'issue des matières fécales, qu'aucun appareil constricteur ne retient plus, peuvent à chaque instant venir infecter la plaie. Ce qui est certain c'est que si ces infections sont moins graves que les précédentes, presque tous les malades suppurent. Mais ces suppurations dans la plupart des cas n'ont d'autre inconvénient que de retarder la guérison. Les premiers jours le malade a une légère élévation de température, généralement les lèvres de la plaie se désunissent si on les a suturées, et la plaie se comble plus ou moins rapidement par bourgeonnement.

Dans des cas plus malheureux, mais rares, l'intestin que l'on a dû trop abaisser pour le fixer à la peau, se sphacèle, les sutures coupent, le bout supérieur se rétracte et cause une cellulite pelvienne ou une péritonite grave.

Ces faits se produisaient assez souvent dans la pratique des anciens chirurgiens ; aujourd'hui avec la suture du péritoine et le tamponnement on craint beaucoup moins ces phlegmasies graves du tissu cellulaire et du péritoine.

Pour prévenir ces dangers, dont encore une fois il ne faut pas s'exagérer l'importance, quelques chirurgiens prennent des précautions qui nous paraissent outrées. F.-T. Paul ne conseille-t-il pas d'introduire dans le rectum fixé à la peau un tube rigide en verre autour duquel on fixe par une ligature à la soie l'extrémité inférieure de l'intestin, que l'on suture à la peau au-dessus de la suture circulaire. Le malade est placé dans un lit spécial et le tube de verre vient plonger dans un bassin rempli de solution antiseptique.

On n'attache pas assez d'importance à la façon de suturer le rectum à la peau : quelques fils intéressant toute l'épaisseur du rectum, une épaisseur de peau plus ou moins considérable et c'est tout. Ce peut être suffisant dans un grand nombre de cas. Cripps, qui a une certaine habitude de l'opération croit cette désunion de l'anus si fréquente qu'il renonce à mettre des sutures sous prétexte que les liquides s'accumulant autour de l'intestin dans cette sorte de cul-de-sac circulaire qu'il forme avec la tranche cutanée. Si Cripps faisait un bon drainage et un tamponnement suffisant, il n'aurait sans doute pas exposé ses malades à une guérison lente et aux ennuis de rétrécissements cicatriciels qu'il prévenait, du reste, par de nombreuses séances de dilatation.

Charles Ball recommande, pour éviter cette stagnation du liquide, de faire une suture de la musculeuse avec le tissu cellulaire et de la muqueuse avec la peau.

Sans attacher à cette suture l'importance que lui donnent les auteurs anglais, on fera bien de s'en servir, surtout si le rectum se laisse abaisser difficilement.

En somme, les dangers d'infection inhérents à l'anus chirurgical palliés par le drainage et le tamponnement ne sont pas tels qu'ils nécessitent l'anus iliaque.

Dans ces cas de néoplasmes ano-rectaux on ne sera autorisé à recourir à la colotomie que s'il s'agit de cancers très étendus, recto-coliques de M. Chaput ; l'anus abdominal devant être définitif, et sa présence donnant quelques facilités pour l'exérèse.

EXÉRÈSE DANS LES NÉOPLASMES ANO-RECTAUX

Pour les néoplasmes qui intéressent les sphincters la technique en ce qui concerne la restauration de la région est très simplifiée.

Au point de vue de l'exérèse, il faut distinguer les cas où l'on opère simplement par la voie anale de ceux ou il est nécessaire, pour se donner du jour, d'ajouter une incision supplémentaire.

Pour les premiers, l'*ancien procédé de Lisfranc* est suffisant : on fait à une distance variable autour de l'anus deux incisions semi-lunaires se rejoignant en avant et en arrière. Les parois rectales sont alors séparées des tissus voisins par une dissection attentive et le tout abaissé jusqu'à ce qu'on ait dépassé les limites du néoplasme. Après section transversale de l'intestin on suture le rectum à la peau.

Ce procédé est très simple, mais si on veut l'appliquer à des néoplasmes remontant jusqu'à une certaine hauteur, on a beaucoup moins de facilité pour abaisser l'intestin que si l'on se donne du jour par le procédé de Kocher.

Toutes les fois qu'il faudra ouvrir le péritoine pour mobiliser l'intestin et l'abaisser à la peau, à plus forte raison s'il s'agit de ces variétés où le rectum est envahi sur la plus grande partie de sa hauteur, il faudra pour l'extirper, sans faire courir à son malade de trop grands risques d'infection, employer une technique spéciale pour éviter la souillure de la plaie et du péritoine, par le contenu intestinal.

Après avoir fait autour de l'anus deux incisions se rejoignant en avant et en arrière, allant profondément, on placera, si cela est possible, une ligature au-dessous de la tumeur, cette ligature dût-elle enserrer le sphincter ou même les parties molles de la marge de l'anus.

Si le néoplasme empiétait sur la région péri-anale, on commencerait par un curettage sérieux de la région, après quoi on appliquerait la ligature le mieux qu'on pourrait sur des tissus malades sans les déchirer. Alors, suivant que le cancer remonte plus ou moins haut, on ferait une incision ano-coccygienne ou, si cela est nécessaire, une résection du coccyx pour arriver sur la tumeur dont on libérerait les adhérences jusqu'au-dessus de la partie malade. On ferait ensuite, comme dans l'extirpation des néoplasmes sus-sphinctériens, une double ligature sur le rectum sain, après quoi on inciserait entre les deux et on fixerait le bout supérieur à l'angle de la plaie sacrée, en ayant soin de le tordre suivant le conseil donné par Gersuny.

M. Quénu, pour ces cancers qui ont envahi le rectum tout entier, conseille de faire préalablement l'anus iliaque lors même qu'il reste encore assez du bout supérieur pour le fixer dans l'angle du sacrum. M. Quénu admet que l'anus iliaque est supérieur à l'anus sacré et il suppose que cet anus iliaque est assez parfait pour ne laisser passer aucune matière du bout supérieur dans le bout inférieur.

Dans sa communication à la Société de chirurgie, M. Gaudier, de Lille, a proposé un procédé *abdomino-périnéal* dans lequel il commence lui aussi par établir l'anus iliaque, après quoi il commence, la dissection, du rectum par la voie abdominale et l'achève par la voie périnéale.

C'est le même procédé que vint défendre quelques jours après M. Chalot, devant la même Société. M. Chalot invoquait en faveur de ce procédé un nouvel argument, celui d'assurer une hémostase complète pendant l'opération par la ligature préalable de l'artère mésentérique supérieure. Tous ces procédés ont cela de commun qu'ils préfèrent l'anus iliaque à l'anus sacré.

La supériorité de l'anus iliaque définitif, n'est pas assez démontrée pour qu'il soit possible d'adopter entièrement ces conclusions.

Si le rectum était envahi depuis le rectum jusqu'à l'S iliaque je comprends qu'il vaille mieux, pour faire les grands délabrements que nécessite un rectum ainsi envahi entièrement, se mettre sous le couvert d'un anus iliaque, mais, dans le cas contraire, lorsque le néoplasme est attaqué et enlevé par la voie sacrée, comme dans le cas de M. Gaudier et même dans celui de M. Chalot, j'estime qu'il vaut mieux se contenter de l'anus sacré, dont on peut jusqu'à un certain point prévenir l'incontinence et qui, d'autre part, peut, en cas de prolapsus, si on a pu conserver le sphincter, permettre de refaire un anus périnéal avec sphincter, comme l'a fait heureusement M. Montprofit.

D'ailleurs il faut bien reconnaître que ces grandes interventions sur le rectum ne sont pas sans présenter de graves inconvénients de la part des organes qui reçoivent leurs nerfs du plexus hypogastrique. A la suite de l'opération de Kraske on observe souvent des troubles vésicaux d'une intensité variable; tous les chirurgiens, je crois, pourraient en citer des cas, depuis la simple rétention jusqu'à des anuries plus ou moins inquiétantes. Or je signale ce fait en passant sans le commenter, c'est que le malade de M. Chalot et celui de M. Gaudier sont morts d'anurie.

CHAPITRE VI

Néoplasmes circonscrits et limités à une petite portion de la circonférence du rectum.

Il arrive quelquefois de trouver par le toucher rectal une ou plusieurs nodosités bien circonscrites n'occupant qu'une petite portion de la circonférence du rectum, et pour lesquelles il semble que la résection de tout un segment du rectum soit une opération bien radicale.

Je crois qu'il y aurait tout intérêt dans ces cas-là à faire une exérèse large et une résection qui dépasserait largement les limites du mal.

Malheureusement cette résection, surtout si le siège de la néoplasie est un peu élevé, est encore aujourd'hui une opération avec la gravité de laquelle il faut compter, on se contente alors de faire l'*excision* de la plaque, absolument comme on enlève un cancroïde cutané.

L'excision terminée, il faut procéder à la réparation de l'intestin. Si la perte de substance n'est pas trop étendue, on se contentera d'en rapprocher les bords en se souvenant qu'il faut toujours faire une suture transversale pour ne pas avoir de rétrécissement de l'intestin.

Si le lambeau excisé affecte une forme elliptique à grand diamètre vertical, il faudra faire une suture en T, c'est-à-dire réunir longitudinalement puis transversalement (observation 338).

Quelquefois la plaie faite au rectum peut avoir, après rétraction de ses bords, des dimensions telles qu'on ne peut la refermer complètement et on laisse une fistule qui doit se refermer seule (observation 336).

Peut-être, dans ces cas, vaudrait-il mieux faire la résection totale.

Si la plaque siège sur un point du pourtour de l'anus, on l'enlèvera comme un simple cancroïde cutané.

Si elle est située plus haut, un peu au-dessus de la région sphinctérienne, par simple dilatation anale on arrivera facilement à l'exciser.

Lorsque, au contraire, elle siégera à plusieurs centimètres au-dessus du sphincter, pour l'aborder on devra prendre différentes voies suivant sa localisation sur la paroi postérieure ou sur la paroi antérieure.

Si elle est en arrière, on arrive facilement sur elle par les voies ano-coccygienne ou sacrée.

Si, au contraire, elle est sur la paroi antérieure, on serait fort gêné par la voie sacrée pour faire l'excision et la suture, sans intéresser la paroi postérieure.

Dans ces cas, on pourrait faire la résection complète, et c'est ce qu'il y a de mieux au point de vue définitif.

A moins de recourir au procédé de Dieffenbach, on n'aura pas d'autre ressource chez l'homme ; chez la femme, on emploierait avec avantage la voie vaginale ; comme la fistule ne serait pas beaucoup à craindre, on pourrait faire la suture complète du vagin et du périnée.

En terminant, je répète qu'il vaut mieux, quand on le pourra sans danger, faire des exérèses larges ; on se place dans de bien meilleures conditions au point de vue de la récidive. Chez le malade de l'observation 67, M. Reclus avait pensé ne faire qu'une excision, les circonstances le contraignirent de faire la résection totale ; le malade leur dut peut-être sa guérison.

CHAPITRE VII

Les antiseptiques dans la chirurgie rectale.

A la fin de cette étude, je voudrais poser une autre question qui n'est peut-être pas sans importance : puisque le rectum échappe à l'influence de notre antisepsie ordinaire et que c'est seulement par une technique spéciale que l'on peut arriver dans la région à faire de la chirurgie aseptique, doit-on employer au cours des opérations sur le rectum nos antiseptiques ordinaires ?

La question n'aurait pas lieu d'être posée et on laisserait aux chirurgiens le libre choix entre l'asepsie et l'antisepsie si l'on n'avait fait aux antiseptiques le reproche de contribuer par leur absorption à produire cet état de dépression nerveuse, de choc si fréquent chez les personnes débilitées à la suite d'actes opératoires graves.

D'autre part,les cas ne sont pas bien fréquents, mais enfin il en existe où la mort a été due à l'intoxication iodoformée. Rinne, M. Berger en ont rapporté des exemples. Dans d'autres observations, sans avoir été mortelle l'intoxication a causé des accidents graves pendant la convalescence.

Sefondant sur ces faits, quelques chirurgiens s'abstiennent d'employer au cours de leurs interventions soit l'acide phénique, soit le sublimé; de même pour le tamponnement, ils ne se servent que de gaze stérilisée et prétendent ainsi ne plus avoir d'accidents de collapsus.

Le fait valait la peine d'être signalé. Mais je ne crois pas la question spéciale à l'exérèse rectale. Il est bien démontré aujourd'hui, que les substances antiseptiques ont une action nocive sur les éléments anatomiques, et d'autrepart que leur absorption par la voie sanguine ou lymphatique, peut produire des intoxications, surtout en cas d'altération préexistante de l'émonctoire rénal. Que cette action nocive se fasse mieux sentir chez des malades ayant déjà subi l'intoxication stercorémique, ayant le rein plus ou moins touché : il n'y a rien d'étonnant.

OBSERVATIONS

Avant-propos.

Devant la Société chirurgicale et gynécologique de New-York, où Mathews venait de défendre l'anus iliaque et Gerster l'extirpation, Gaston d'Atlanta ne sachant prendre partie entre deux opinions exclusives demandait qu'il soit fait une analyse de tous les cas publiés, pour pouvoir en statuant sur ces cas, se prononcer en connaissance de cause.

J'ai réuni un grand nombre d'observations, non pour en faire une statistique, considérant cette statistique comme absolument secondaire, mais bien désireux, en consultant ces observations d'y chercher la nature des accidents, leurs causes pour en tirer un enseignement utile.

Me plaçant toujours à ce point de vue que la mortalité de l'exérèse rectale dépend surtout de l'infection, opératoire ou post-opératoire, et que cette infection vient non du chirurgien ni des instruments mais de l'intestin, j'ai classé mes observations d'après le mode de traitement de l'intestin, pour savoir dans quels cas on était le moins exposé à l'infection :

Après les observations où on a recherché à rétablir la continuité de l'intestin par la suture circulaire ou l'invagination, j'ai placé celles ou on a créé un anus chirurgical périnéal ou sacré. Puis viennent les observations d'invagination, d'anus iliaque préliminaire, etc , etc.

La statistique comparative des observations d'anus sacré et de suture circulaire est intéressante en ce qu'elle démontre une mortalité moindre dans l'anus sacré, malgré la gravité plus grande des cas où on dût faire l'anus chirurgical. La mortalité de 22 p. 100 dans la suture circulaire tombe à 18 p. 100 dans l'anus sacré, d'après les cas de Czerny, Fœderl, Richelot et Bœckel, qui ont un nombre relativement considérable d'opérations.

Observations de cancers du rectum extirpés par la voie ano-périnéale.

OBSERVATION 75 (MONOD).

Cancer ano-rectal. Extirpation par le périnée.

L..., 68 ans, ménagère, entrée à l'hôpital Saint-Antoine, le 16 décembre 1891. Sortie le 27 août.

Date du début. — Six mois.

Diagnostic. — *Carcinome* de la partie inférieure du *rectum* et de la partie antérieure de l'anus.

Opération, le 17 décembre 1891.

Deux clamps sont introduits dans le rectum, et au-devant entre le rectum et le vagin.

On extirpe la tumeur entre les deux clamps.

Intégrité de la muqueuse vaginale. Restauration du rectum et de l'anus.

Le 20. Les pansements sont faits tous les jours jusqu'au 24 décembre où on enleva les fils.

Le 24. La température est très élevée et une rougeur intense occupe toute la région sacrée et fessière. Délire. La malade est isolée, on craint un érysipèle.

Le 27. Elle sort presque guérie et doit revenir se faire panser.

OBSERVATION 76 (MONOD.)

Épithélioma du rectum. Ablation par la voie périnéale.

Début au mois de janvier dernier, par un violent mal de reins survenu subitement et ayant duré quatre semaines.

Aussitôt après, le malade fut pris de troubles digestifs ; digestions difficiles, dégoût pour la viande ; en même temps qu'il se plaignit d'une constipation opiniâtre qu'il essaya de combattre pendant longtemps par des purgatifs.

Puis, il fit à plusieurs reprises, du sang par l'anus ; cela l'inquiéta et il alla consulter son médecin qui lui prescrivit des lavements à l'eau boriquée, et une poudre rosée à prendre après chaque repas.

Pendant ce temps il se plaignit de pesanteur du côté du siège, et ses chevilles se mirent à enfler. Il accusa du ténesme rectal, puis la défécation devint douloureuse à la suite des selles, écoulements glaireux non fétides peu abondants.

Toucher douloureux. On trouve à la partie antérieure une plaque demi-circulaire à base indurée recouverte de végétations de la grosseur d'une tête d'épingle ou d'un pois, mal pédiculées, mollasses semblant ulcérées. Pas d'engorgement ganglionnaire dans l'aine.

Opération, le 6 juillet 1895. — Amputation du rectum. Au-dessus de la ligne de section, on trouve une petite granulation que l'on enlève aux ciseaux. Suites très simples.

Revu en janvier 1896, faisant encore un peu de suintement.

Observation 77 (Richelot).

Cancer rectal inférieur. Extirpation de Lisfranc. Guérison.

L. R..., 32 ans, souffre depuis un an en allant à la selle, les douleurs sont très vives et s'accompagnent d'hémorrhagies anales. Etat général bon.

Toucher. — Anneau néoplasique ulcéré, situé immédiatement au-dessus de la marge de l'anus, haut de 2 ou 3 centimètres, mobile, le bord supérieur est facile à atteindre.

Opération, le 9 décembre 1894. — Dissection de l'anneau néoplasique, jusqu'au niveau de sa limite supérieure.

Suture à l'anus, au crin de Florence. Guérison.

Observation 78 (Chaput).

Carcinome ano-rectal. Extirpation par la voie ano-périnéale. Torsion du bout supérieur à la Gersuny. Guérison sans récidive depuis deux ans ; pas de prolapsus ni d'atrésie rectale.

Marie S..., 67 ans, pensionnaire à la Salpêtrière. Depuis quatre ou cinq mois, elle éprouve des douleurs en allant à la selle. Il y a trois mois elle constate sur le bord gauche de l'anus, la présence d'une tumeur arrondie, du volume d'une noisette, dure, douloureuse surtout au moment de la défécation. Depuis une quinzaine de jours elle a constaté du sang dans ses selles.

A l'inspection, on constate sur le côté gauche de l'anus, une tumeur allongée d'avant en arrière, aplatie transversalement, divisée en plusieurs lobes. Cette tumeur est dure, ligneuse, sessile et peu mobile.

Au toucher rectal, on constate que la tumeur se prolonge dans le rectum sur une hauteur de 3 centimètres, elle envahit la paroi gauche et postérieure, la paroi antérieure est intacte. Il s'écoule par l'anus un liquide sanguinolent, sanieux et fétide.

Les poumons et le cœur sont sains, urines normales. La malade est presque totalement aveugle (amaurose) depuis son enfance.

Opération, le 2 août 1894. — La malade a été purgée le 30 juillet ; depuis lors elle est au régime lacté. Elle prend deux lavements boriqués par jour.

Anesthésie à l'éther.

Incision circulaire péri-anale ; étalement du rectum sur une hauteur de 5 centimètres.

Le rectum est sectionné au-dessus de la tumeur ; le bout supérieur est abaissé, tordu à la Gersuny d'un tour complet, puis suturé à la peau dans cette position.

L'orifice anal étant encore trop large, on enlève la muqueuse rectale en arrière et on rétrécit l'orifice par trois sutures aux crins.

Régime. — 10 centigrammes d'opium. Régime lacté. Pas de mèche dans le rectum. Pansement iodoformé à l'anus.

Guérison rapide.

J'ai revu la malade en mai 1896, l'état général est excellent. Pas de prolapsus rectal, pas d'atrésie anale. La malade présente de l'incontinence pour les matières liquides.

Observation 79 (Chaput).

Cancer ano-rectal étendu au vagin. Ablation complète. Mort deux ans après de récidive probable.

Mme H..., 59 ans

Rien à noter dans les antécédents.

Il y a quatre ans, en 1890, elle a constaté la présence à la région anale d'une tumeur du volume d'un haricot, douloureuse surtout dans la défécation.

Il y a dix-huit mois, elle a eu des selles sanglantes abondantes avec douleurs intolérables pendant la défécation.

Elle est toujours constipée, elle se plaint actuellement de douleurs continuelles de la région anale. Depuis quinze jours, il s'écoule par l'anus, une sérosité sanguinolente sanieuse et fétide.

Examen local. — On voit à la région anale en arrière et à gauche une tumeur volumineuse, rouge, lobulée, friable.

Au toucher rectal, la tumeur occupe surtout les parois antérieure et gauche, elle est très volumineuse et rétrécit considérablement le calibre de l'organe ; elle est lobulée, saignante, friable ; elle a infiltré profondément la cloison recto-vaginale. On atteint facilement avec le doigt ses limites supérieures.

Au toucher vaginal, la muqueuse paraît saine à la surface. Grosse tumeur

sous-jacente occupant la moitié inférieure de la paroi vaginale postérieure.
Les ganglions inguinaux sont sains.
État général bon. Rien au cœur, aux poumons, ni dans les urines.
Opération, le 13 avril 1894. — On fait autour de la tumeur une incision qui la tourne complètement et qui respecte la paroi postérieure du rectum. Après l'ablation de cette masse qui comprend la cloison recto-vaginale, il reste un vaste cloaque vagino-rectal.
On reconstitue le périnée par des sutures au fil d'argent et aux crins.
Pansement iodoformé.
Régime lacté et opiacé.
Ultérieurement les sutures trop tendues coupent les tissus et le cloaque se reforme.
La malade guérit.
« Elle est morte en mars 1896, des suites de son opération.
La récidive est probable, mais non certaine.

Observation 80 (Routier).

Cancer ano-rectal. Excision au thermo-cautère. Guérison opératoire. Récidive sur place. Mort trente-deux mois après.

Les Drs Goux et Rouilles me prient de voir cette malade à propos d'une tumeur provoquant des hémorrhagies fréquentes et des douleurs pendant la défécation. Je constate l'existence sur la moitié antérieure du segment ano-rectal d'une tumeur mamelonnée, avec induration ligneuse de la paroi rectale remontant plus haut, même semblant mobile sur la muqueuse originale.
Opération, le 25 septembre 1893. — Ablation au thermo-cautère.
Je suis obligé de poser quelques ligatures. La malade a guéri. Les douleurs ont disparu.
La malade meurt après récidive sur place en mars 1896.

Observation 81 (Routier).

Épithélioma ano-rectal. Plusieurs récidives. Plusieurs interventions. Survie de huit ans.

Mme S..., 66 ans, entre à l'hôpital Necker en janvier 1888.
En 1884, opérée par le Dr Plogey, d'une tumeur de l'anus.
En 1888, à l'époque où M. Routier la voit pour la première fois, la malade portait plusieurs plaques cancéreuses indurées à cheval sur le rectum et l'anus.
L'examen histologique fait par M. Gampert, contrôlé par M. Malassis, montre qu'il s'agit d'épithéliome malin.
En avril 1886, la malade revient à l'hôpital avec une masse ganglionnaire,

cancéreuse, sus et sous-aponévrotique du pli de l'aine. Au cours de l'extirpation, la veine fémorale fut blessée, placée latéralement et liée de même.

En décembre 1889, une nouvelle masse ganglionnaire du triangle de Scarpa ramène la malade à l'hôpital. M. Routier en pratique l'extirpation.

Ces ganglions sont examinés par MM. Cornil et Toupet qui donnent le diagnostic histologique suivant : épithélioma parti d'un papillome cutané dont on retrouve la structure à la surface.

En 1890, 1891 et 1892, rien dans l'aine, mais grosse plaque végétante tangente à l'anus sur les deux fesses.

Octobre 1893. Outre une plaque ulcérée sur la fesse droite, énorme végétation à gauche avec abcès sous-cutané par le néoplasme qui a envahi en même temps le côté correspondant de l'anus.

Le 13. Ablation de toute la surface ulcérée de la fesse, du tissu sous-jacent et d'un segment énorme du rectum taillé en bec de flûte.

12 décembre. La malade sort guérie avec de l'incontinence.

Revue le 6 mars 1894. La malade est restée guérie. En outre, elle retient ses matières.

21 janvier 1895. Récidive. Ablation d'un énorme noyau cancéreux comprenant la moitié du rectum. L'ablation est faite au bistouri. La plaie rectale est suturée.

27 janvier 1896. Extirpation d'une masse ganglionnaire de l'aine gauche.

6 avril 1896. Ablation de deux noyaux cancéreux de la fesse gauche et de la rainure interfessière.

État actuel. — La malade présente une énorme masse ganglionnaire de la fosse iliaque. M. Routier ne croit pas devoir intervenir.

En outre de ces interventions sanglantes, M. Routier a pratiqué nombre de cautérisations au thermocautère sans endormir la malade.

Observation 82 (Routier).

Tumeur sus-sphinctérienne de 8 centimètres, occupant la paroi antérieure. Excision au thermo-cautère. Blessure de l'urèthre. Guérison opératoire.

27 mai 1890. A eu des hémorrhagies rectales en 1889. Depuis un an, douleurs sourdes dans le fondement; impossibité de rester assis; constipation, difficulté dans la miction, modification de la forme des matières fécales.

Toucher rectal. — Tumeur ulcérée, dure, saignante, à bords déchiquetés, occupant toute la paroi antérieure du rectum à partir du sphincter jusqu'au moins 8 centimètres.

Pendant huit jours, essais d'antisepsie intestinale ; lait et naphtol. Ablation de la tumeur cancéreuse par une incision prérectale qui permet de décoller péniblement le rectum ; ablation au thermo-cautère avec clamp laissé à demeure.

Le 17 juin, l'urine sort par le pansement seulement au moment de la miction.

Le 3 juillet, l'urine a repris son cours normal.
Sort le 10 août.

Observation 83 (Routier).

Épithéliome rectal. Excision par l'anus dilaté.

Mme B..., 54 ans, souffre depuis deux mois de douleurs rectales.

Tumeur de la paroi antérieure du rectum grosse comme une petite mandarine, mamelonnée et ulcérée, tangente au sphincter.

8 juin 1891. Dilatation anale. Extirpation de la tumeur au bistouri sans perforer le vagin. Surjet à la soie de la muqueuse rectale.

Examen histologique, par MM. Cornil et Toupet. — Épithélioma, mais pas cylindrique. On trouve quelques tubes qui paraissent bien épithéliomateux. En somme, forme squirrheuse à tissus conjonctifs prédominants, commune dans l'estomac, rare dans le rectum.

En 1894, cette femme a le rectum complètement obstrué par des masses épithéliomateuses. M. Peyrot fait un anus contre nature.

Observation 84 (Routier).

Épithéliome rectal. Excision par l'anus dilaté.

F. P..., homme, 40 ans, entre à l'hôpital Necker, 6 février 1895.

Antécédents. — Père mort de cancer intestinal. Sœur de cancer de l'utérus. Souffrait depuis longtemps de troubles dyspeptiques dont il se faisait soigner par le Dr Héber qui le montre à M. Routier parce qu'il accusait depuis quelque temps des troubles de la miction

Au toucher, on trouve une grosse tumeur cancéreuse occupant la face antérieure tout contre la prostate et débordant à droite, peu mobile.

Opération, le 14 février. — Dilatation du sphincter, on essaie d'abaisser le cancer. Comme il ne vient pas, M. Routier le curette, puis avec pinces et ciseaux, il enlève tout ce qu'il peut. Gros tampons iodoformés.

Le 20. Ablation des tampons.

11 mars. Sort à peu près cicatrisé. On sent encore des indurations vers la prostate.

Ce malade est mort le 16 février 1896 après qu'on lui eut fait un anus contre nature à Bicêtre.

Observation 85 (Routier).

Cancer du rectum. Ablation par le périnée.

C..., 63 ans, entre le 7 octobre 1885 à Laënnec.

Douleurs en allant à la selle. Suintement sanguinolent et mucus très abondant par l'anus.

Au toucher, tumeur presque annulaire mais à limite supérieure très irrégulière, remonte à 10 centimètres, sous forme de prolongements ressemblant à des vésicules. La tumeur en avant paraît mobile sous la prostate.

6 novembre. Incision péri-anale au thermo-cautère. Sillon assez profond pour permettre de placer entre l'index introduit dans le rectum, et le pouce les parties malades. Incision en avant et en arrière du rectum ainsi isolé ; chacune de ces valves latérales est enlevée par la chaîne de l'écraseur. En arrière, une petite plaque indurée est enlevée au thermo-cautère.

Suites simples.

29 décembre. Il s'est formé un rétrécissement, on doit faire une rectotomie linéaire.

4 août 1889. Le malade revient, accusant de la difficulté pour aller à la selle. On lui fait un anus iliaque gauche.

Sort de nouveau le 12 septembre.

Observation 86 (Marchand).

Sarcome du rectum. Extirpation par l'anus.

M. L..., employé, 44 ans, entre à l'hôpital Saint-Louis, salle Broca, le 8 janvier 1890.

Début il y a quatre ans. Fibro sarcome du rectum. Tumeur du volume d'une orange, dure, non bosselée ; muqueuse rectale lisse à son niveau, excepté à la partie moyenne où on sent par le toucher une partie ulcérée. Hémorrhagies fréquentes. La tumeur sort par les efforts de la défécation.

Opération, le 16 janvier. — La tumeur étant sortie à l'aide d'un lavement, la muqueuse est disséquée complètement autour de la tumeur qu'on enlève tout entière. Les deux lèvres de la plaie faite à la muqueuse sont réunies au catgut. Suites simples.

Observation 87 (Marchand).

Épithélioma rectal. Voie périnéale.

L. L..., journalier, 50 ans, entre à l'hôpital Saint-Louis, salle Gosselin, le 1er octobre 1890.

Épithélioma de l'extrémité inférieure du rectum dont le début remontait à huit mois.

Extirpation par la méthode de Lisfranc, le 8 octobre 1890 et création d'un anus par abouchement du rectum à la peau. Suppuration. Eschare sacrée. Pansement et poudre de tanin et iodoforme.

Aujourd'hui, la plaie chirurgicale est cicatrisée et l'eschare marche vers la guérison.

Sort guéri.

Observation 88 (Marchand).

Épithélioma du rectum. Voie périnéale.

M. H..., 34 ans, entre à l'hôpital Saint-Louis, salle Gosselin, le 11 janvier 1892.

Épithélioma du rectum.

Début depuis dix-huit mois par hémorrhagies, pertes de liquides ichorreux et envies fréquentes d'aller à la selle.

A l'examen, à 3 centimètres au-dessus de l'anus, grosse masse bourgeonnante, siégeant surtout au niveau de la paroi antérieure du rectum. La paroi postérieure est intacte. Le calibre du rectum n'est pas rétréci et le doigt arrive à dépasser la limite de la tumeur. Adhérence intime avec la paroi vaginale postérieure.

Opération, le 18 janvier. — Rectotomie postérieure.

On écarte les deux moitiés du rectum. On circonscrit la tumeur qui est disséquée et on poursuit la dissection jusque dans l'épaisseur même de la paroi du rectum. Hémostase. Puis on suture la muqueuse de la partie supérieure du rectum à la muqueuse de la portion anale pour combler la perte de substance qui était faite au dépend de la paroi antérieure du rectum.

Ensuite, on reconstitue la paroi postérieure et le sphincter, et on fait les sutures superficielles. Une sonde est laissée à demeure dans le rectum et on tamponne le vagin à la gaze iodoformée. Deux jours après l'opération, la température s'élève et il se forme un phlegmon au niveau de la suture. On enlève toutes les sutures et on panse à plat. Tous les jours, on fait de grands lavages de 3 litres d'eau boriquée. Les accidents cessent très vite.

Encore en traitement. Fistule recto-vaginale. Le lavage passe directement du rectum dans le vagin.

Observation 89 (Marchand).

Épithélioma du rectum. Voie périnéale.

R. P..., maçon, entre à l'hôpital Saint-Louis, salle Cloquet.

Épithélioma du rectum.

Rien au point de vue héréditaire. Début il y a trois ans, par cuissons et brûlures à l'anus ; appétit toujours conservé. Santé générale peu atteinte. Paroxysmes douloureux depuis trois mois ; les douleurs n'existent qu'au moment des selles ; rien dans leur intervalle. Hémorrhagies au moment des selles.

Toucher. — On arrive sur une tumeur très limitable, presque circulaire remontant à 6 centim. environ, parfaitement opérable.

Opération, sous chloroforme, le 29 juin. — Extirpation du rectum par la méthode de Lisfranc. Incision pré et post-anale, puis circulaire ; hémorrhagies assez fortes pendant l'incision des vaisseaux des espaces ischio-rectaux ; la tumeur enlevée complètement, on suture le bout de l'intestin à la peau en commençant par les quatre coins. Un gros tube de caoutchouc est placé dans le rectum. Une pilule d'opium est donnée au malade.

Le 29 au soir 36°,8.

Le 30. Température 37°,1.

Pas de tampons les jours suivants.

5 juillet. On retire la sonde ; purgatif.

Les jours suivants, un peu de relâchement du sphincter; opium.

Le malade sort guéri le 12 août.

Revu le 10 octobre. La guérison est maintenue. Excellent état général.

OBSERVATION 90. Personnelle (de M. DEROCQUE, interne des hôpitaux, qui a bien voulu me la communiquer).

Cancer du rectum. Opération périnéale.

G. P..., 44 ans.

Entre à l'hôpital Saint-Louis, service de M. Nélaton, le 26 août 1895.

Depuis un an environ, douleurs à l'anus, d'abord peu intenses, mais très vives depuis cinq mois, au point d'empêcher la malade de dormir. Constipation opiniâtre. Matières laminées, rarement sanguinolentes. Au toucher rectal au-dessus du sphincter sur une hauteur dont l'index atteint facilement la limite supérieure, deux petites tumeurs sessiles du volume d'un pois à celui d'une cerise. En petit nombre, sur la paroi antérieure elles sont beaucoup plus nombreuses sur la paroi postérieure et sur la paroi latérale.

Opération, le 6 septembre. — Incision circulaire péri-anale. Dissection du rectum qui s'abaisse facilement. Résection de 8 à 10 centim. Suture du bout supérieur à l'anus. On a conservé le sphincter musculaire. Suites simples. Continence presque parfaite. La malade part le 4 octobre pour Pittsbourg.

L'examen histologique fait par M. Leredde, a montré qu'il s'agissait bien d'épithélioma.

OBSERVATION 91 (MARCHAND).

Cancer du rectum. Voie périnéale.

J. G..., homme de 51 ans, entre à l'hôpital le 2 juin 1895. Souffre depuis deux ans de selles sanglantes et depuis huit mois d'élancements dans le rectum.

Perte de l'appétit, amaigrissement. Généralement très constipé.

On constate au toucher rectal un rétrécissement de nature organique ; végétant, permettant l'introduction de l'index jusqu'au-dessus de lui, remontant environ à six centim. de l'anus et d'une longueur de 3 centim. environ. La tumeur est assez mobile.

Opération. — Le rectum est abaissé au moyen de pinces tire-balles. Après incision antéro-postérieure empiétant en avant sur le périnée, en arrière sur le raphé ano-coccygien, et allant jusqu'au coccyx. La tumeur est enlevée par excision circulaire. On constate alors qu'elle a ses prolongements dans le petit bassin, on poursuit aussi bien que possible. La portion saine du rectum est amenée jusqu'au voisinage du coccyx et fixé à ce point par six sutures au fil d'argent. La perte de substance correspondant à la portion excisée est bourrée de gaze iodoformée. Quelques sutures aux crins de Florence sont placées sur le périnée.

Suites opératoires. — Incontinence des matières pendant quelque temps, malgré l'emploi d'une grosse sonde formant tampon. On enlève des sutures le quinzième jour. Plaie bourgeonnante de bon aspect. Le malade n'a pas d'élévation de température depuis le jour de l'opération. Les matières sont mieux retenues.

Observation 93 (Marchand).

Épithélioma du rectum. Ablation par la voie périnéale. Guérison.

A. M..., Début de la maladie il y a trois mois. Pourtant, avant cette époque, constipation opiniâtre ; jamais de grandes souffrances, tout se bornait à un peu de pesanteur du périnée, et évacuations sanguinolentes. En somme les symptômes locaux étaient peu accusés, mais l'état général a été plus atteint ; le malade a maigri beaucoup, l'appétit a diminué, les forces sont bien moindres. A son entrée, on constate par le toucher rectal un néoplasme bourgeonnant du rectum, descendant jusqu'à l'ampoule rectale et remontant assez haut.

Cependant le doigt peut arriver à dépasser la limite supérieure. Le néoplasme affecte la forme annulaire, il est très irrégulier, surface couverte de bourgeons nombreux dont quelques-uns sont pédiculés, il saigne au moindre contact.

Opération, le 14 juin. — On fait une incision elliptique circonscrivant l'orifice anal. On dissèque dans la profondeur du périnée le rectum dans une étendue de 7 à 8 centim., et on résèque la portion disséquée. Mais il reste encore de chaque côté, empiétant dans le tissu cellulaire, des fosses ischio-rectales, des noyaux néoplasiques que l'on détruit autant que possible à la curette.

Introduction d'une bande rectale et pansement.

Le malade sort le 1er juillet.

Observation 94 (Peyrot).

Cancer du rectum. Extirpation par la voie ano-périnéale.

L. E..., 49 ans.

Épithélioma ano-rectal.

Opération, le 11 octobre 1894. — Incision pré-rectale.

Le rectum se déchire.

On fait partir de cette incision pré-rectale deux incisions circulaires qui circonscrivent l'anus, et se rejoignent en arrière. Le rectum est aussi abaissé, sectionné et suturé à la peau.

Récidive un an après.

Observation 95 (Lejars).

Épithélioma du rectum. Extirpation par la voie périnéale. Guérison.

C. D..., femme, 40 ans, entre à l'hôpital Necker au mois de mars 1893.

Douleurs dans le ventre depuis longtemps. Au toucher vaginal on découvre sur la paroi postérieure une grosse bosselure indurée.

Le toucher rectal permet de constater un anneau néoplasique induré. On n'arrive qu'à grand peine à franchir l'anneau.

On pense cependant qu'il pourra s'abaisser, avec le rectum, au cours de l'opération.

Opération, le 16 mars. — L'anus ayant paru sain on avait pensé à faire ceci : incision transversale légèrement courbe en arrière entre l'anus et la fourchette et commencement de dissection de la cloison recto-vaginale, puis section en long de la portion anale sur sa commissure antérieure ; section en long, symétrique, sur la commissure postérieure ; on aurait eu des volets anaux que des pinces de Museux ou des anses de fil eussent fortement écartés. Alors, par la face interne on aurait fait une double incision semi-lunaire à la limite supérieure de la partion anale. On aurait commencé, à partir de ce niveau seulement à disséquer tout le pourtour du rectum. Une fois attirée en bas la région cancéreuse aurait été fixée à la peau péri-anale. On aurait terminé en suturant les deux muqueuses, et en réunissant les deux moitiés du sphincter.

Ce programme dut être abandonné dès le début. Dès qu'on put, après avoir fait les incisions, explorer la région anale on aperçut près de la commissure postérieure latérale de l'anus, à droite, implantée sur la muqueuse une tumeur grosse comme une cerise rouge et mamelonnée ; nettement épithéliomateuse. Il parut impossible de conserver l'anus et on pratiqua le procédé de Lisfranc.

L'anus fut circonscrit par deux incisions semi-lunaires et, assez facilement, le rectum fut isolé jusqu'à une hauteur notable. Le bout disséqué qui pendait à l'anus et dans la région ischio-rectale, comme un battant de cloche, avait bien 10 à 12 centim. de long. Le néoplasme ne s'attirait qu'avec peine et dans les tentatives de dissociation en avant, on ouvrit le cul-de-sac péritonéal sur une largeur de 3 centim. au moins.

On en fit l'occlusion avec un tampon et on parvint à passer un anse de fil dans la paroi rectale antérieure au-dessus de la tumeur : elle servit à maintenir l'intestin pendant qu'on sectionnait aux ciseaux ce lobe antérieur. Il restait les deux tiers de l'anneau et surtout sa moitié postérieure, qui enclavée en quelque sorte dans la courbe antérieure du coccyx ne se déplaçait que péniblement. Des anses de fil furent passées comme la première, sur le reste du pourtour de l'intestin, et, au thermo-cautère, on détachait la masse néoplasique.

La malade a guéri, est sortie de l'hôpital. On n'a pu la retrouver.

Observation 96 (Lejars).

Épithélioma du rectum. Extirpation par le périnée. Procédé de Dieffenbach.

A. F..., femme, 31 ans, entre à l'hôpital Beaujon le 23 août 1895, pour une tumeur du rectum.

En 1890, la malade se souvient d'avoir eu la diarhée pendant neuf mois.

En 1892, elle a été constipée et depuis a toujours souffert de la constipation.

Au mois de janvier 1895, la malade a été prise subitement de douleurs dans les reins et dans le rectum. La station debout était très pénible.

Au mois de mai 1885, dans l'espace d'une heure, elle a eu six hémorrhrgies par le rectum.

Le 18 août, la malade a une perte très abondante.

Elle entre à l'hôpital le 25 août.

Diagnostic : épithélioma du rectum.

Opération, le 31 août. — Extirpation du sacrum, par le procédé de Dieffenbach.

Sphincters ménagés, abaissement et excision de la partie malade du rectum puis sutures de la portion sus-jacente à la muqueuse du canal anal.

Suites opératoires très simples.

A la sortie, aucun rétrécissement de la partie anale, selles régulières et faciles. Légère incontinence.

Malade revue fin mai 1896.

Santé florissante : a pris de l'embonpoint. Bonne continence.

Observation 97 (Lejars).

Épithélioma rectal. Extirpation par le procédé de Dieffenbach. Mort.

M. C..., homme, 42 ans, entre à l'hôpital de la Pitié, service de M. Lejars, le 25 septembre 1893.

Sa mère est morte d'une tumeur du ventre.

Les accidents remontent au mois de juin dernier : le malade accuse à cette époque du ténesme rectal : ses selles deviennent hémorrhagiques et glaireuses ; elles sont douloureuses. Un médecin consulté diagnostique « hémorrhoïdes » et lui conseille des suppositoires cocaïnés.

Malgré cette médication les douleurs continuent plus intenses, la constipation est opiniâtre et malgré des besoins fréquents de se présenter à la garde-robe, le malade obtient au moyen de laxatifs tous les jours seulement une débâcle douloureuse.

Malade pâle, amaigri, perte de l'appétit.

Depuis quelque temps pour calmer ses douleurs on lui fait des piqûres de morphine. On lui en fait jusqu'à six par jour.

Ce traitement continué à l'hôpital, a fait du malade un morphinomane invétéré.

Au toucher rectal on sent une tumeur mamelonnée, occupant surtout la partie antérieure du rectum, n'intéressant pas le sphincter. Cette tumeur est mobile sur les parties voisines.

Opération, le 4 décembre. — Soins pré-opératoires.

Le malade chloroformé est mis dans la position de la taille (procédé de Dieffenbach).

Le soir de l'opération, douleurs très vives, état intellectuel bizarre. Rien ne suscite un pansement anal. Pas de vomissements. Pas de douleurs du ventre.

Le même état cérébral persiste et s'accentue davantage les jours suivants.

5 décembre. La température monte à 38°.

Le 6. La température oscille entre 37°,6 et 38°.

Le 7. L'agitation est extrême. Le visage est pâle, les extrémités froides.

Il succombe dans l'après-midi.

Cet homme était véritablement intoxiqué par la morphine. Il n'est mort d'aucune complication opératoire ou post-opératoire. L'intoxication iodoformée doit être écartée, il n'avait qu'une courte mèche dans le rectum.

Observations de cancers du rectum opérés par les voies sacrées ou ano-coccygiennes avec suture circulaire.

(Observation due à l'obligeance de M. Gérard-Marchant et rédigée par M. Ouvry, interne distingué des hôpitaux).

Cancer du rectum. Extirpation par la voie sacro-coccygienne. Suture circulaire. Guérison opératoire.

A. M..., homme 54 ans, entre à l'hôpital Tenon le 2 juin 1896.

Antécédents héréditaires. — Père mort d'étranglement herniaire, mère morte d'accident.

Antécédents personnels. — Fièvre typhoïde à 17 ans. Ni syphilis ni tuberculose.

Il y a quinze mois le malade sentit pour la première fois « quelque chose » qui sortait de l'anus après la défécation.

La réduction s'obtenait facilement, mais ténesme rectal au bout d'une heure.

Depuis cette époque 2 à 3 selles par jour, toujours liquides ou molles, souvent striées de sang.

Depuis deux mois selles plus souvent sanglantes. Le malade s'affaiblit et vient demander qu'on le débarrasse de « ses hémorrhoïdes ».

Le malade dit avoir maigri ; cependant il a conservé un facies assez bon, et quoique maigri il n'a rien de cachectique.

Examen. — La région anale n'offre rien de particulier, et rien ne sort quand il pousse. Le doigt ne rencontre rien dans la portion anale, il est arrêté à 5 ou 6 centimètres par une masse bourgeonnante, implantée sur toute la circonférence rectale. Cette masse forme un cône, où ne peut pénétrer que l'extrémité du doigt.

Dans la fosse iliaque, boudin dur, qui disparait le lendemain avec un purgatif.

Pas de ganglion inguinaux.

Les dires du malade sont vérifiés ; après la défécation en effet, un petit bourgeon rougeâtre vient faire saillie à l'orifice anal.

Ethérisation pour connaître les limites du mal. Une pince à traction saisit l'extrémité saillante du cancer et l'abaisse à l'anus, mais ne peut l'attirer plus. On dilate la partie malade, le doigt peut s'engager dans un canal plus ou moins dur et semble atteindre la limite supérieure. La masse formerait un anneau d'au moins 6 ou 7 centim. de hauteur.

Opération, le 16 juin. — Éther. Malade étant couché sur le dos, les cuisses maintenues fléchies sur le ventre, le bassin soulevé par un coussin, la région sacro-coccygienne est mise ainsi en relief.

Incision verticale médiane longue de 8 à 10 centim. en arrière de l'anus.

Après incision sur le coccyx jusqu'au niveau de la cinquième vertèbre sacrée d'une lame fibreuse que l'on récline de 1 centim. à droite et à gauche, on incise plus profondément le périnée pour dégager la pointe du coccyx.

Pas d'hémorrhagie.

Le doigt contournant la pointe du coccyx suit facilement sa face antérieure et sert de guide à la pince coupante qui sectionne le coccyx sur toute sa hauteur et sur la ligne médiane, puis la dernière pièce du sacrum.

A l'extrémité de la section osseuse, incision transversale de la lame fibreuse, et avec le ciseau et le marteau on pratique à droite et à gauche une section osseuse transversale qui semble partir à peu près de l'union de la quatrième et cinquième vertèbre sacrée.

Les deux pièces osseuses sont réclinées très facilement et maintenues par des écarteurs.

On a brèche suffisante pour faire passer la main dans le bassin.

Dans les divers temps opératoires on a ouvert une seule artériole à l'angle gauche et postérieure de la plaie.

La section transversale du sacrum donne un peu de sang arrêté par compression.

Le doigt cherche à contourner le rectum à 4 ou 5 centim. de l'anus, au-dessous du néoplasme. Dans cette dénudation assez pénible, le rectum est déchiré sur la partie latérale droite, par l'orifice créé on introduit la branche d'un clamp et la paroi postérieure du rectum est sectionnée à 5 centim. de l'anus puis le doigt est poussé en avant de la paroi antérieure, un autre clamp est fixé sur cette paroi qui est sectionnée.

La section a été faite à deux centimètres du bord inférieur du néoplasme, des tissus sains.

Extirpation du néoplasme. En arrière dénudation facile, il suffit de faire parcourir à la main la concavité du sacrum.

En avant et sur les côtés l'isolement du rectum est pénible et ne s'obtient que sur quatre à cinq centim. en deçà des limites du mal, car le doigt introduit dans le rectum montre que la masse s'étend à deux ou trois centim. plus haut.

Des pinces à traction appliquées sur le néoplasme n'arrivent pas à faire descendre le rectum. Ce n'est que lorsqu'on eut déchiré le cul-de-sac péritonéal en avant que l'on vit que l'intestin était fixé latéralement par le péritoine épaissi.

Une fois le péritoine sectionné à droite et à gauche sur une hauteur de 4 à 5 centim., l'intestin descend très facilement. Le néoplasme attiré hors de la peau entraîne avec lui le côlon. on peut faire porter la section sur l'intestin aussi haut que l'on veut, il est saisi par un clamp à quelques centimètres au-dessus de l'induration et sectionné.

Le carcinome détaché entraîne avec lui le méso-rectum dans lequel sont compris plusieurs ganglions. Section du méso-rectum. Une grosse artère donne sur laquelle on laisse une pince à demeure.

Éponge dans le bassin.

Suture musculaire des deux bouts de l'intestin à la soie, une grande mèche de gaze iodoformée est passée en avant de la suture intestinale pour isoler celle-ci de la cavité péritonéale.

La cavité sacrée est bourrée de gaze iodoformée.

Rapprochement des deux moitiés osseuses en passant des fils en dehors d'elles. Sutures fibreuses. Suture de la peau au niveau du coccyx.

La peau n'est pas suturée au niveau du périnée postérieur ; l'anse suturée est maintenue hors la peau.

Dilatation anale.

Drain enfoncé par l'anus et dépassant la suture intestinale.

L'opération a duré 1 heure et quart.

Longueur du cylindre enlevé, 14 centim.

5 centim. intestin supérieur ; 7e néoplasme ; 2e intestin inférieur.

Le néoplasme forme un cylindrique de 7 centim. de hauteur, à limites supérieure et inférieure régulières. Développé surtout aux dépens de la muqueuse, il fait saillie dans l'intérieur du canal sous forme de bourgeons de couleur rouge foncée. La couche musculaire est infiltrée par le néoplasme, et en dehors se trouve une couche graisseuse qui atteint une épaisseur de 2 centim. et demi au niveau du cul-de-sac péritonéal. Cette couche graisseuse est parcourue par des tractus qui partent de la couche musculaire. Cette couche graisseuse ne se voit qu'en avant et sur les côtés, c'est elle qui donne la sensation de dureté. Le péritoine a une épaisseur de 2 centim. et recouvre la demi surface du néoplasme, 4 ou 5 ganglions ont été enlevés. Le plus volumineux a le volume d'une petite amande.

Suites. — Pas de choc. 39° le soir. Urine seul.

Les jours suivants la température oscille entre 38 et 39°. On lui fait tous les soirs une injection de 200 gr. de sérum.

Le 20 juin. On enlève la gaze iodoformée.

La suture cutanée est un peu rouge et tendue.

On enlève les fils.

Du 21 au 26. Température progressivement descendante. A partir du 27, plus de température.

A chaque pansement on trouve la cavité pelvienne remplie de matières fécales.

On fait des irrigations qui sont douloureuses.

Le 8 juillet. Au toucher on ne peut atteindre le bout supérieur. Entre les deux bouts rectaux existe un volume d'un gros œuf où s'accumulent les matières qui sortent toutes par la plaie périnéale. La cavité se rétrécit, le malade commence à se lever.

OBSERVATION 99, inédite (GÉRARD-MARCHANT).

Voie sacrée. Suture circulaire. Fistule. Guérison opératoire. Récidive rapide.

Néoplasme du rectum situé à 6 centim. de l'anus et remontant à 12 centim. environ.

Douleurs accompagnées d'hémorrhagies.

Opération au mois de janvier 1894 avec l'aide de M. NÉLATON. — M. Gérard-Marchant suivit de point en point la technique de Kraske. L'opération fut laborieuse mais satisfaisante en tant qu'ablation complète du néoplasme. Au bout de six semaines la fistule sacrée était comblée et les matières passaient par l'anus.

En mai, c'est-à-dire quatre mois après l'intervention, une récidive se montrait dans la région de la cicatrice. Cette récidive envahit le sacrum et il existait une tumeur sous-cutanée du volume d'une orange, chaude, violacée, tendue, adhérente à l'os. Cette tumeur s'abcédait bientôt par place, donnant lieu à un écoulement de matières. Bientôt une obstruction rectale obligeait à pratiquer un anus iliaque. Cette opération apporta de l'accalmie dans l'état de l'opéré.

Le malade a succombé un an après à la cachexie.

OBSERVATION 100, inédite (ROUTIER).

Voie sacrée. Suture circulaire. Mort dans la nuit de collapsus.

E. B..., 66 ans, entre à Necker en février 1894. Se plaint de douleurs à l'anus et de difficulté pour aller à la garde-robe survenues depuis dix-huit mois. Depuis quelque temps, hémorrhagies par le fondement.

Amaigrissement considérable.

Toucher rectal. — A 2 cent. au-dessus de l'anus, le doigt est arrêté par une énorme tumeur qui semble largement pédiculée sur le rectum mais qu'il est difficile de dépasser par en haut.

Il semble que la paroi gauche du rectum soit indemne.

Opération le 22 février. — Par la voie sacrée, résection du coccyx et d'un fragment de sacrum ; mise à nu du rectum ; suture du péritoine ; entérorraphie incomplète.

Au cours de l'opération issue, par le bout supérieur qui se vide trop souvent, de matières semblables à du melœna. En explorant ce bout supérieur on ramène avec le doigt deux grosses masses de tissus cancéreux semblables à celles qui existent dans le rectum et venant probablement d'une tumeur située plus haut.

Mort dans la nuit de collapsus.

Observation 101. (Richelot).

Cancer du rectum. Opération par la voie sacrée. Suture circulaire totale. Fistule sacrée. Guérison opératoire. (Soc. de chir., 1891).

M. M..., 68 ans. La région anale est saine. Le cancer, presque annulaire, commence immédiatement au-dessus de l'anus. Le doigt peut le dépasser. En arrière une petite bande de muqueuse est demeurée saine.

Opération, le 27 mai 1891. — Résection du coccyx et du sacrum. Isolement de la tumeur. Une petite ouverture péritonéale est refermée par la suture. Résection du rectum et sutures des deux bouts avec des fils de soie. Réunion des téguments, sauf en un point où passe un drain, « précaution fort inutile que j'abandonnerai plus tard », dit M. Richelot. L'opération a duré deux heures. Il se produisit une fistule stercorale qui n'a pas guéri spontanément.

Observation 102. (Richelot).

Cancer du rectum. Opération par la voie sacrée. Suture circulaire. Mort trente-six heures après. Société chir., 1895.

Pierre J..., 58 ans, opéré le 6 décembre 1890, à l'hôpital Tenon. Il est entré le 1er décembre 1890. L'affection remonte à plusieurs mois. Il présente une gène extrême de la défécation. Il a eu quelques hémorrhagies rectales et souffre depuis quelques semaines d'intolérables douleurs.

Le cancer, en forme de virole, commence à 4 centim. de l'anus, et s'étend sur une hauteur de 3 centim. Après résection du coccyx et d'un morceau du sacrum, l'intestin fut fendu en arrière sur la ligne médiane et de bas en haut depuis l'anus jusqu'au-dessus du rétrécissement.

La dissection des tissus malades en est rendue plus facile; après leur extirpation complète on fait la suture circulaire des deux bouts. Le bout inférieur est reconstitué par une autre série de points de suture.

L'opération a duré une heure trois quarts.

Le malade mourut trente-six heures après, ayant présenté des signes de congestion pulmonaire. On ne put en faire l'autopsie.

Observation 103 (Richelot).

Épithélioma du rectum. Opération par la voie sacrée. Suture circulaire après section et reconstruction du bout sphinctérien. Guérison opératoire.

L. J..., 53 ans, entre le 2 avril 1891, à Tenon.

Il est diabétique et emphysémateux, et en outre présente depuis un an des troubles de la défécation, douleurs vives, envies fréquentes et difficulté d'aller à la garde-robe.

On sent au toucher, à 3 ou 4 centim. au-dessus de l'orifice anal, une sorte de bourrelet circulaire nettement limité, circonscrivant un orifice étroit et donnant exactement la sensation du col utérin.

L'orifice admet à peine l'extrémité du doigt qui perçoit cependant des anfractuosités et des bourgeons saillants dans l'intérieur de la cavité.

Il est impossible d'atteindre la limite supérieure de la tumeur. Le malade est soumis pendant une semaine à un traitement pré-opératoire; bromure de potassium pour diminuer la quantité de sucre, irrigations rectales avec de l'eau boriquée, régime lacté.

Le jour de l'opération, il n'y avait plus que des traces de sucre dans l'urine.

Opération, le 17 avril. — Incision médiane postérieure, partant de l'anus, se déviant un peu à gauche à sa partie supérieure pour aboutir un peu en dehors de l'épine iliaque postéro-supérieure. Résection du coccyx et d'un fragment du sacrum. Dissection du néoplasme. Son bord supérieur n'est atteint qu'en ouvrant largement le péritoine.

La tumeur est séparée par morcellement de la vessie et de la prostate.

Le sphincter a été sectionné. Le bout supérieur étant bien mobilisé est suturé circulairement au bout inférieur avec des catguts; le bout inférieur fendu longitudinalement est lui-même reconstitué par une suture au catgut.

Sutures au crin. Pas de drain, mais un tube intra-rectal entouré de gaze.

Les suites furent plus simples qu'on aurait osé l'espérer.

Le sucre reparut en abondance dans les urines, mais l'état général ne fut pas compromis.

Cinq jours après l'opération, la plaie s'étant infectée, il se produisit une désunion vers sa partie inférieure, avec issue de pus, de matières et de gaz.

Le malade conserve toujours une fistule postérieure.

Il put néanmoins retourner pour quelques semaines à la vie commune. Il avait quitté l'hôpital le 22 mai. Le 23 juillet, il écrit qu'il souffre encore au moment des selles, et qu'il a l'intestin chargé « de chair boutonnée ». Son médecin constate qu'il est en pleine récidive, et la mort survient six mois après l'opération.

Observation 104 (Richelot).

Cancer du rectum très adhérent. Opération par la voie sacrée. Suture circulaire. Mort par infection stercorale.

J. B..., 23 ans, chaudronnier, entre à l'hôpital Tenon en juillet 1891. Il y a un an qu'il a des envies fréquentes et de la difficulté à aller à la garde-robe, des selles diarrhéiques ou teintées de sang. Il a souffert beaucoup au commencement de 1891, au moment d'une crise d'obstruction intestinale. Mais il survint une débâcle accompagnée d'une hémorrhagie très abondante.

On sent au toucher une masse volumineuse, bosselée, anfractueuse, occupant tout le pourtour de l'anus, commençant à 5 centim. de l'anus et remontant très haut ; le doigt ne peut atteindre la limite supérieure.

Opération, le 23 juillet 1891. — Incision cutanée partant de 3 centim. en arrière de l'anus, suivant la ligne médiane jusqu'au-dessus du coccyx et se déviant alors à gauche, longue en tout de 10 à 12 centim.

Résection du coccyx et de la partie inférieure gauche du sacrum. On tombe sur une tumeur volumineuse, adhérente, non seulement au cul-de-sac péritonéal, mais à la vessie, aux vésicules séminales et aux canaux déférents.

L'extirpation fut excessivement laborieuse. On eut beaucoup de peine à séparer la tumeur des vésicules séminales. Le canal déférent droit fut coupé. Il fallut aller chercher dans le méso-rectum une foule de petits ganglions.

Après l'ablation de la tumeur, le bout supérieur fut abaissé, la lèvre antérieure de la déchirure péritonéale fut suturée à l'intestin.

On put suturer le bout supérieur à l'inférieur.

L'opération avait duré deux heures un quart.

La suture ne tint pas ; la plaie fut infectée et les matières fécales sortirent par un orifice qu'on avait laissé pour le drainage.

L'opéré s'affaiblit très rapidement et mourut le dixième jour.

On trouva, à l'autopsie, un foyer stercoral en arrière de l'intestin, mais un foyer assez limité. Il n'y avait pas de péritonite.

Il y avait une pyélo-néphrite du rein gauche, pyélo-néphrite suppurée qui existait probablement avant l'opération.

Observation 105 (Terrier).

Opération par la voie sacrée. Suture circulaire. Fistule postérieure. Guérison. Sphincter fonctionne très bien.

E. P..., 61 ans, entre le 12 novembre 1889, salle Jarjavay.

En 1883 il reste six mois en Cochinchine : il y est atteint de diarrhée rebelle à tout traitement. Il rentre en France.

Parti en 1884 pour le canal de Panama, il y fut malade et sa dysenterie se signala par de nombreuses et abondantes hémorrhagies rectales.

En 1885, retour en France. Il est opéré de fistule à l'anus.

L'année suivante il est atteint d'abcès de la marge de l'anus, puis opéré de fistule anale.

Ce fut en 1887, après ces différentes maladies, qu'il commença à constater un suintement continuel de l'anus.

Vers le mois d'août 1888, il eut des hémorrhagies très abondantes. Vers la même époque, il commença à ressentir des douleurs en allant à la selle ; ces douleurs se continuaient parfois entre deux selles.

De temps en temps constipation de plusieurs jours.

Amaigrissement, manque d'appétit.

Homme petit, maigre. Teint couleur jaune paille.

Au toucher rectal, on sent à 6 centim. environ de l'anus, une tumeur dure, à bords irréguliers non douloureux, formant une sorte d'anneau autour du rectum, diminuant par conséquent le calibre de ce viscère.

Tumeur mobile. Limites supérieures impossibles à atteindre.

Régime lacté. Naphtol.

Le 13 décembre 1889, opération de Kraske. — Décubitus latéral gauche. Incision sur le bord droit du sacrum. Mise à nu du sacrum et du coccyx. Résection des portions mobiles du coccyx et des parties latérales du sacrum.

On attire le rectum au dehors.

On place une pince au-dessus de la tumeur, puis une au-dessous. Résection de la tumeur placée entre les pinces.

Sutures circulaires en deux plans.

On réunit ensuite les lèvres de la plaie cutanée avec du crin de Florence. Drain à la partie externe. Drain à l'orifice anal.

Le 16. Diarrhée. Eschare au grand trochanter gauche. Les matières fécales sortent par la plaie.

Le 25. La diarrhée a diminué. Il ne sort plus de matières fécales par la plaie cutanée.

10 janvier. Il persiste une fistule à la partie supérieure de la plaie qui communique avec la cavité rectale.

Le 22. Le malade se lève et marche. Bon état général. Il éprouve de temps en temps le besoin d'aller à la selle, mais il ne peut retenir ses matières.

Le 28. Les matières fécales passent à peu près toutes par l'anus, aussi le malade n'a plus de fièvre.

Revu en février, le malade est complètement guéri. Le sphincter fonctionne très bien. Il serait mort subitement quelques jours après.

Observation 106 (Bœckel).

Opération par la voie sacrée. Suture circulaire. Guérison avec fistule.

Michel X..., âgé de 53 ans, souffre depuis le commencement de 1888 de douleurs abdominales. Glaires sanguinolentes et ténesme.

Diagnostic. — Cancer du rectum.

Toucher. — A 5 centim. au-dessus de l'anus, on rencontre un anneau dur, un peu déchiqueté, qui admet à peine l'extrémité de l'index et qui paraît adhérent à la prostate.

Opération, le 30 mars 1889.— La pièce osseuse sacro-coccygienne enlevée, a 9 centim. de long et 4 centim. et demi de large en haut; mais la tumeur rectale est tellement volumineuse qu'il faut encore réséquer un morceau de sacrum au milieu pour pouvoir la sortir. On enlève un paquet de glandes rétropéritonéales dégénérées.

L'espace de Douglas largement ouvert est fermé, et les deux bouts du rectum qui se laissent rapprocher sans tension sont réunis par des sutures.

La plaie cutanée est réunie à ses deux extrémités et le milieu est tamponné avec de la gaze iodoformée.

Portion du rectum extirpée à 9 centim. et demi de long et circonférence de 20 centim.

Urine spontanément les trois premiers jours. Cathétérisme du 2 au 20 avril.

Le 24. Orchite aiguë Elle se termine au bout de cinq jours par résolution.

La plaie guérit par granulation.

L'anus artificiel qui subsiste a les dimensions d'une pièce de 5 francs.

A la fin de mai le malade sort.

Fin octobre. Malade revu en bonne santé.

Fin décembre. Michel X... revient à l'hôpital pour faire fermer son anus anormal. Mais à l'examen on découvre une récidive sur le bout inférieur qui proémine sous forme de champignon au dehors. Récidive interne inopérable.

Au bout de quinze jours le malade rentre chez lui avec un traitement palliatif.

Observation 107 (Bœckel).

Opération par la voie sacrée. Mort. Suture circulaire complète Mort dix jours après d'infection.

D. S..., âgé de 58 ans, entre à l'hôpital le 28 décembre 1889.

Depuis neuf mois, épreintes, écoulement de sanie sanguinolente par l'anus.

Toucher. — A 9 centim. de haut à l'extrémité du rectum normale, anneau dur, bosselé, n'admettant qu'incomplètement l'extrémité de l'index.

Il s'agit d'un cancer du rectum situé très haut, dont les limites supérieures sont inconnues.

Opération de Kraske, le 27 novembre 1889. — Partie latérale gauche du sacrum enlevée avec le coccyx. Mais impossible d'arriver à la limite supérieure de la tumeur, alors on résèque un second et un troisième fragment de sacrum.

On coupe le rectum au-dessous de la tumeur et on le détache du sacrum. Ouverture large du péritoine. L'S iliaque fait hernie à travers l'ouverture; on le lie provisoirement à une certaine distance au-dessus de la tumeur, pour empêcher l'issue des matières fécales, et on le coupe à un fort centimètre de l'intestin. Suture des deux bouts d'intestin l'un à l'autre, et suture du péritoine.

Portion du rectum enlevée, 8 centim. et demi. Le lendemain le malade a la fièvre.

2 décembre. On constate que la plaie présente un aspect gangréneux. Les bords sont désunis.

On constate un empyème sous-cutané qui envahi le scrotum et remonte jusqu'à l'aisselle. La plaie commence à se nettoyer et à bourgeonner vers le 6.

Le malade meurt le 8.

Observation 108 (Bœckel).

Opération par la voie sacrée. Suture circulaire. Mort par péritonite au deuxième jour.

Sch..., âgée de 50 ans, entre à l'hôpital dans les premiers jours de janvier 1890, à cause d'un ténesme rectal et de l'expulsion de mucosités sanguinolentes.

Toucher. — On trouve dans le rectum, à plus de 9 centim. de haut, un anneau cancéreux, bosselé, assez étroit, dont on ne peut évaluer la limite supérieure.

Opération, le 10 janvier 1890. — Le sacrum est poreux et se laisse couper facilement. Quand le rectum est divisé au-dessous de la tumeur et le péritoine ouvert, l'S iliaque se laisse attirer sans aucune peine dans la plaie. On enlève un cylindre de 10 centim. de long. Les deux bouts du rectum se laissent rapprocher sans effort et sont suturés. Impossible de faire la suture du péritoine, on se contente de drainer.

La femme meurt de péritonite septique au bout de deux jours.

A l'autopsie, on constate que malgré la perte de substance de l'espace de Douglas, on aurait pu beaucoup rapprocher les bords de l'ouverture, sinon les réunir complètement.

Observation 109 (Bœckel).

Opération de Kraske. Guérison.

Homme, 64 ans. Carcinome du rectum, à 9 centim. au-dessus de l'anus.

Opération de Kraske, le 4 avril 1892.

Guérison avec fistule vésicale.

Observation 110 (Bœckel).

Opération par la voie sacrée. Suture circulaire incomplète. Guérison constatée deux ans après.

Homme, 41 ans. Carcinome du rectum à 7 centim. au-dessus de l'anus, très adhérent au sacrum.

Opération de Kraske, le 16 juillet 1892. — Extirpation d'une partie des vésicules séminales. Suture de la demi-circonférence des deux bouts. Guérison lente, mais rétablissement des selles par l'anus.

Survie au bout de deux ans.

Observation 111 (Bœckel).

Opération par la voie sacrée. Suture circulaire complète. Mort par péritonite.

Homme, 59 ans. Carcinome du rectum à 5 centim. au-dessus de l'anus.

Opération de Kraske, le 8 juillet 1893. — Résection d'un cylindre cancéreux de 7 centim. de haut.

Suture complète des deux bouts.

Mort par gangrène de l'intestin suturé et péritonite septique.

Observation 112 (Bœckel).

Opération de Kraske. Guérison.

Homme, 35 ans. Carcinome annulaire du rectum à 6 centim. au-dessus de l'anus.

Opération de Kraske, le 2 février 1894.

Guérison.

Observation 113 (Bœckel).

Opération de Kraske. Guérison opératoire.

Carcinome du rectum à 5 centim. au-dessus de l'anus.

Opération de Kraske, le 30 mars 1894.

Guérison. Un an plus tard récidive.

Observation 114 (Bœckel).

Opération de Kraske. Suture circulaire complète. Mort.

Femme, 47 ans.

Carcinome du rectum à 7 centim. au-dessus de l'anus.

Opération de Kraske, le 20 avril 1894. — Suture complète des deux bouts.

Morte le 23 par gangrène du rectum.

Observation 115 (Marchand).

Voie sacrée. Suture circulaire. Mort. Pyohémie.

C. J..., concierge, 45 ans, entre à l'hôpital Saint-Louis, salle Gosselin, le 24 octobre 1890.

Cancer du rectum siégeant à 10 centim. de l'anus.

Opération de Kraske. — Après résection de la tumeur on ne peut aboucher les deux extrémités de l'intestin. On fait un anus sacré. Au cours de l'opération perforation du vagin. Pansement iodoformé. Les sutures ne résistent pas et cèdent le lendemain.

La plaie marche vers la cicatrisation.

Le 1er décembre la malade accuse une douleur dans le bras et la main qui paraissent tuméfiés.

Incision d'un phlegmon du bras.

Fièvre intense.

Mort le 5 décembre.

Observation 116 (Dudon)

Voie sacrée. Suture circulaire. Fistule sacrée consécutive. Guérison opératoire.

Jeanne B..., 54 ans, entre 25 février 1891 à l'hôpital de Bordeaux, service de M. Dudon.

Sphincter, et canal anal sains. A 2 centim. de l'anus, le doigt rencontre une « bride circulaire, dure en certains points, fongueuse en d'autres » qu'il ne franchit que très difficilement.

Le néoplasme ne paraît pas s'élever à plus de 8 centim. de l'anus. Rétrécissement du rectum au niveau de cette partie supérieure.

Le « tissu induré paraît s'arrêter très régulièrement sur tout le circuit du rectum en se continuant avec un tissu absolument sain. »

Opération, le 3 mars 1891. — Incision de 10 centim. du milieu du sacrum jusqu'à l'anus. Extirpation du coccyx. Résection du sacrum dans une étendue de 4 centim. Ligature de l'artère sacrée moyenne et des hémorrhoïdales inférieures.

Dissection laborieuse du rectum, le tissu cellulaire de la paroi recto-vaginale étant un peu induré. Section circulaire du rectum au-dessus du sphincter à 1 centim. et demi de l'anus, et à 7 centim. environ de l'anus. Ouverture du péritoine au niveau du cul-de-sac de Douglas, et sutures au catgut. Sutures doubles de la muqueuse et de la musculeuse à la soie.

Les 4 et 5. Rétention d'urine.

Le 6. Lâchement des sutures de la partie postérieure pendant une selle.

Au milieu de mai, la plaie se cicatrice, il reste un anus sacré; malade s'alimente, n'éprouve plus de douleurs.

Au mois de novembre « elle quitte le service complètement guérie, mais ayant une petite fistule par où sortent quelques matières fécales ». M. Dudon se propose de boucher cet anus sacré. L'opération sera donc terminée et aura donné un excellent résultat.

Observation 117-118 (Routier)

Cancer du rectum. Opération par la voie sacrée. Suture circulaire complète. Guérison opératoire. Survie de trois ans et demi.

C..., 29 ans, se plaint de douleurs lombaires et de pesanteur dans le bas-ventre.

Les garde-robes étaient rares, douloureuses, et souvent teintées de sang. En pratiquant le toucher rectal, on sentait à l'extrémité du doigt, poussé aussi haut que possible, une tumeur dure et bosselée. La tumeur commençait à 12 centim. environ de l'anus; quant à sa limite supérieure, il était impossible de l'apprécier.

Opération, le 19 septembre 1889. — Incision partant de l'épine iliaque postérieure gauche, aboutissant au-dessous de la pointe du coccyx. Résection du coccyx et de l'angle inférieur gauche du sacrum.

Isolement du rectum en arrière et en avant. Pendant ces manœuvres, le cul-de-sac péritonéal est ouvert et aussitôt tamponné avec une éponge montée. Ligature du rectum au-dessus et au-dessous du néoplasme. Résection de la partie cancéreuse avec les ciseaux, tamponnement des deux bouts avec de l'ouate iodoformée. Sutures par un surjet au catgut du péritoine pariétal au péritoine viscéral qui recouvre l'intestin abaissé. Double plan de sutures muco-muqueuses et musculo-musculeuses, réunissant les deux bouts de l'intestin. Réunion incomplète de la plaie cutanée et tamponnement avec de la gaze iodoformée.

Le neuvième jour, il s'établit une fistule donnant issue aux matières liquides.

Le résultat fut satisfaisant. La malade retrouva pour longtemps un état général excellent, et son rectum se remit à fonctionner d'une façon presque normale.

27 janvier 1891. Fistule fermée. Intestin fonctionne parfaitement.

5 mars. Troubles digestifs.

16 novembre 1892. Morte, trois ans et deux mois après l'opération. La muqueuse rectale est saine mais le rectum englobé par une masse saillante à gauche adhérente à la face postérieure et au bord de l'utérus enveloppant l'uretère gauche qui est très développé au-dessus. Somme toute récidive ganglionnaire.

Observation 119 (Routier)

Cancer du rectum. Opération par la voie sacrée. Suture circulaire complète. Guérison opératoire, fistule recto-vaginale.

Marie M..., 35 ans, entrée le 15 juillet 1890 à Laënnec.

Depuis neuf mois, fortes douleurs au fondement, exagérées par les selles. Depuis six mois elle garde le lit. Épreintes fréquentes, matières teintées de sang et mêlées de glaires.

Au toucher rectal, masse dure volumineuse, obstruant la lumière du canal intestinal.

Cette masse est mobile et n'a pas envahi le vagin.

Depuis son entrée, purgations fréquentes, régime lacté, paquets de salol, naphtol et salycilate de magnésie.

14 août. Résection de 12 centim. de rectum par la méthode de Kraske.

Fermeture du péritoine au catgut, suture de l'intestin au catgut.

Le 18. Odeur de sphacèle. Plaie grise.

Cependant bon état général.

Le 19. Il passe des gaz et des matières par le vagin dont il avait fallu beaucoup amincir la paroi.

Le 21. La plaie a meilleur aspect. On enlève les lambeaux modifiés et l'on touche au naphtol.

10 septembre. Fistule en arrière. Grosse fistule recto-vaginale en arrière du col utérin qui laisse passer beaucoup de matières.

Le 29. Noyau sur la paroi vaginale, tout près de la fistule.

1er octobre. Cautérisation au thermocautère des bords de la fistule et de ce noyau indépendant du rectum.

Observation 120 (O. Foederl, 1889)

Opération par la voie ano-coccygienne. Suture circulaire. Guérison avec fistule.

Commerçant, âgé de 48 ans. Début de la maladie un an. Carcinome du rectum commençant à 6 centim. au-dessus de l'anus, s'étendant à 8 centim. sur le pourtour. Péritoine non ouvert. Suture circulaire. A l'introduction du tube rectal quelques sutures furent déchirées. Cathétérisme pendant la première semaine. Le huitième jour la suture lâche sur une plus grande étendue au moment de la défécation.

Durée du séjour à l'hôpital trente-quatre jours.

Sans récidive pendant quinze mois.

Après ce temps, il existait encore une petite fistule qui fut refermée.

Pas de récidive. Pas d'autres renseignements.

Observation 120 (Kocher).

Voie sacrée. Suture circulaire, fistule consécutive. Guérison constatée au bout de trois ans.

F. H..., 46 ans, rentre à l'hôpital le 22 juillet 1889.

20 janvier 1887. Diarrhée opiniâtre ne pouvant être calmée que passagèrement.

Pendant un an pas d'augmentation de troubles, puis selles sanglantes. Le sang apparaît surtout pendant la diarrhée.

22 juin 1889. Dans la fosse iliaque gauche, on trouve l'S iliaque augmentée de volume et sensible. Ganglions inguinaux durs et mobiles des deux côtés.

Anus normal.

Toucher. — A la paroi rectale postérieure, à 3 centim. environ de l'anus, tumeur dure, longue environ de 2 centim., formant une couronne de lobules de grosseurs différentes et séparés par des sillons profonds.

Limite supérieure ne peut être atteinte.

Le doigt retiré est couvert d'un liquide aqueux mélangé de sang.

Opération, le 1er août 1889. — Incision sur le côté gauche de l'anus vers le milieu du sacrum. Mise à jour du rectum après résection du coccyx et du sacrum jusqu'au troisième trou sacré. La tumeur se laisse assez facilement séparer, mais elle remonte très haut, de sorte que le péritoine fut ouvert et aussitôt suturé. Excision jusque dans les parties saines. Le sphincter est conservé. Suture des deux bouts.

Tamponnement à la gaze iodoformée.

Guérison de la plaie par granulation.

La suture n'ayant pas résisté, les selles font issue au-dessus de l'anus.

1er novembre. Sortie avec guérison complète, mais avec de l'incontinence qui l'incommode beaucoup. Opération autoplastique.

Revue en août 1890, la malade est parfaitement bien. Pas trace de récidive.

Observation 121 (O. Fœderl, 1889).

Opération par la voie sacrée. Suture circulaire complète. Guérison avec fistule.

Commerçant âgé de 29 ans. La maladie dure depuis trois mois. Carcinome du rectum à deux travers de doigt au-dessus de l'anus, annulaire à sa partie supérieure de l'épaisseur d'un doigt; on atteint facilement la limite supérieure. Résection en biais du sacrum au-dessous du troisième trou sacré postérieur. Le péritoine n'a pas été ouvert. Résection de 10 centim. d'intestin. Suture circulaire. Cathétérisme durant la première semaine. Le huitième jour rupture à la partie postérieure de la suture. Pas de réunion secondaire. Durée du séjour à l'hôpital 102 jours. Fistule. Continence pour les matières solides. Le malade a vécu huit mois avec récidive. Mort quinze mois après l'opération. La fistule persistait encore au bout d'un an. Continence relative.

Observation 122 (O. Fœderl, 1890)

Opération par la voie sacrée. Suture circulaire complète. Guérison opératoire. Fistule.

Domestique, âgée de 31 ans. Début de la maladie il y a quatorze mois. Carcinome du rectum d'une hauteur de 6 centim. produisant un léger rétrécissement. La limite supérieure peut encore être atteinte. Résection en biais du sacrum au-dessous du quatrième trou sacré postérieur. Drainage du péritoine. Résection de 6 centim. d'intestin. Suture circulaire. Hémorrhagie. Cathétérisme pendant la première semaine, après plusieurs garde-robes, déhiscence à la partie postérieure de la suture. Fistule. Reste à l'hôpital soixante-cinq jours. Fistule fermée au bout de deux mois et demi. Deux mois après l'opération, légère constriction répondant à la suture circulaire. Le rétrécissement est combattu par la dilatation digitale. Pas de renseignements.

Observation 123 (O. Fœderl, 1891)

Opération par la voie sacrée. Suture circulaire. Guérison opératoire. Fistule.

Conducteur de travaux, 43 ans. Le malade se plaint depuis huit mois. Carcinome du rectum situé à 45 centim. au-dessus de l'anus de forme annulaire, il est impossible de préciser son étendue. Résection en biais du sacrum au-dessous du quatrième trou sacré postérieur. Drainage du péritoine. Résection de 20 centim. d'intestin. Suture circulaire. Extirpation de glandes carcinomateuses. Rupture à la partie postérieure de la suture. Légers phénomènes d'intoxication. Séjour à l'hôpital cinquante-neuf jours. Mort bientôt après la sortie de l'hôpital après rapide perte de forces.

Observation 124 (O. Fœderl, 1891)

Opération par la voie sacrée. Suture circulaire. Guérison. Fistule.

Dessinateur, 21 ans. Le début de la maladie remontait à cinq mois. Cancer du rectum situé à trois travers de doigt au-dessus de l'anus annulaire. Il est impossible de préciser les limites supérieures à cause du rétrécissement. Résection en biais du sacrum au-dessous du quatrième trou sacré postérieur. Drainage du péritoine. Suture circulaire. Cathétérisme pendant les deux premiers jours. Le troisième jour au moment de la défécation rupture à la partie postérieure de la suture. Fistule. Le malade fait un séjour de soixante-neuf jours à l'hôpital. La fistule persista jusqu'à la septième semaine. Un mois après l'opération léger rétrécissement. Continence très imparfaite.

Mort dix mois après l'opération de carcinome intestinal.

Observation 125 (O. Fœderl, 1892)

Opération par la voie sacrée. Suture circulaire. Guérison. Fistule.

Professeur, âgé de 27 ans. Le malade souffre depuis cinq mois d'un cancer du rectum situé à 4 centim. au-dessus de l'anus produisant un rétrécissement perméable au doigt, la limite supérieure ne peut être atteinte. Résection en biais du sacrum au-dessous du quatrième trou sacré postérieur. Drainage du péritoine. Résection de 10 centim. d'intestin. Le carcinome s'étendait jusqu'au cul-de-sac péritonéal. Suture circulaire. Urine spontanément au bout du cinquième jour. A la fin de la première semaine légère déhiscence à la partie postérieure de la suture. Le malade reste vingt-quatre jours. Jusqu'à la fin de la deuxième semaine légère faiblesse du sphincter anal. Plus tard entière continence. Dix-huit mois sans récidive. Quelques mois plus tard récidive inopérable. Continence absolue. Au bout de un an augmentation de poids de 8 kilogrammes.

Observation 126 (O. Fœderl, 1892)

Opération par la voie sacrée, Suture circulaire complète, Guérison, Fistule.

Homme, âgé de 30 ans. Malade depuis un an. Cancer du rectum situé à 4 centim. au-dessus de l'anus, produisant un rétrécissement seulement perméable pour le petit doigt; il est impossible de le limiter en haut. Résection en biais du sacrum au-dessous du quatrième trou sacré postérieur. Drainage du péritoine. Suture circulaire. La portion intra-péritonéale de l'intestin est envahie. A la fin de la première semaine, légère déhiscence à la partie postérieure de la suture. Cent-quarante jours de traitement à l'hôpital. Cautérisation de la fistule; continence absolue. Léger anneau cicatriciel. Un an, sept mois sans récidive.

Observation 127 (O. Fœderl, 1892)

Opération par la voie sacrée, Suture circulaire. Mort par septicémie au troisième jour.

Femme de 64 ans, souffre depuis un an, d'un cancer du rectum situé à 4 centim. au-dessus de l'anus, annulaire, à limite supérieure peu nette. Infiltration de la paroi vaginale postérieure, un peu ulcérée. Résection en biais du sacrum au-dessous du quatrième trou sacré postérieur. Drainage du péritoine. Suture circulaire de 10 centim. Résection de la paroi vaginale postérieure. Hémorrhagie abondante. Quelques heures après l'opération, défécation. Température 38°,6. Mort de septicémie trois jours après l'opération.

Observation 128 (O. Fœderl, 1893)

Opération par la voie sacrée, Suture circulaire. Mort le huitième jour par péritonite.

Paysan, de 51 ans. Début de la maladie il y a six mois. Carcinome du rectum à 4 centim. au-dessus de l'anus, annulaire, à cause du rétrécissement la limite supérieure ne peut être sentie. Résection en biais du sacrum au-dessous du quatrième trou sacré postérieur. Drainage du péritoine. Suture circulaire. La vessie est atteinte, les uretères intacts. Fièvres. Mort huit jours après l'opération.

Autopsie. — Carcinome secondaire du foie, glandes lymphatiques pelviennes, péritonite fibrineuse.

L'ablation ne fut pas radicale. Rupture de la partie postérieure de la suture.

Observation 129 (O. Fœderl, 1893).

Opération par la voie sacrée. Suture circulaire. Mort le quatrième jour de péritonite.

Homme de 53 ans. Souffre depuis trois mois d'un carcinome du rectum situé à 5 centim. au-dessus de l'anus, sur les parois antérieure droite et gauche, limite supérieure impossible à atteindre. Résection en biais du sacrum au-dessous du quatrième trou sacré postérieur. Drainage du péritoine. Suture circulaire de 8 centim. Métastase hépatique, adhérences solides avec l'urèthre qui ne fut pas ouvert. Le troisième jour, péritonite. Mort au quatrième jour.

Autopsie. — Péritonite. Dégénérescence graisseuse du cœur.

Observation 130 (Roux)

Résection temporaire sacro-coccygienne. Suture circulaire. Mort. Septicémie

Ed. G..., agriculteur (Doubs) 54 ans.

Anamnèse, 26 juin 1893. En janvier 1893, selles difficiles, fèces aplaties, minces; auparavant jamais d'écoulement sanguin, première hémorrhagie survient en avril. Défécation douloureuse. Amaigrissement depuis deux mois.

Hérédité. — Rien.

Status, 26 juin 1893. A 6 centim. environ de l'orifice anal, masse papillomateuse dure, occupant les deux tiers antérieurs du rectum.

Au-dessus, on constate d'autres masses semblables.

Au-devant du sacrum, ganglions engorgés.

Diagnostic. — Carcinoma recti.

Opération, le 26 juin 1893. — En narcose, la tumeur remplit le Douglas, formant une masse cylindrique mobile sur le sacrum, sans rapports intimes avec la vessie. Le carcinome prend les quatre cinquièmes du pourtour, laissant en arrière juste la place pour un médius.

Technique opératoire habituelle. Renversement du sacrum à droite, et réapplication avec suture périostée.

Exitus, 28 juin 1893. Infection. Péritonite. Matières fécales dans le pansement.

Autopsie. — Abdomen météorisé; intestins tuméfiés; quelques coagulums sanguins dans la cavité abdominale; sur le rectum, pseudo-membranes fibrineuses très minces. Dans le petit bassin, un peu de sang et de matières fécales. Inversion des viscères. Cæcum dans la fosse iliaque gauche; foie à gauche; estomac à droite sur le côlon, rate à gauche; cœur à droite, pointe entre quatrième et cinquième côtes.

Rectum fixé dans le bassin: une petite communication entre l'intestin et le péritoine, d'où partent les matières fécales trouvées dans le petit bassin. Dans le foie quantité de petites tumeurs blanchâtres, dures.

Observation 131 (Roux)

Résection temporaire du sacrum et du coccyx. Suture circulaire. Guérison : fistule.

Mme P..., 54 ans, entre à l'hôpital de Lausanne, le 1er juin 1889.

Depuis six mois : ténesme, envies fréquentes d'aller à la selle. Hémorrhagies rectales attribuées d'abord à des hémorrhoïdes.

Toucher vaginal. — Tumeur dure, irrégulièrement bosselée dont l'extrémité inférieure arrive à 5 centim. de l'anus.

Toucher rectal. — Fait reconnaître que cette tumeur infiltre tout le pourtour de l'intestin, un peu plus bas en arrière qu'en avant, qu'elle est largement ulcérée et qu'on atteint difficilement le bord supérieur.

Opération, le 2 juin 1888. — Malade couchée sur le flanc, incision longitudinale postérieure du Rocher. Résection de l'extrémité inférieure du sacrum, qu'on rabat avec le coccyx et la peau de droite à gauche.

Pour isoler la tumeur du vagin un aide met son doigt dans cette cavité et donne ainsi une facilité plus grande pour la dissection. Un paquet de ganglions, à droite et en arrière du rectum, oblige à pousser la dissection plus haut que la tumeur.

Péritoine ouvert, immédiatement suturé.

Ablation de la partie cancéreuse et surtout des deux bouts. Sutures des extrémités de la plaie après avoir remis en place et fixé par quelques points de suture le lambeau cutanéo-osseux. Il s'établit une fistule sacrée.

11 juillet. La malade quitte l'hôpital incomplètement guérie. M. Roux put la revoir treize mois après. Son état était alors satisfaisant. Le fragment sacro-coccygien s'était soudé, il était un peu dévié il est vrai. Sphincter fonctionnait bien, mais il s'était formé un léger rétrécissement du rectum à la hauteur de l'ancienne ligne de suture.

Cette malade a repris pendant quelque temps son métier de sage-femme. Elle a fini par mourir en février 1891. M. Roux suppose qu'elle a eu une métastase pulmonaire.

Observation 132 (Roux)

Résection temporaire sacro-coccygienne. Suture circulaire. Fistule. 4 ans de survie.

M. J..., boucher, 60 ans, entre à l'hôpital le 27 mars 1889.

Toucher rectal. — A deux centimètres au-dessus de la prostate, grosse tumeur irrégulière, bosselée, occupant presque toute la circonférence de l'intestin, à part 2 ou 3 millim. de la paroi postérieure où la muqueuse est intacte. Néoplasme augmente de hauteur d'arrière en avant. Il présente son maximum de hauteur en avant et à droite et à ce niveau aussi sa plus grande épaisseur.

Le 30 mai 1889. Intervention par la voie sacrée.

Le malade est couché dans le décubitus latéral droit. L'incision commence à gauche de l'anus, rejoint la ligne médiane jusqu'au coccyx et suit pendant 10 centim. environ le bord gauche de cet os et celui du sacrum, pour se terminer par un crochet vers la ligne médiane. Section des ligaments sacro-sciatiques du côté gauche.

Section transversale du sacrum d'un coup de ciseau au-dessous du troisième trou sacré. Lambeau ostéo-cutané récliné du côté droit.

Un fil de soie, passé dans l'angle supérieur de ce lambeau, est fixé à la fesse du côté opposé, et l'ouverture est maintenue béante.

Isolement de la tumeur sans difficulté. Comme elle dépassait le cul-de-sac péritonéal il fallut ouvrir largement la séreuse. Celle-ci fut refermée après qu'on eut attiré le rectum aussi bas que possible, en suturant la séreuse libre à la face antérieure et au côté de l'intestin. Réunion des deux bouts l'un à l'autre par deux rangs de sutures. Après l'opération emphysème des bourses, rétention d'urine pendant quarante-huit heures et abcès stercoral et fistule. « A part cela, est-il dit dans l'observation, rien d'anormal ne vint troubler la période post-opératoire. »

Le 15 juin, le fragment osseux déplacé est très peu mobile. Sur le tiers moyen de l'incision, plaie linéaire non complètement épidermisée. Fistule disparue. Le malade évacue facilement ses matières qui sont cependant quelquefois laminées.

19 juin 1893. Mort. Il a eu probablement une récidive, ayant présenté dans les dernières semaines des troubles intestinaux. — Il a eu plus de 4 ans de survie.

Observation 133. (Roux)

Opération par la voie sacrée. Suture circulaire. Guérison. Sphincter excellent.

Emmanuel B..., agriculteur, 64 ans.

Etat le 11 mai 1893. — Souffre d'hémorrhoïdes depuis des années. En janvier 1893. — Selles sanguinolentes et douloureuses ; peu à peu, selles difficiles, fèces passées à la filière. Amaigrissement depuis quelques semaines.

Hérédité. — Nihil.

Status, 11 mai 1893. A gauche, au pourtour anal, un bourrelet formé de plusieurs noyaux rouges ou violets, dépressible.

Toucher rectal. — Immédiatement au-dessus de l'ampoule, un anneau dur, marqué surtout à la paroi latérale gauche et antérieure.

De cet anneau pend dans l'ampoule une tumeur frangée, creusée en cratère, dont le fond laisse passage à l'index.

Diagnostic. — Carcinoma recti. Hémorrhoïdes.

Opération, le 16 mai 1893. — Technique opératoire habituelle. Réapplication du sacrum et suture périostée.

Sortie le 1er octobre 1893. — État général meilleur qu'à l'entrée. Sacrum solide, pas douloureux. Fonction excellente.

Observation 134 (Roux)

Opération par la voie sacrée. Suture circulaire. Guérison. Sphincter excellent.

Julien M..., (Fribourg), 54 ans.

Anamnèse, 3 octobre 1893. Depuis juin 1892, « brulaison » à l'anus, surtout quand le malade se baisse. Depuis un mois, remarque que ses fèces sont comme passées à la filière et striées de sang rouge.

Pas d'hémorrhagie par l'anus.

Père mort à 70 ans d'un squirrhe d'estomac.

Status, 3 octobre 1893. Tumeur dure, bosselée, peu saignante, en forme de cratère, laissant en son milieu une ouverture pour l'index, formant un anneau au-dessus de l'ampoule rectale, d'où naît la partie saillante, en battant de cloche.

Diagnostic. — Carcinoma recti.

Opération, le 13 octobre 1893. — Extirpation par voie sacrée.

Décubitus latéral droit. Incision curviligne gauche, concavité à droite de 2 centim. de l'anus au tiers supérieur du sacrum. Renversement habituel du sacrum à droite. Extirpation de la tumeur. Réapplication du sacrum en place, maintenu par suture périostée de trois forts fils de catgut.

La tumeur enlevée mesure environ 8 centim. en longueur, dont cinq appartiennent à la tumeur qui tient tout le pourtour de l'intestin, qu'elle rétrécit considérablement.

Elle est bosselée, dure, ulcérée par places, bourgeonnante.

Diagnostic microscopique, 13 octobre 1893. — Carcinoma colloïdes recti ; la glande pro-rectale est aussi carcinomateuse (professeur Stilling).

4 novembre 1893, sortie. État général excellent. Selles régulières, normales, sans douleurs. Fonction du sphincter intacte. Sacrum solide, indolore au toucher ; plaie opératoire profonde de 2 centim. granule vivement.

État général bon.

Observation 135 (Czerny)

Opération par la voie sacrée. Suture circulaire. Guérison avec fistule.

W. J..., homme, 50 ans souffre depuis 9 semaines d'un cancer du rectum situé à 4 centim. au-dessus du sphincter. La tumeur est inaccessible, à sa limite supérieure, mobile.

Opération, le 6 mars 1886. — Résection de l'aile gauche du sacrum. Péritoine ouvert non suturé.

Longueur de l'intestin réséqué, 8 centim. Suture circulaire de l'intestin.

Sorti avec une fistule étroite et avec une bonne continence.

Mort par métastase le 16 septembre 1887.

Observation 136 (Czerny)

Opération par la voie sacrée, Suture circulaire. Section du sphincter. Guérison.

M. M..., homme, 57 ans. Malade depuis 3 mois. Cancer du rectum situé à 5 centimètres au-dessus de l'anus. La tumeur est accessible, mobile.

Opération, le 18 juin 1889. — Résection transversale. Péritoine ouvert, suturé. Portion d'intestin réséqué 10 centim... Division du sphincter. Suture de l'intestin circulaire.

Bonne guérison. Résultat tardif inconnu.

Observation 137 (Czerny)

Opération par la voie sacrée, Suture circulaire. Guérison. Petite fistule.

J. K..., homme, 56 ans. Cancer situé à 8 centim. au-dessus du sphincter. Tumeur inaccessible, adhérente, ganglions sacrés.

Opération, le 22 février 1890. — Résection transversale. Péritoine ouvert en partie suturé. Résection de l'intestin 12 centimètres. Suture de l'intestin sur deux rangées. Sorti avec fistule plus petite. État général bon. Augmentation de poids : 30 livres. Continence.

Fistule encore plus étroite. A gauche et en avant noyau dur, cicatriciel.

26 avril 1890. — La fistule est fermée par une opération autoplastique.

Observation 138 (Czerny)

Opération par la voie sacrée, Division du sphincter. Suture circulaire. Guérison sans fistule.

G. S..., homme, 63 ans. Début de l'affection : 4 mois. Cancer du rectum, situé à 6 centim. au-dessus du sphincter. Tumeur inaccessible. Ganglions sacrés.

Opération, le 24 février 1890. — Résection transversale. Péritoine ouvert, suturé. Portion de l'intestin réséqué : 13 centim. Sphincter divisé. Suture circulaire de l'intestin. Guérison sans accident. Bonne santé. Continence pour matières dures. Appareil d'Hochenegg.

Pas de récidive.

Observation 139 (Czerny)

Opération par la voie sacrée. Suture circulaire. Mort le 9e jour par embolie.

M. P..., femme, 43 ans. Début de l'affection : 18 mois. Cancer du rectum situé à 6 centim. au-dessus du sphincter. Tumeur inaccessible, immobile.

Opération, le 20 juin 1890. — Résection transversale. Péritoine ouvert, suturé. Longueur intestin réséqué : 14 centim. Deux rangs de sutures circulaires.

Mort le 29 juin 1890. — Pleuro-pneumonie par suite d'une embolie provenant des veines hémorrhoïdales.

Observation 140 (Czerny)

Opération par la voie sacrée. Suture circulaire. Guérison. Section du sphincter.

M. A..., femme, 5 mois. Cancer du rectum situé à 4 centim. au-dessus du sphincter. Tumeur inaccessible, peu mobile.

Opération, le 1er juin 1891. — Résection transversale. Péritoine ouvert, suturé.

Longueur de l'intestin réséqué : 10 centim. Sphincter divisé. Suture intestinale circulaire.

État général excellent, augmentation de poids. Pas de récidive. Continence pour les matières dures.

Observation 141 (Czerny)

Opération par la voie sacrée. Suture circulaire. Section du sphincter. Guérison.

E. A..., femme 36 ans. Début de la maladie : 9 mois. Longueur de l'intestin réséqué : 5 centim. Au-dessus du sphincter, tumeur accessible, mobile.

Opération, le 27 juillet 1891. — Résection transversale. Péritoine ouvert, suturé.

Portion de l'intestin excisé : 13 centim.. Division du sphincter. 2 rangs de sutures. Suites simples. Pas de récidive.

Continence pour matières dures. Hernie sacrée de l'intestin grêle.

Observation 142.(Czerny)

Opération par la voie sacrée. Section du sphincter. Suture circulaire. Guérison.

D. Sch..., homme, 68 ans. Début de la maladie : 1 an. Cancer du rectum situé à 5 centim. au-dessus du sphincter. Tumeur inaccessible, mobile.

Opération, le 6 août 1891. — Résection transversale. Péritoine incisé, suturé. Longueur de l'intestin réséqué : 12 centim. Division du sphincter. Suture circulaire de l'intestin ; guérison sans accident. État général bon. Le malade a repris son travail. Continence relative.

Induration suspecte dans la cicatrice.

Observation 143 (Czerny)

Opération par la voie sacrée. Suture circulaire. Guérison. Fistule.

D. L..., homme, 63 ans. Souffre d'un cancer du rectum situé 3 centimètres au-dessus du sphincter. Tumeur accessible, mobile.

Opération, le 17 septembre 1891. — Résection transversale. Péritoine ouvert, suturé. Longueur de l'intestin réséqué : 6 centim. Suture de l'intestin sur 2 rangs.

Suites simples. Une petite fistule se ferme bientôt. Excellent état général. Pas de récidive. Continence absolue.

Observation 144 (Czerny)

Opération par la voie sacrée. Anus iliaque préliminaire. Guérison sans fistule.

T. G..., homme, 39 ans. Début de la maladie : 7 mois. Cancer du rectum situé à 10 centim. au-dessus du sphincter. Tumeur inaccessible, immobile.

Le 14 octobre 1891, colotomie.

Le 4 novembre 1891. Extirpation sacrée.

Résection transversale. Péritoine ouvert, suturé. Longueur d'intestin réséqué : 15 centim.

Suture de l'intestin sur un double rang.

Le 27 décembre 1891. — Fermeture de l'anus iliaque.

État général bon. Sans récidive probable.

Continence.

Observation 145 (Czerny)

Opération par la voie sacrée. Suture circulaire. Guérison.

G. S..., homme 68 ans. Début de la maladie : 6 mois. Cancer du rectum situé à 4 centim. au-dessus du sphincter. Tumeur inaccessible, un peu mobile.

Opération, le 10 décembre 1886. — Résection de 7 centim. et demi d'intestin. Suture circulaire.

Péritoine ouvert, non suturé. Bonne guérison.

Mort le 22 septembre 1889. Récidive locale.

Observation 146 (Lejars)

Voie sacrée. Anus iliaque préliminaire. Suture circulaire. Mort 5 jours après.

C. P..., homme, 28 ans, entre à l'hôpital de la Pitié le 2 janvier 1894.

Jusqu'au mois d'avril 1893, le malade n'a ressenti du côté du rectum aucun trouble, cependant, quelques jours avant cette date, il a souffert de coliques et de diarrhée, puis subitement il a des troubles de la défécation et bientôt de la gêne absolue. Il sort de l'anus du sang plus ou moins mélangé à des matières fécales.

Le malade ne souffre pas ou très peu.

Il mange bien et a l'apparence d'une bonne santé.

État actuel. — Le malade a de l'incontinence rectale, il perd constamment du sang mélangé aux matières fécales, molles et presque fluides.

Quelquefois les matières sont dures, mais alors elles sont rendues sous forme de fragments.

Toucher. — Le doigt introduit dans le rectum, est arrêté dans la région ampullaire à environ 5 à 6 centim. de l'orifice anal par un tissu dur et résistant. Il semble que l'ouverture du rectum soit entièrement bouchée. Cependant après quelques tâtonnements le doigt rencontre un orifice à travers lequel il passe librement.

Le rétrécissement du rectum est circulaire, et d'une épaisseur de 1 à 2 centimètres et demi. On peut facilement le dépasser en avant. En arrière cela est difficile. Le néoplasme rectal semble adhérent en arrière. L'odeur du liquide imprégnant le doigt est fétide et repoussant.

Le 15 janvier on fait un anus contre nature à la région iliaque gauche suivant la méthode de Maydl.

Le lendemain on fait une incision transversale de l'intestin sorti par le thermocautère et on retire la mèche mise entre le méso-colon et l'intestin.

Au bout de quelques jours les matières commencent à sortir par le nouvel anus ; elles y sortent régulièrement quelques jours plus tard et l'éperon est bien formé.

Opération de Kraske, le 19 février, sous le chloroforme, qui dure deux heures. On enlève le coccyx sauf son dernier anneau.

L'aile gauche du sacrum est sectionnée par morceau.

Excision du néoplasme et réunion par entérorraphie des deux bouts de l'intestin.

Vomissements. Affaiblissement progressif.

Le 24 février 1894. — Mort.

Observation 147 (Schwartz)

Opération par la voie sacrée. Suture circulaire. Section du sphincter. Mort le 4e jour de cellulite pelvienne.

Homme, 57 ans. Depuis quatre mois, troubles fonctionnels.

A 5 centim. de l'anus et se terminant à 10 et à 12 centim. de cet orifice, tumeur demi-molle, irrégulière, mobile.

Opération, le 20 janvier 1890. — Malade couché sur le côté droit. Incision pratiquée transversalement, au niveau de l'articulation sacro-coccygienne. On délimite un lambeau d'une largeur de 10 centim. et d'une hauteur de 4 centim.

Ce lambeau relevé, résection du coccyx. Ligature du rectum au-dessous de la tumeur par un fil élastique et section un peu au-dessous de la ligature.

La tumeur est détachée assez facilement des organes environnants et en particulier de la prostate et des vésicules séminales. Péritoine non ouvert.

On éprouve de la difficulté pour suturer les deux bouts à cause de l'exiguïté du bout inférieur.

Il fallut fendre ce dernier en arrière.

Les deux bouts furent réunis l'un à l'autre par deux plans de sutures au catgut. Le bout inférieur fut reconstitué en arrière par deux ou trois points de suture. La malade mourut quatre jours après. On trouva à l'autopsie que le bout inférieur s'était sphacélé presque en entier et qu'il y avait une cellulite pelvienne due à l'irruption des matières fécales.

Observation 148 (Chaput)

Cancer du rectum. Opération de Kraske. Suture circulaire à deux étages. Petite fistule stercorale guérie spontanément. Récidive avec santé excellente et fonctions parfaites.

M. S..., âgé de 50 ans. Rien à noter dans les antécédents.

Il y a 8 mois le malade a commencé à éprouver des difficultés en allant à la selle à différentes reprises; il présente de la diarrhée avec fièvre et constate du sang dans ses selles. Il éprouve aussi des sensations de brûlures à l'anus.

Puis il s'aperçoit que la canule de l'irrigateur n'entre plus que difficilement, les douleurs augmentent d'intensité, il éprouve à toutes les heures le besoin de déféquer, il perd son sang au moment des selles et souvent dans leur intervalle.

Puis de petites tumeurs apparaissent à la région anale et plusieurs médecins consultés diagnostiquent hémorrhoïdes.

Le Dr Damalin reconnaît un carcinome rectal et envoie le malade à la Salpêtrière.

Toucher rectal. — On trouve à 4 centim. de l'anus une masse bosselée, irrégulière, volumineuse, rétrécissant considérablement l'orifice rectal. On ne peut avec le doigt atteindre l'extrémité supérieure de la tumeur. La tumeur est comme invaginée dans le rectum, elle est mobile, en battant de cloche ; pas d'adhérences aux parois pelviennes.

L'état général est assez satisfaisant, quoique le malade ait maigri de 6 à 7 kilos.

Rien au cœur, poumons, ni dans les urines.

Opération, le 25 juillet 1894. — Incision sacrée médiane; résection du coccyx et de la pointe du sacrum.

Section du rectum d'abord au-dessous puis au-dessus de la tumeur. Hémorrhagies abondantes d'artères situés dans le tissu graisseux qui double le rectum.

L'épaisseur de cette couche graisseuse rend impossible l'application du bouton de Murphy.

On fait la suture circulaire du rectum à deux étages (muco-muqueux et musculo-musculeux).

Suture partielle de la peau.

La plus grande partie de la plaie est laissée ouverte et bourrée au iodoforme.

La masse enlevée mesure 10 centimètres de haut. La résection a été faite en haut juste sur les limites de la tumeur.

Au bout de quelques jours il se fait une petite fistule stercorale en arrière elle guérit spontanément en quelques semaines. Au moment de la sortie le malade présente sur la paroi antérieure du rectum une bride en forme de croissant ne rétrécissant que fort peu l'intestin.

Malade revu le 23 avril 1896.

L'état général est excellent; le malade va à la selle tous les jours ; le bol fécal est du volume du pouce et un peu aplati.

Au toucher on ne constate plus la bride en croissant mais il existe un empâtement diffus au niveau de la prostate· A droite, dans la fosse ischio-rectale je trouve une tumeur du volume d'une demi-mandarine collée aux parois pelviennes et formée probablement par du tissu épithélial.

Observation 149 (Demons)

Opération par la voie sacrée. Suture circulaire complète. Mort 15 jours après de cellulite pelvienne.

Homme, 60 ans entre en décembre 1889 dans le service de M. Demons à l'hôpital de Bordeaux.

Cancer commençant à 2 ou 3 centim. de l'anus et remontant jusqu'à 7 ou 8 centim.

Limite supérieure sentie.

Opération de Kraske, le 15 décembre 1889. — Incision de 10 centim. du milieu du sacrum jusqu'à l'anus. Résection du coccyx et de la dernière vertèbre sacrée. Ablation de la zone cancéreuse. Suture des deux bouts. Le malade eut une désunion des sutures rectales et une cellulite pelvienne dont il mourut une quinzaine de jours après l'opération.

Observation 150 (Houzel)

Opération par la voie sacrée. Suture circulaire. Guérison opératoire.

M. Houzel ayant constaté à 4 centim. au-dessus du sphincter de l'anus un rétrécissement en anneau rempli de végétations, puis ayant introduit le doigt dans un trajet de 7 à 8 centim., franchi l'orifice supérieur et reconnu à n'en pas douter qu'il s'agissait d'un cancer n'hésite point à intervenir par la voie sacrée. Ayant fendu avec le bistouri la partie postérieure du rectum jusqu'au coccyx qu'il réséqua, il put disséquer avec le doigt et les ciseaux la partie inférieure du rectum restée saine. Mais il fallut « cheminer à travers la prostate et enlever les vésicules séminales englobées dans le néoplasme ». Les canaux déférents furent coupés entre deux ligatures, le cul-de-sac recto-vésical fut largement ouvert.

L'intestin saisi avec une longue pince courbe au-dessus du néoplasme, ce dernier fut saisi avec les ciseaux.

Le cul-de-sac fut refermé.

Le bout supérieur suturé à l'inférieur avec du catgut, on referma de même l'incision longitudinale postérieure, et les lèvres de la plaie cutanée furent réunies avec du crin.

Résultat immédiat fut satisfaisant. Mais quatre mois après il y avait récidive.

Observation 151 (Gérard-Marchant)

Opération par la voie sacrée. Suture circulaire. Guérison. Fistule.

Jules L..., 55 ans, entre à l'hôpital le 25 mars 1890, se plaignant de douleurs ano-périnéales, d'émissions par l'anus de selles diarrhéiques, de liquides infects, de débris noirâtres, de sang.

Toucher. — A 5 centim. au-dessus de l'anus, tumeur mamelonnée, dure, irrégulière, occupant presque toute la lumière du rectum. Limite supérieure sentie. Pas d'adhérence.

Opération, le 19 avril 1890. — Incision de 15 centim. depuis la deuxième vertèbre sacrée jusqu'à 2 centim. de l'anus. Résection du coccyx et de la dernière sacrée. Tumeur abordée, disséquée et extirpée. Sutures du bout supérieur au bout inférieur avec de la soie : vingt-cinq points. Suture intestinale commencée par le procédé de M. Chaput, terminée par le procédé ordinaire. Gros drain sous le sacrum. Résection de 9 centim. d'intestin. Suppuration de la plaie et, malgré des soins attentifs, il s'établit une fistule intestinale. Il se produisit un abcès ganglionnaire dans la fosse iliaque, qui ne fut complètement guéri qu'au mois de juin.

Ce malade mourut de récidive, six mois après l'opération.

Observation 152 (Berger)

Opération par la voie sacrée. Suture circulaire. Mort par intoxication iodoformée.

Homme, 40 ans, présente, depuis trois ou quatre mois seulement, des accidents tels que constipation, selles douloureuses, hémorrhagies.

Toucher. — On constate l'existence d'un cancer commençant à 3 centim. environ de l'anus. Limites supérieures inaccessibles.

Opération de Kraske. — L'incision postérieure, l'extirpation du coccyx et la résection du sacrum jusqu'au troisième trou sacré ne donnèrent lieu qu'à un écoulement de sang facile à maîtriser.

L'intestin fut difficile à isoler car il était entouré d'un tissu cellulaire, dense, infiltré, contenant dans son épaisseur de nombreux ganglions dégénérés, le reliant fortement à toute la concavité sacrée jusqu'au niveau de l'angle sacro-vertébral.

La dissection du rectum fut longue, difficile, et donna lieu à une hémorrhagie assez abondante, réprimée au moyen de tampons de gaze iodoformée.

L'intestin isolé et après ligature préalable de son bout supérieur avec la gaze iodoformée, on en fait la section. En bas, la dissection ne s'arrêta que tout à fait au voisinage de l'anus; le sphincter ne put qu'être partiellement conservé.

L'opération avait duré deux heures et avait été pénible. Bien que le pansement extérieur ait été fait au salol, des phénomènes d'intoxication iodoformiques se manifestèrent bientôt. La température s'abaissa, il survint de l'agitation, un délire continuel, le pouls s'affaiblit peu à peu et le malade succomba dans le courant du troisième jour après l'opération.

Observation 153 (Kroenlein)

Opération par la voie sacrée. Suture circulaire. Guérison.

Docteur en droit, 35 ans.

Juin 1887. Troubles fonctionnels. A 4 centim. de l'anus et occupant toute la circonférence de l'intestin, tumeur dure, ulcérée. Limite supérieure ne peut être sentie.

Opération, le 10 octobre 1888. — Malade couché dans le décubitus latéral droit. Incision partant de l'épine iliaque postéro-supérieure gauche, allant jusqu'au bord droit du coccxx. Section des ligaments sacro-sciatiques du côté gauche.

Désarticulation du coccyx et résection latérale oblique du sacrum jusqu'au-dessous du troisième trou sacré.

Tumeur très étendue et très adhérente. La dissection est infiniment laborieuse et nécessite l'ouverture large du péritoine.

Résection de 10 centim. de l'intestin. Réunion des deux bouts par une suture circulaire complète.

Pas de sutures de la peau. Opération avait duré trois heures.

Suites opératoires bonnes.

Vingt mois après, pas de récidive.

Observation 154 (Swinford-Edwards)

Voie sacrée. Suture circulaire. Fistule. Guérison.

Femme, 50 ans, opérée en août 1894, à West London Hospital.

La tumeur mesurait deux doigts et commençait à trois doigts de l'anus.

Pas d'adhérences.

La malade fut placée sur le côté gauche. Incision allant du milieu du sacrum à l'anus. Ablation du coccyx. Section du ligament sacro-sciatique gauche et ablation à la pince coupante d'une portion du sacrum. Section de la tumeur et union des deux bouts. La suture ne tint pas, mais la malade va très bien.

Observation 155 (Poisson)

Opération par la voie sacrée. Suture circulaire. Mort le septième jour de cellulite pelvienne.

Homme, 70 ans. Cancer rectal commençant à 4 centim. de l'anus. Limite supérieure non atteinte. Régime lacté. Naphtol.

Incision postérieure curviligne à concavité gauche.

Résection du coccyx et d'un fragment du sacrum.

L'isolement de l'intestin fut pénible. L'opérateur eut de grandes difficultés à séparer le rectum des vésicules et de la prostate. Péritoine ouvert, abaissement l'intestin. La suture des deux bouts donna beaucoup de peine; le bout inférieur étant très court, plan de suture au catgut. Réunion de la plaie cutanée. Au bout de quarante-huit heures, rougeur et œdème autour de la plaie. Les matières fécales se firent jour à travers les sutures. Le malade mourut de cellulite pelvienne le septième jour.

Observation 156 (Jeannel)

Opération par la voie sacrée. Suture circulaire. Guérison.

Mlle C..., 45 ans. Constipation habituelle. Hémorrhoïdes. Typhlite légère.

Toucher vaginal en septembre 1891. — Tumeur du rectum, haut située, mobile, et douloureuse à la pression.

Toucher rectal. — Le doigt, enfoncé de toute sa longueur, sent une tumeur annulaire, saillante dans le rectum, du volume d'un gros œuf, terminée dans la cavité intestinale par une ulcération cratériforme, saignante, de la largeur d'une pièce de deux francs. Limite inférieure, 6 ou 7 centim. de l'anus. Limite supérieure ne peut être sentie. Tumeur mobile. Intestin paraît seul intéressé.

3 octobre 1891. Extirpation du rectum par la voie sacrée. Traitement préliminaire (purgatifs, antisepsie intestinale). M. Jeannel utilise son procédé « à double volet ». Incision transversale de 10 centim. au niveau du fond des échancrures sciatiques. Incision parallèle à la première au niveau de l'articulation sacro-coccygienne.

Ostéotomie médiane verticale du sacrum.

Abaissement de la tumeur.

Au cours de cette manœuvre, déchirure du cul-de-sac péritonéal et déchirure de l'intestin au niveau du néoplasme.

L'intestin est coupé transversalement au-dessus et au-dessous de la tumeur et les deux bouts rapprochés l'un de l'autre et suturés à la soie.

Résection, au ciseau, d'un losange longitudinal du bout supérieur en un point où se trouvaient quelques traînées épithéliomateuses. Réunion des lambeaux sacrés par une suture périostique postérieure. Suture de la peau aux crins.

L'incision transversale inférieure n'est point refermée et livre passage à deux drains péri-rectaux. Sphacèle du pannicule adipeux sous-cutané, désunion de la suture intestinale, suppuration péri-rectale et fistule consécutive. Rétrécissement valvulaire du rectum, qui ne guérit qu'après deux rectotomies à travers la fistule, une rectotomie interne à travers l'anus, et une dilatation prolongée.

Rétention d'urine pendant près d'un mois.

Pendant plusieurs semaines, névrite du plexus sacré. Malade guérit de tous ces accidents.

Fin janvier 1892. Malade se lève. État satisfaisant malgré quelques douleurs dans les régions sacrée et fessière. Pas de récidive.

Observation 157 (Walther)

Opération par la voie sacrée. Suture circulaire.

Joseph C..., 39 ans, entre à l'hôpital le 21 septembre 1891.

Épithélioma du rectum. Douleurs vives pendant la défécation. Selles mêlées de sang. Constipation. Ulcération à peu près elliptique, environ 4 à 5 centim. dans le sens transversal, 3 à 4 centim. dans le sens vertical. Elle siège à 5 centim. environ au-dessus du sphincter.

Pas de ganglions péri-rectaux.

Purgatifs. Bétol.

Opération, le 25 septembre. — Malade placé dans le décubitus latéral droit.

Longue incision, allant de l'épine iliaque postérieure au-devant de la pointe du coccyx.

Résection du coccyx. Conservation des attaches postérieures du sphincter.

Mise à nu du rectum et résection de 12 centim. de rectum.

Déchirure du péritoine, fermée immédiatement.

Deux plans de sutures réunissent les deux bouts de l'intestin réséqué.

Le 30. Pas de pus, pas de sang. Sutures en bon état.

3 octobre. Ablation des sutures. Bonne réunion.

Le 6. Formation d'une petite fistule qui n'est complètement fermée qu'au commencement de février 1892.

17 février 1892. Le malade quitte l'hôpital absolument guéri.

Ce malade est mort en 1892 après avoir végété plusieurs semaines, sans qu'on puisse dire qu'il se soit bien porté plus de deux à trois mois.

Observation 158 (Ricard)

Opération par la voie sacrée. Suture circulaire. Guérison.

M. M..., 40 ans. Rétrécissement rectal, accidents d'obstruction intestinale.

Toucher rectal. — Cancer annulaire commençant à 4 centim. de l'anus. Limite supérieure ne peut être atteinte qu'avec difficulté.

Opération, avril 1891. — Incision commençant au voisinage de l'épine iliaque postéro-supérieure gauche, gagnant la ligne médiane, et suivant la rainure interfessière jusqu'au voisinage de l'anus.

Dénudation et extirpation du coccyx et d'une portion du sacrum.

Isolement et dissection du segment cancéreux de l'intestin.

Déchirure du cul-de-sac recto-utérin.

Suture circulaire complète des deux bouts l'un à l'autre.

Réunion des lèvres de la plaie cutanée au crin.

Quelques semaines après l'opération, déchirure de la cicatrice à la suite d'un violent effort.

Peu de temps après, un prolapsus considérable du rectum se constituait, et il fallait faire une opération autoplastique en juin 1892. Il aviva les bords de la plaie, restaura de son mieux le rectum, ferma par des sutures l'ouverture très large qu'il présentait en arrière et réunit les parties molles superficielles.

Rétrécissement de l'intestin et dilatation.

Malade revue après opération. Continence des matières fécales solides, incontinence des liquides.

Affaiblissement de l'appareil constricteur du rectum.

Le rétrécissement cicatriciel existe toujours, mais aucune tendance à la récidive.

Au-dessus du sacrum, large fistule formée par l'union d'un infundibulum muqueux.

Dans la région sacro-coccygienne, quatre fistules.

Un squirrhe s'est développé dans le sein droit avec adénopathie dans l'aisselle. M. Ricard fait l'amputation du sein, avec curage de l'aisselle.

Observation 159 (Ricard)

Opération par la voie sacrée. Suture circulaire. Mort par cellulite pelvienne.

P..., 60 ans, entre à l'hôpital au mois d'août 1896.

Cancer annulaire, qui répond à l'indication, type de Kraske. Le néoplasme commence à 3 centim. et demi de l'anus (absolument sain) et n'a pas plus de 3 ou 4 centim. en hauteur. Rectum mobile.

Opération, relativement fort simple : résection du coccyx et d'un petit morceau de la cinquième sacrée. Isolement et résection du rectum. Suture circulaire du bout supérieur à l'inférieur.

Le péritoine fut déchiré et refermé.

Cinquième ou sixième jour, escharres autour de la plaie. Désunion postérieure par la suture rectale et expulsion des matières autant par cette solution de continuité que par l'anus véritable.

Accidents à la suite de l'administration d'un lavement. Le malade mourut de cellulite pelvienne.

Observation 160 (Ricard)

Opération par la voie sacrée. Suture circulaire. Mort au troisième jour par hémorrhagie.

H..., 42 ans, entre à l'Hôtel-Dieu en avril 1891.

Cancer rectal commençant à 5 centim. de l'anus, 8 centim. de hauteur.

Incision curviligne commençant à l'épine iliaque postéro-supérieure gauche, aboutissant en arrière de l'anus. Résection du coccyx. Ablation de quelques parcelles du sacrum et isolement du cylindre cancéreux. Suppression de la zone malade et suture des deux bouts.

Péritoine largement ouvert, non suturé. Extirpation de petits ganglions dégénérés, situés le long des hémorrhoïdales inférieures. On referme complètement la plaie extérieure.

Le malade mourut au troisième jour.

Autopsie. — Péritoine rempli de sang (deux litres).

La ligature d'une des hémorrhoïdales supérieures avait glissé et le sang échappé du vaisseau avait reflué dans le péritoine.

Observation 161 (Ricard)

Voie sacrée. Mort trente-six heures après.

Mme X..., 64 ans, opérée le 15 octobre 1890. Souffre depuis deux ans de son rectum et, à deux reprises, a présenté des accidents d'occlusion.

Femme occupant la paroi postérieure de l'ampoule rectale. On la limite nettement dans tous les sens, même à la partie supérieure.

Incision curviligne de l'épine postéro-supérieure gauche à l'anus.

Résection du coccyx et d'un fragment du sacrum.

Large drainage postérieur et surtout de la peau.

La malade mourut trente-six heures après l'opération. Aucun phénomène péritonéal, ni pulmonaire, rien qui puisse élucider la cause de la mort.

Observation 162 (Henri Bircher)

Voie sacrée. Suture circulaire. Fistule.

B. M..., 60 ans, opéré le 15 janvier 1892, d'un cancer du rectum.

Suppression du coccyx et de la partie inférieure du sacrum. Isolement de la tumeur et de l'intestin. Excision du néoplasme en gardant une marge d'intestin sain. Déchirement du péritoine, et une anse de l'intestin grêle fait issue. Péritoine refermé.

Suture du bout supérieur à l'inférieur.

Plaie fermée partiellement. Pas de réaction péritonéale. La suture rectale ne tint pas et il y eut du sphacèle. Dans la région sacrée, large fistule d'où sortaient les matières fécales malgré une pelote.

Pour remédier à cette infirmité, nouvelle opération.

Observation 163 (Ratinoff)

Résection temporaire du sacrum par le procédé d'Heinecke. Suture circulaire. Guérison opératoire malgré cellulite.

Malade depuis dix-huit mois. Douleurs et constipation au début, puis hémorrhagies. Amaigrissement général.

Toucher. — Tumeur de 8 centim. de hauteur, occupant les parois postérieure et latérale, siégeant à 16 centim. au-dessus de l'anus. Rectum mobile.

Opération, le 19 février 1892. — Résection du sacrum d'après Heinecke. Extirpation de la tumeur. Suture circulaire comprenant seulement la musculeuse. La plaie cutanée est fermée entièrement, excepté au-dessous du coccyx où on laisse un orifice pour mettre une mèche iodoformée. Le lendemain, la température est à 39°. Le quatrième jour, malgré l'opium, le malade a une selle, la suture est déchirée. On lave la plaie, l'infection diminue, on fait une suture secondaire.

8 avril. La guérison est complète, les fonctions normales. Le malade peut s'asseoir et travailler.

Observation 164 (Boiffin)

Opération par la voie sacrée. Suture circulaire. Guérison. Fistule.

Femme, 55 ans. Début remonte à 14 mois. Pendant six jours régime lacté, bouillon, purgation tous les 2 jours.

Opération, le 14 décembre. — Incision partant de l'épine iliaque postéro-supérieure s'arrêtant à 5 centim. du dessus de l'anus. Coccyx sectionné. Triangle de 5 centim. enlevé sur le côté gauche du sacrum. Isolement du rectum sur 10 centim. Cylindre de 7 centim. séparé par quelques coups de ciseaux. Deux plans de sutures : muco-muqueux, musculo-musculaire. Péritonite du cul-de-sac de Douglas fermé d'abord par un surjet de soie fine. On retire les liens élastiques placés à chaque extrémité du cylindre intestinal. Drain en caoutchouc dans l'anus. Pendant huit jours extrait de thébaïque à la dose de 15 centigr. Le treizième jour pansement souillé par une notable quantité de matières passées par la plaie. Fistule stercorale persiste dix jours. « La malade partit 1 mois après son opération, n'ayant plus qu'une petite plaie cutanée, l'anus fonctionnait normalement. »

Observation 165 (Fred. Kammerer)

Opération par la voie sacrée. Suture circulaire. Mort le lendemain.

G. R..., 68 ans. Douleurs pendant la défécation et hémorrhagies depuis deux ans. Cancer circulaire du rectum atteignant surtout la paroi antérieure remontant très haut. Cachexie. Athérome.

Opération, le 26 avril 1893. — Procédé de Rydigier. Pas de perte de sang. Dissection du rectum. Incision au-dessous de la tumeur laissant un bout inférieur de 5 centim. Incision du péritoine. Résection de 10 centim. d'intestin. Sutures circulaires au catgut. Extirpation de nombreux ganglions lymphatiques du méso-rectum. Drainage. Suture du lambeau ostéo-cutané.

Collapsus pendant les premières heures.

Lendemain, meurt subitement après avoir bu.

Observation 166 (Fred. Kammerer)

Opération par la voie sacrée. Anus iliaque préliminaire. Suture circulaire. Guérison. Petite fistule. Rétrécissement.

H. B..., 58 ans. Depuis deux ans selles sanguinolentes et difficulté pour aller à la selle. État général mauvais.

A deux doigts et demi au-dessous de l'anus tumeur cancéreuse obstruant presque complètement la lumière du rectum, infranchissable

21 décembre 1893. Anus iliaque gauche.

Pendant quelques semaines, trois ou quatre fois par jour, irrigations du bout inférieur.

Opération, le 18 janvier 1894. — Résection ostéo-plastique du sacrum. Ablation de 7 centim. et demi du rectum laissant environ un bout inférieur de 3 centim. et demi. Sutures circulaires complètes. Drainage du péritoine. Suites simples.

Réunion par première intention excepté en arrière où il se forme une petite fistule qui persiste à la fin du mois de mars, à cause du rétrécissement du rectum à cet endroit.

30 mars. Le lambeau ostéo-cutané est soulevé de nouveau. Excision du rétrécissement. Dans l'impossibilité où l'on est d'aboucher le bout supérieur et le bout inférieur on fait l'incision de Lange, c'est-à-dire que l'on transporte par des incisions libératrices l'anus en haut et en arrière. Le nouvel anus est placé au-dessous du coccyx. L'anus artificiel n'est pas fermé.

Observation 167 (Kraske)

Suture circulaire. Fistule sacrée. Guérison.

Il s'agit d'un garde-forestier âgé de 37 ans. Début il y a deux ans environ par des selles sanguinolentes. Entre à l'hôpital le 26 décembre 1884.

Cancer annulaire très élevé. La limite inférieure est à peine sentie au toucher rectal et est éloignée de l'anus au moins de 0,12 à 0,15 centim. La limite supérieure ne peut être déterminée. La tumeur paraît cependant mobile.

Opération, le 31 décembre 1884. — On fend en arrière le segment inférieur sain du rectum au-dessous du cancer sur une longueur de 0,10 centim. Section transversale de l'intestin immédiatement au-dessous du cancer. Ouverture du péritoine à deux reprises différentes pour pouvoir isoler et dégager l'intestin. Suture incomplète des deux bouts.

Le péritoine n'est pas suturé.

Le neuvième jour, selle abondante par l'anus sacré. Le malade sort en février avec cet anus artificiel où s'était développé une sorte d'éperon transversal aux dépens de la paroi antérieure instestinale, le replis permet au malade de retenir quelque temps une selle solide.

Opération autoplastique ultérieure d'après la méthode de Thiersch pour fermer cet anus sacré.

Réussite complète à l'exception d'une petite fistule au niveau de l'angle supérieur. Le malade retient non seulement ses matières, mais encore les gaz.

Observation 168 (Kraske)

Suture circulaire. Guérison.

Femme scoliotique, 47 ans. Début il y a deux ans, par gène de la défécation.

Hémorrhagie. Cancer annulaire s'étendant sur une longueur de 8 à 9 centim. environ avec rétrécissement très accentué du canal intestinal.

Opération, le 10 décembre 1884. — Résection du sacrum et du coccyx tout en respectant le sphincter interne. Adhérences considérables à gauche. Large ouverture du péritoine au niveau du cul-de-sac de Douglas d'où il s'écoula une certaine quantité de liquide séreux. Il existait de plus sur la séreuse de petit noyaux cancéreux. Péritoine non suturé.

Résection du cancer. Suture des deux bouts intestinaux. Drainage de la cavité péritonéale; cinq semaines après l'opération la malade pouvait regagner son domicile.

La plaie était complètement cicatrisée. Mais il existait déjà de la récidive de la muqueuse rectale et des noyaux indurés et mobiles à la palpation.

Observation 169 (Kraske)

Suture circulaire incomplète. Guérison.

Homme 66 ans. Porteur d'une tumeur cancéreuse élevée et très adhérente, on ne peut la délimiter en haut.

Opération, le 27 mai 1887. — Résection latérale du sacrum.

Ouverture du cul-de-sac de Douglas.

La tumeur remonte jusqu'à l'S iliaque.

Résection d'une portion rectale inférieure, saine, respectée par la résection, est au moins longue de 0,15 centim. Suture incomplète des deux bouts de l'intestin.

L'anus sacré consécutif est fermé en juillet suivant.

Observation 170 (Kraske)

Suture circulaire complète. Mort. Péritonite stercorale.

Homme 68 ans. Cancer annulaire dont les limites supérieures ne peuvent être atteintes.

Rétrécissement très serré empêchant le passage d'une sonde. Le malade n'a donc été préparé que dans la mesure du possible.

Opération, le 2 juillet. — Résection latérale du sacrum. Ouverture du péritoine non suturé. Résection du rectum. Suture circulaire complète, l'intestin est déchiré par une selle qui survint la nuit même de l'opération. Décès le matin suivant de péritonite stercorale.

Observation 171 (Kraske)

Suture circulaire complète. Mort. Péritonite.

Femme 32 ans. Cancer circulaire débutant à 0,06 ou 0,07 centim. de l'anus. Adhérences à la cloison vaginale.

Opération, le 29 mai 1886. — Résection latérale du sacrum.

Résection de 0,10 centim. d'intestin.

Péritoine ouvert circulairement.

Suture circulaire complète.

Le lendemain, malgré l'opium, selle brusque et abondante qui fait céder les sutures. Mort le 2 juin. Péritonite stercorale quatre jours après l'opération.

OBSERVATION 172 (KRASKE)

Extirpation d'un cancer rectal. Suture au sphincter.

Homme de 48 ans. Cancer s'étendant sur les trois quarts de la périphérie du rectum, à 0,06 centim. de l'anus.

La limite supérieure pouvait être atteinte par le toucher rectal quand on appuyait l'autre main sur la paroi abdominale.

Opération, le 11 mai 1885. — Méthode sacrée. On ne résèque ni le coccyx ni le sacrum, on ne fait que l'incision avec la section des ligaments sacro-sciatiques. On fend le segment inférieur du rectum.

Ouverture du péritoine en avant.

Le rectum attiré en bas est suturé avec la portion de muqueuse restée en place et longue d'un travers de doigt. Sortie le 6 juin, et le sphincter fonctionne bien quoiqu'il ne soit pas réuni en arrière.

OBSERVATION 173 (HOCHENEGG).

Homme, 54 ans. Début il y a dix-huit mois. Cancer commençant à 9 centim. au-dessus de l'anus. La limite supérieure ne peut être atteinte.

Opération, le 12 juillet 1887. — Résection de 8 centim. d'intestin. Suture circulaire complète. Drainage. Suture de la peau. Au sixième jour, avec la première selle, la suture intestinale lâche dans la partie postérieure : on est obligé de désunir la peau. Guérison avec anus sacré. En janvier 1888, petite récidive dans la partie supérieure de la partie anale. Extirpation de cette partie. Guérison avec anus sacré.

OBSERVATION 174 (HOCHENEGG).

Homme, 68 ans. Début il y a deux mois et demi. Cancer commençant à 4 centim. au-dessus de l'anus.

Opération, le 18 août 1888. — Résection. Suture incomplète. Anus sacré. Guérison.

OBSERVATION 175 (WELJAMINOFF).

Amputation du rectum. Anus iliaque préliminaire.

Femme, 40 ans. Cancer du rectum occupant les trois quarts de la circonférence antérieure du rectum adhérente au vagin.

9 octobre 1893. Anus iliaque. Extirpation du bout inférieur du rectum, de la paroi postérieure du vagin et de la cloison. La malade a guéri. Elle fait son métier de professeur comme avant. Pas de récidive locale, seulement au niveau des sutures greffes cancérieuses. Une nouvelle intervention, au cours de laquelle la vessie est blessée, guérit la malade.

OBSERVATION 176 (HOCHENEGG).

Suture circulaire. Guérison. Fistule.

Femme, 32 ans. Début il y a cinq mois. Cancer presque annulaire commençant à 7 centim. de l'anus.

Opération, le 12 mai 1887. — Résection typique d'après Kraske. Le cylindre enlevé mesure 9 centim. Suture circulaire de l'intestin. Drain dans le rectum à travers l'anus.

Guérison presque complète ; petite fistulette qui guérit spontanément en peu de temps. Actuellement pas de récidive.

OBSERVATION 177 (HOCHENEGG).

Suture circulaire complète. Guérison.

Cancer végétant de la paroi antérieure du rectum commençant à deux travers de doigt au-dessus de l'anus.

Opération, le 1er juin 1889. — Suture circulaire complète de l'intestin. Guérison.

OBSERVATION 178 (F. T. PAUL).

Opération par la voie sacrée. Suture circulaire des deux bouts. Guérison.

Homme, 56 ans, présente une tumeur commençant à 4 centim. de l'anus et s'étendant si haut que le doigt ne peut atteindre sa limite supérieure.

Opération, 1893. — Incision para-sacrée permettant d'arriver sur l'intestin. 10 centim. environ de rectum sont enlevés et on fait une suture circulaire des deux bouts. Le malade guérit sans encombre un an après. Il n'a pas de récidive, son état est excellent et sa continence parfaite.

Examen histologique. — Epithéliome cylindrique.

OBSERVATION 179 (MALTAKOVSKY).

Voie para-sacrée. Suture circulaire. Guérison. Fistule.

Homme, 64 ans. Tumeur commençant à 6 centim. de l'anus, obstruant presque complètement le rectum. Limite supérieure facile à délimiter. Pas d'adhérence.

Opération. — Incision parasacrale. Résection de la tumeur. Ouverture du péritoine et suture de la séreuse. Suture circulaire des deux bouts. Guérison longue avec fistule.

Observation 180 (Carl Koch).

Cancer du rectum. Incision longitudinale postérieure. Suture incomplète des deux bouts. Guérison opératoire.

H. M..., âgée de 66 ans, souffre depuis trois mois de ténesme et d'hémorrhagies anales.

21 février 1893. Femme amaigrie, cachectique. Prolapsus utérin.

Toucher rectal. — Tumeur en crête de coq, proéminente dans la lumière du rectum. Commence à trois doigts au-dessus du sphincter. Limite supérieure inaccessible. Tumeur paraît occuper les parois antérieure, latérale, la postérieure est en partie libre ; tumeur mobile.

Toucher vaginal. — Limites supérieures limitables.

Opération, le 25 février 1893. — Incision de la peau et libération du rectum suivant le procédé de Bergmann. On taille un lambeau ano-coccygien qui est renversé en dehors. Libération de la partie rectale au-dessus du sphincter. On pose deux ligatures, l'une juste au-dessus du sphincter, l'autre à deux travers de doigt plus haut et on sectionne le rectum entre ces deux ligatures. Le bout supérieur enveloppé de gaze antiseptique et enserré dans une pince courbe, est relevé. On dissèque alors le segment malade. La dissection en est facile. Le péritoine est ouvert en avant. On constate que le néoplasme remontait à un travers de doigt environ au-dessus du cul-de-sac recto-utérin. Le rectum une fois abaissé, on suture le péritoine au feuillet viscéral qui recouvre le rectum. Après double ligature de l'intestin, on sectionne transversalent entre les deux au-dessus du point malade, on enlève quelques ganglions péri-rectaux. La plaie est tamponnée, puis la portion anale est suturée au bout central, mais seulement en avant dans les deux tiers de sa périphérie. Les suites opératoires furent très simples.

La suture de l'intestin réussit, mais le sphincter est resté divisé.

Le 22 juillet, on fait l'avivement du sphincter et on le suture, mais à la suite de la diarrhée, la suture lâchait en partie. Incontinence relative. Nous avons appris depuis que le malade était en bon état. Pas de nouvelle du fonctionnement de son sphincter.

Observation 181 (Carl Koch).

Opération par la voie sacrée. Suture circulaire incomplète. Guérison.

B. G..., homme, 54 ans, malade depuis six mois. Douleurs en allant à la garde-robe. Selles muco-sanguinolentes.

26 octobre 1894. Etat général assez bon.

Toucher. — Tumeur végétante faisant saillie dans l'intérieur du rectum. La limite inférieure est facilement délimitable, mais il est bien difficile de remonter plus haut.

A gauche et en arrière, elle est plus adhérente, du côté de la vessie elle est tout à fait mobile.

Ganglions inguinaux indurés.

Opération, le 29 octobre. — On introduit une sonde métallique dans la vessie Incision de l'anus au sacrum. Luxation du coccyx. Résection d'une partie du sacrum avec la scie à chaîne. Libération de l'extrémité inférieure du rectum et double ligatures, la section entre les deux se trouve placée juste au-dessus du sphincter.

Pendant toute l'opération, on ne touche pas ni à la vessie, ni à l'urèthre. Le péritoine est ouvert en avant et sur les côtés, en arrière le néoplasme a envahi le tissu cellulaire. On trouve des ganglions gros comme des noix qu'on extirpe avec un instrument mousse. Il est assez facile d'isoler l'extrémité supérieure de la tumeur que l'on abaisse. On sectionne transversalement le rectum au-dessus entre deux ligatures à quatre ou cinq travers de doigt au-dessus du cul-de-sac recto-vésical. Suture circulaire incomplète avec le bout anal qui n'a que 2 centim. de hauteur. Les suites ont été extrêmement simples, le malade n'a eu seulement qu'un peu d'urticaire.

Observation 182 (Carl Koch).

Opération par la voie sacrée. Suture incomplète des deux bouts. Section du sphincter. Guérison avec fistule sacrée.

G. C..., femme, 63 ans. Malade depuis trois mois. Tumeur à la région sacrée, pesanteur à l'anus, selles laminées. Depuis trois semaines, hémorrhagies, amaigrissement.

3 janvier 1894. Femme amaigrie, pâle, facies cachectique.

Toucher. — On sent une végétation faisant saillie dans la lumière du rectum. Limite supérieure inaccessible.

A la palpation abdominale, on a la sensation d'une tumeur mobile.

Opération, le 8 janvier 1894. — Décubitus latéral droit. Incision des parties molles suivant le procédé de Bergmann. Ablation du coccyx. Résection transversale de la moitié antérieure du sacrum, large de deux travers de doigt. Dissection avec le doigt de la portion du rectum située au-dessus du sphincter. On pose une double ligature sur cette portion sus-sphinctérienne et on sectionne entre les deux. Le péritoine est largement ouvert. Le néoplasme ne commence qu'un peu au-dessus du cul-de-sac péritonéal, il s'étend en haut jusqu'au-dessus du promontoire. Toutefois la tumeur est facilement libérée et attirée en bas. On a quelque difficulté pour attirer la partie toute supérieure du néoplasme qui est retenu par un gros tractus celluleux dans lequel on sent battre une artère volumineuse. On essaye de passer un fil avec une aiguille mousse courbe, mais on y réussit pas. On pince d'abord le vaisseau et on coupe. La pince ayant dérapé, on a une hémorrhagie artérielle terrible ; on réussit à en passer une seconde qu'on laisse à demeure. La plaie est tamponnée. On incise longitudinalement en arrière la portion sphinctérienne et on suture incomplètement les deux bouts dans les deux tiers de leur périphérie antérieure.

La guérison, qui se fait bien les premiers jours, est troublée par la production d'une petite eschare due à la pression produite par le bord du sacrum réséqué.

Le 3 février. Cystite à la suite d'un cathétérisme. Les sutures du rectum tiennent.

Pendant l'hiver 1894. Malade guéri avec une fistule sacrée placée très haut. Elle refuse une seconde opération destinée à fermer cette fistule. Elle est contente de son état, travaille et se porte bien.

Observation 183 (Charles Ball).

Voie sacrée. Suture circulaire complète. Fistule sacrée.

Femme, 40 ans, souffrait depuis un an d'obstruction. L'examen rectal montrait que le cancer commençait bien au-dessus de l'anus et qu'il était impossible de déterminer la limite supérieure ; d'autre part, la tumeur était mobile et indépendante de l'utérus.

Opération. — Résection du coccyx et de l'extrémité inférieure du sacrum. L'anus est respecté, la tumeur est isolée avec la plus grande facilité. Le rectum est sectionné à son union avec l'S iliaque à 2 centim. au-dessus de la limite inférieure. On laisse ainsi 2 centim. et demi de rectum sain au-dessus de l'anus. Le sphincter et les parties latérales du releveur de l'anus sont ménagés. Suture circulaire complète. Le rectum est bourré de gaze iodoformée, l'incision postérieure est refermée, excepté à la partie moyenne, et tout l'espace périrectal est bourré avec la gaze iodoformée.

Première selle le huitième jour, fistule postérieure qui s'est fermée par bourgeonnement deux mois avant l'opération. La défécation est absolument normale.

Observation 184 (Charles Ball).

M. A..., 55 ans, opéré le 18 février 1891. Méthode sacrée. Guérison opératoire.

Epithélioma cylindrique. Récidive ganglionnaire un an après.

Observation 185 (Charles Ball).

O. R..., 70 ans, opéré le 19 mars 1892. Epithélioma cylindrique. Méthode sacrée. Guérison.

Observation 186 (Bramann)

Incision longitudinale postérieure. Résection du coccyx. Probablement suture circulaire. Guérison.

H..., femme, 48 ans. Carcinome du rectum. Chloroforme. Incision postérieure au niveau du raphé.

Résection temporaire du coccyx. Résection du rectum. Le sphincter fonctionne comme à l'état normal.

Observation 187 (Bramann)

Voie ano-coccygienne. Suture circulaire. Guérison.

F. S..., homme, 40 ans, entré le 15 avril 1893.

Le *toucher rectal* révèle la présence d'une ulcération cratériforme, siégeant à la partie postérieure droite du rectum, à 4 centim. au-dessus du sphincter externe. Pas d'adhérence.

Limite supérieure de la tumeur peut être sentie.

Diagnostic. — Cancer du rectum.

Opération, le 28 août. — Chloroforme.

Incision postérieure au niveau du raphé.

Extirpation du coccyx. Isolement du rectum.

Extirpation de la tumeur avec une partie du sphincter. 2 plans de sutures : le premier plan ne comprend que la muqueuse, le deuxième intéresse la séreuse ; la plaie située derrière l'anus est tamponnée, drainée et suturée. Opium.

30 avril. Pansement, on enlève les fils.

25 mai. La plaie s'est comblée par bourgeonnement. Le malade sort guéri.

En septembre 1893. Santé parfaite, mais il n'est pas absolument maître de son sphincter.

Pas de récidive.

Observation 188 (Bramann)

Voie ano-coccygienne. Section du sphincter. Suture circulaire. Guérison.

C. K..., femme, 44 ans. Entrée le 14 février 1890.

Toucher. — A 4 centim. de l'anus, rétrécissement large de 5 centim. franchissable ; pas d'adhérence.

Limite supérieure peut être atteinte.

Opération, le 18 février 1890. — Incision au niveau du sacrum et du coccyx. Section du sphincter et de la paroi postérieure jusqu'à la tumeur ; ablation de la partie atteinte.

Sutures circulaires.

27 avril. Plaie cicatrisée. La paroi antérieure du rectum s'est affaissée sur une étendue de 8 centim. Guérison. Pas de récidive. Incontinence; parfois, la malade est obligée d'aller à la garde-robe trois ou quatre fois par jour, mais parfois aussi, pas de selle pendant trois jours.

Observation 189 (Bramann)

Voie sacrée. Suture circulaire Guérison.

M..., homme, 69 ans. Carcinome du rectum. Chloroforme. Incision postérieure du raphé. Résection temporaire du coccyx et de la vertèbre sacrée inférieure, d'après le procédé de Heinecke.

Ouverture du péritoine. Résection de la portion envahie par le néoplasme. Sutures des deux bouts de l'intestin. L'occlusion de l'anus est assurée par un obturateur.

Observation 190 (Bramann)

Voie sacrée. Suture circulaire. Guérison.

B..., homme, 48 ans. Carcinome du rectum. Chloroforme. Incision postérieure au niveau du raphé. Résection temporaire du coccyx et de la vertèbre sacrée inférieure.

Ouverture du péritoine. Résection du rectum. Sutures circulaires. Le sphincter fonctionne comme à l'état normal.

Observation 191 (Bramann)

Voie sacrée. Suture circulaire. Guérison.

L. S..., femme, 56 ans. Entrée le 18 avril 1893. La tumeur siège à 8 centim. au-dessus de l'orifice anal.

Opération, le 1er mai. — Incision postérieure au niveau du raphé. Ablation du coccyx et résection de la cinquième vertèbre sacrée. Isolement du rectum. Section d'une portion du sphincter.

Ablation de la partie du rectum envahie par le cancer. Suture circulaire. Drainage. Sutures de la peau. Traitement par l'opium.

Le 8. État général bon. Les selles s'évacuent en partie par l'anus, en partie par la ligne des sutures.

Le 14. Selle quotidienne en grande partie par la ligne des sutures. État général bon.

7 juin. La malade sort guérie.

En septembre 1893. Plaie bien cicatrisée. La malade vaque à ses occupations comme par le passé. L'action de s'asseoir est un peu désagréable. Elle peut retenir ses gaz et ses matières. Selle quotidienne.

Observation 192 (Klaussner)

Voie sacrée. Suture circulaire. Fistule. Guérison.

H. F..., 75 ans. Il y a six ans, forte contusion sur le côté droit, surtout sur le bassin. Six mois après, diarrhées qui sont augmentées considérablement depuis six semaines.

A la fin du mois de mai selles sanguines.

Toucher. — Tumeur molle commençant à 5 centim. au-dessus de l'anus, remontant sur la paroi postérieure à une hauteur plus grande que sur la paroi antérieure et sur les côtés du rectum. Les limites supérieures peuvent être senties. Rectum mobile.

Opération de Kraske, 12 novembre 1892. — Malade couché sur le côté gauche. Incision médiane en arrière depuis l'anus jusqu'au sacrum. Excision du coccyx. Résection du sacrum jusqu'au troisième trou sacré. Libération du rectum assez facile avec instrument mousse. Pour séparer la tumeur des parties saines situées au-dessus on commence par faire une incision verticale de la paroi postérieure de cette portion saine. Puis on sectionne le rectum au-dessus de la tumeur. Le segment du rectum enlevé mesure 7 centim. Suture circulaire des deux bouts. L'incision verticale faite en arrière a permis l'issue de quelques matières qui nécessitent une désinfection. Tamponnement à la gaze iodoformée. Fermeture incomplète de la plaie que l'on suture seulement en arrière et en avant. Les jours suivants il se forme une fistule.

En novembre 1892. Il n'y a pas de récidive mais un peu de prolapsus de la muqueuse.

6 avril 1893. On referme la fistule sacrée.

En juillet. Guérit complètement.

En janvier 1894. Pas de récidive.

Observation 193 (Kummer)

Opération par la voie sacrée. Suture incomplète. Guérison.

Mme X..., 62 ans. Depuis douze ans constipation opiniâtre : elle introduit presque journellement un suppositoire de savon dans son rectum.

Il a deux ans, selles sanguinolentes, et, à partir de ce moment, toutes les trois ou quatre semaines hémorrhagies rectales.

Depuis un an, amaigrissement. Douleurs dans l'abdomen et dans la région anale.

Toucher, le 27 mai 1893. A une distance de 6 à 7 centim. au-dessus de la marge de l'anus, on sent une grosse tumeur largement enserrée dans la paroi antérieure et gauche du rectum. Cette tumeur en forme de champignon présente un pédicule très court (1 centim.) et très large (8-10 centim.) La surface de la tumeur est irrégulièrement bosselée; molle à sa partie supérieure, dure plus bas.

La tumeur est mobile mais ses limites supérieures ne peuvent être senties. A la paroi postérieure du rectum, on constate au niveau de la tumeur une saillie dure, grosse comme un pois.

Opération, le 31 mai 1893. — Incision postérieure commençant au-dessus de l'anus et longeant le bord gauche du coccyx et du sacrum. Extirpation du coccyx. Le cul-de-sac de Douglas est ouvert, l'S iliaque attiré dans la plaie, le péritoine suturé. Ligature double du rectum au-dessus de la tumeur et division de l'intestin entre les deux ligatures. Extirpation de la tumeur.

Évidement de l'excavation sacrée qui contient plusieurs ganglions engorgés. Suture du bout supérieur à la muqueuse anale, mais dans la circonférence antérieure seulement. La circonférence postérieure reste ouverte pour éviter la rétention des matières. Suture d'une partie de la plaie.

Les sutures de l'intestin et sutures cutanées tiennent bien. Guérison de la plaie par granulation. Au bout de six semaines, la malade rentre chez elle, guérie.

Malgré l'incontinence des matières fécales, la malade renonce au rétablissement opératoire de son anus naturel. La santé est restée bonne jusqu'au milieu de septembre 1894, époque à laquelle, à la suite d'une grande fatigue, elle ressent des douleurs abdominales.

23 septembre. Elle est prise de symptômes de péritonite par perforation et meurt dans la journée.

Autopsie. — Péritonite suppurée généralisée. Pas trace de récidive cancéreuse ni locale, ni ganglionnaire. Pas de métastase.

Observation 194 (Klaussner)

Voie sacrée, Suture circulaire. Mort le neuvième jour, de péritonite.

J. S..., 58 ans. Depuis deux ans diarrhée et constipation, depuis neuf mois douleurs en allant à la selle et ténesme, hémorrhagies, évacuations mucopurulentes fétides. Amaigrissement. Cachexie.

24 août 1892. On constate au toucher une tumeur bosselée, saignante, mobile, occupant la paroi antérieure, respectant la paroi postérieure. La limite supérieure est assez facile à atteindre. Le malade présente un peu de météorisme.

Opération, le 4 septembre 1892. — Résection osseuse typique de Kraske donne lieu à une hémorrhagie assez intense. Les adhérences sont tellement grandes sur la paroi antérieure que pour les disséquer, on est obligé de déchirer le rectum. Ouverture du péritoine qui est suturé après excision de la tumeur et ablation de ganglions sacrés. Suture circulaire. Drains dans le rectum. Diète. Opium.

13 septembre. Délire. Péritonite. Mort.

Observations de cancers du rectum opérés par les voies sacrée, para-sacrée ou ano-coccygienne avec invagination du bout supérieur.

OBSERVATION 195 (RICHELOT).

Épithélioma du rectum. Opération de Kraske. Invagination.

Joséphine T..., 38 ans, ménagère, entrée le 7 avril 1893.

Depuis dix-huit mois, hémorrhagies par le rectum.

Pas de douleurs, seulement sensations de pesanteur et de cuisson.

Toucher rectal. — On trouve, à 1 ou 2 centim. au-dessus du sphincter externe, une sorte d'anneau de 4 centim. de haut, bourgeonnant, fongueux ; on porte le diagnostic de cancer du rectum.

Cancer respectant l'anus, large plaque ulcérée de la paroi antérieure du rectum débordant sur les faces latérales et laissant une bande assez étroite en arrière ; mobile, limite supérieure atteinte franchement par le doigt qui peut la faire descendre.

Opération de Kraske, le 8 avril 1893. — Incision en arrière. Résection du coccyx. Rien au sacrum. Incision longitudinale du rectum. Alors quelques pinces, surtout sur l'intestin.

Intestin étalé, large vue sur la face antérieure et la plaque cancéreuse. Dissection de celle-ci, soignée, prolongée sur les parties latérales, puis en haut, puis en bas.

La cloison recto-vaginale est dédoublée au plus près, le doigt étant sur le vagin et servant de conducteur ; le vagin n'est pas perforé. La partie antérieure du sphincter externe est disséqué, et en grande partie respectée. Enfin la tumeur est enlevée d'un bloc. Alors le bout supérieur étant mobilisable, on voit que l'on peut attirer la paroi antérieure du rectum réséquée jusqu'à la marge de l'anus pour la suturer à la peau ; ce qui fait qu'on a trop de paroi postérieure. Alors, on recoud seulement la partie supérieure de l'incision longitudinale, et on résèque sa moitié inférieure. Puis on suture circulairement à la peau, en ayant soin de ramener l'un vers l'autre les deux extrémités sphinctériennes divisées par la première incision longitudinale.

Suture de la peau aux crins en prenant le rectum pour ne pas laisser d'intervalle béant entre lui et la peau. Petit drain sous le sacrum, petit drain entre le rectum et la peau en arrière du sphincter entre lui et le vagin.

Apyrexie.

Observation 196, inédite (Richelot).

Opération par la voie sacrée. Invagination. Mort par septicémie le huitième jour.

L..., 56 ans. Début il y a neuf mois.

Parcelles sanguinolentes. Depuis le mois d'août.

Hémorrhagies rectales très abondantes. Constipation. Peu de ténesme. Amaigrissement progressif assez marqué. Dégoût des aliments.

Entre à l'hôpital le 1er octobre.

Toucher. — On trouve une tumeur molle, facilement saignante, véritable champignon, situé à 8 centim. environ au-dessus du sphincter, semblant obstruer la lumière du rectum.

Le canal intestinal est cependant largement perméable. La base d'implantation de la tumeur qui occupe la circonférence du rectum est peu étendue. La masse cancéreuse et l'intestin semblent mobiles.

Opération, le 9 octobre 1894. — Résection du coccyx et d'un coin du sacrum. Ablation de la tumeur, par morcellement. Ouverture du péritoine. Le rectum descend, on l'invagine dans un long bout inférieur. Tamponnement en arrière. Drains dans le rectum.

Les suites sont bonnes les premiers jours.

Le lendemain matin, la malade a une selle abondante et plusieurs autres dans la journée. Incontinence d'urine.

Le 11. La température est à 38°. La plaie a bon aspect.

Le 14. La langue est sèche, la peau chaude, le pouls faible et un peu fréquent (108 pulsations). Un peu de délire. La température est seulement à 37°.

On enlève les fils, on change le pansement. La plaie sacrée est en bon état. Le tamponnement est retiré : peu de pus, pas de matières fécales, seulement un aspect grisâtre du fond de la plaie et un peu de rougeur des bords.

Le 15. Température 36°,8. La malade, délire et ne s'alimente pas. Injections de sérum, de caféine, alcool et quinquina.

Le soir, la température est de 36°,8. La plaie n'a pas changé d'aspect, on constate une rougeur violacée des bords. La malade tombe dans le coma vers 9 heures du soir.

Mort le lendemain à 5 heures.

Autopsie. — Le péritoine paraît sain, les anses intestinales sont à peine distendues, pas injectées. Seulement à la partie inférieure dans le cul-de-sac de Douglas quelques fausses membranes grisâtres. Le cul-de-sac est refermé. Il est impossible de distinguer le bout invaginé du bout inférieur même extérieurement. Il serait même difficile de dire si le bout invaginé s'est rétracté ou est resté fixé à l'anus.

Beaucoup de ganglions en arrière et le long de la colonne lombaire.

Observation 197 (Richelot).

Cancer du rectum. Opération de Kraske. Invagination. Guérison opératoire.

Mme L. V..., 66 ans, entre à l'hôpital le 28 octobre 1891.

Depuis plus d'un an, diarrhée glaireuse. De temps à autre débâcle. Douleurs à l'anus, irradiées dans le périnée et la région lombaire.

Depuis quelque temps, hémorrhagies rectales qu'on attribuait à des hémorrhoïdes. État général médiocre, amaigrissement.

Toucher. — On constate une plaque cancéreuse qui commence à l'anus et remonte à 6 centim. au-dessus. Elle occupe la partie antérieure et latérale gauche du rectum.

Opération, le 6 novembre 1891. — Suppression du coccyx, section longitudinale postérieure des 7 ou 8 derniers centimètres de l'intestin.

La cloison recto-vaginale est dédoublée sur la hauteur nécessaire. On dissèque la portion anale du néoplasme en respectant autant que possible le sphincter. Le bout supérieur attiré vers l'anus est suturé à la peau, sauf en un point où passe une petite mèche de gaze qui draine l'espace compris entre le rectum et le vagin.

Le rectum est refermé en arrière par une suture longitudinale, et une autre mèche de gaze est laissée à la partie la plus élevée de la plaie.

Suites simples. Il se produisit une désunion postérieure, et une fistule postérieure s'établit.

La malade quitta l'hôpital au mois de janvier 1892.

Au mois de mai 1893, la malade fut revue. L'épithélioma avait récidivé et obstruait presque complètement la lumière du rectum. Il y avait indépendamment de cette récidive, un rétrécissement cicatriciel au niveau de l'ancienne ligne de suture. Le sphincter ne fonctionnait pas et, en outre, il y avait dans la région sacrée cinq fistules qui aboutissaient à un clapier commun, lequel s'ouvrait dans le rectum.

Observation 198, inédite (Richelot).

Cancer de la paroi recto-vaginale. Opération de Kraske. Invagination. Guérison opératoire.

J..., 49 ans. Plaque cancéreuse de 5 à 6 centim. de hauteur commençant environ à deux travers de doigts au-dessus de l'anus, occupant la paroi recto-vaginale sans intéresser la muqueuse vaginale et la paroi gauche du rectum, mobile, bien limitée.

Opération, le 14 mai 1894. — Résection du coccyx. Arrivé sur le rectum on incise en arrière sans toucher au sphincter.

Puis on le sectionne transversalement au-dessus de la tumeur, une pince saisit le bout supérieur du segment malade; avec le doigt et le bistouri on dédouble assez facilement la cloison. On a respecté une bande de muqueuse rectale à droite. On la sectionne et on invagina le bout supérieur dans le sphincter. Tension modérée. Sutures aux crins de Florence. Pas de tamponnement. Tube dans le rectum. Réveil facile. Suites simples.

Observation 199, inédite (Richelot).

Opération de Kraske. Invagination. Guérison sans fistule

G. J..., 61 ans, souffre depuis huit mois de ténesme, de douleurs en allant à la selle, d'hémorrhagies abondantes. Malade pâle, un peu cachectique, amaigri, anorexié.

Toucher rectal. — Anneau dur, lisse siégeant à 3 centim. environ au-dessus de l'anus.

Au-dessus de cet anneau, en avant, on trouve une masse dure, irrégulière, bosselée, dont on atteint facilement la limite supérieure, mobile.

Opération, le 12 juillet 1895. — Résection sacrée. Pas d'ouverture du péritoine. Invagination d'Hochenegg. Tube dans le rectum.

Le 13. État excellent. Guérison sans fistule.

Observation 200 (O. Fœderl).

Opération par la voie sacrée. Invagination. Mort par péritonite.

Femme de 41 ans. Se plaint depuis huit mois. Squirrhe occupant la paroi antérieure du rectum, limite supérieure impossible à atteindre. Incision périnéale. Suture du péritoine. Invagination. Ablation de la cloison recto-vaginale. Rétention urinaire. Péritonite. Mort le vingt et unième jour après l'opération.

Autopsie. — Péritonite purulente, carcinome secondaire du foie, cystite, pyélonéphrite, endocardite. L'ablation ne fut pas radicale.

Observation 201 (O. Fœderl).

Opération par la voie sacrée. Invagination. Fistule sacrée consécutive.

Journalier, 31 ans. Accuse des douleurs depuis trois mois. Cancer du rectum situé à 3 centim. au-dessus de l'anus, circulaire, produisant une constriction de l'épaisseur de l'index, limite supérieure impossible à atteindre. Ganglions inguinaux indurés. Voie sacrée. Résection oblique du sacrum, au-dessous du troisième trou sacré postérieur. Le péritoine ne fut pas ouvert. Invagination. Extirpation des glandes carcinomateuses. En deux semaines, rétraction complète de l'intestin; élévation graduelle de la température pendant quatre semaines après l'opération. Orchite dans la troisième semaine,

Suture de l'intestin sans succès : réussite d'une opération autoplastique. Lambeau de la muqueuse se repliant sur l'anus sacré établi sous forme de valvules.

Observation 202 (O. Fœderl).

Opération par la voie sacrée. Invagination. Anus sacré consécutif.

Homme, 59 ans, fabricant. Début de la maladie : douze mois. Cancer du rectum situé à 2 centim. au-dessus de l'anus, circulaire, la limite supérieure peut être atteinte par l'extrémité de l'index. Résection oblique du sacrum au-dessous du quatrième trou sacré postérieur. Drainage du péritoine. Légers phénomènes d'intoxication Longueur, 12 centim. Invagination. Le cinquième jour après l'opération rétraction de la partie centrale de l'intestin. Durée du traitement, quarante-huit jours. Seules les matières solides passent par l'anus, les matières liquides passent par l'anus sacré artificiel fermé par un appareil. Six mois sans récidive. L'opération de la récidive ne fut pas radicale. Le péritoine fut de nouveau ouvert et drainé.

Observation 203 (O. Fœderl, 1891).

Opération par la voie sacrée. Invagination. Mort le quatrième jour.

Négociant, 51 ans. Se plaint depuis un an. Cancer du rectum situé à deux doigts au-dessus de l'anus, circulaire, limite supérieure facile à atteindre. Résection oblique du sacrum au-dessous du quatrième trou sacré postérieur. Péritoine non ouvert. Invagination. Longueur, intestin réséqué, 7 centim. Météorisme. Mort le quatrième jour après l'opération.

Autopsie. — Péritonite purulente précédée par un phlegmon du tissu cellulaire pelvien. Le malade avait mis après l'opération un bandage herniaire dont les lanières malpropres vinrent se poser directement sur la plaie.

Observation 204 (O. Fœderl, 1891).

Opération par la voie sacrée. Invagination. Fistule sacrée consécutive.

Journalier, 61 ans. Durée de la maladie deux ans. Cancer squirrheux situé à 8 centim. au-dessus de l'anus, circulaire. Limite supérieure ne peut être atteinte. Résection oblique du sacrum au-dessous du quatrième trou sacré postérieur. Drainage du péritoine. Longueur, intestin réséqué, 14 centim. Invagination. Perforation de la paroi intestinale postérieure. Orchite la quatrième semaine avec élévation de température jusqu'à 40°. Durée du traitement quatre-vingt-un jours. Anus artificiel. Appareil d'Hochenegg. Pas de récidive après neuf mois.

OBSERVATION 205 (O. FOEDERL).

Opération par la voie sacrée. Invagination. Mort. Péritonite le seizième jour.

Menuisier, 60 ans. Se plaint depuis cinq mois d'un cancer du rectum situé à 5 centim. au-dessus de l'anus, circulaire, produisant une constriction de l'épaisseur de l'index. La limite supérieure peut être atteinte. Résection oblique du sacrum au-dessous du troisième trou sacré postérieur. Drainage du péritoine. Invagination. Rétention urinaire; rétraction de la portion centrale de l'intestin. Mort le seizième jour après l'opération avec des légers phénomènes de péritonite. Autopsie n'a pas été faite.

OBSERVATION 206 (O. FOEDERL, 1893).

Opération par la voie sacrée. Invagination. Fistule sacrée consécutive.

Commissionnaire, 51 ans. Début de la maladie il y a environ quatre mois. Carcinome du rectum à 4 centim. au-dessus de l'anus, occupant la paroi antérieure droite. Propagation en haut de 4 m. 5 centim. Résection oblique du sacrum au-dessous du troisième trou sacré postérieur. Drainage du péritoine. Invagination. Le troisième jour, miction spontanée. Rétraction de la portion excisée de l'intestin. Epididymite la quatorzième semaine. Durée du traitement, cent onze jours. Appareil d'Hochenegg.

OBSERVATION 207 (O. FOEDERL, 1893).

Opération par la voie sacrée. Invagination. Mort. Gangrène du bout supérieur.

Homme, 43 ans. Début de la maladie, un an. Opération, récidive. Première opération huit mois après l'apparition de l'état douloureux. Deux mois après nouvelles douleurs, après deux mois les douleurs persistant, deuxième opération ci-mentionnée. Carcinome du rectum, au-dessus de l'anus, annulaire s'étendant par devant et à droite. Limite supérieure ne peut être sentie. Ganglions inguinaux surtout à droite très indurés. Résection oblique du sacrum au-dessous du quatrième trou sacré postérieur. Drainage du péritoine. Invagination. Pas de fièvre. Mort le quatrième jour par suite d'hématémèse légère suivie de collapsus.

OBSERVATION 208 (JOHN-C. DAVIE) (1).

Opération par la voie sacrée. Anus sacré. Guérison.

Homme de 50 ans. Cancer du rectum, 8 juillet 1891.

Colotomie inguinale gauche le 30 juillet permettant de faire l'opération de

(1) *The British medical Journal*, 13 février 1892.

cure radicale dans des conditions d'asepsie, et supprimant l'irritation de la tumeur qui paraissait augmenter rapidement de volume. Lavages fréquents de l'extrémité inférieure du rectum, avec solution d'acide borique. On choisit le procédé de Kraske modifié par Lévy comme il décrit dans « *Annual of the Universisal medical Sciences de Sajous* », mais des changements furent nécessaires pendant l'opération.

Incision transversale de 10 centim. au niveau de la dernière vertèbre sacrée à 1 centim. au-dessus des cornes du coccyx; à chaque extrémité de l'incision transversale, une incision de 10 centim. descendant à angle droit. Le lambeau est disséqué au ras des ligaments sacro-sciatiques, que l'on sectionne. Le rectum est décollé au sacrum; on scie l'os et ce nouveau lambeau est rabattu sur le premier. Nécessité d'enlever encore 1 centim. de sacrum pour donner du jour.

Impossibilité de décoller du rectum le péritoine qu'il se déchire. On le sectionne de chaque côté du rectum.

Difficulté pour abaisser le rectum, pince longue et courbe à forcipressure sur le méso-rectum et section au ras du rectum, que l'on peut mobiliser ensuite sans peine.

Nécessité de précipiter l'opération, le malade étant très bas. L'extrémité saine est suturée dans l'angle gauche supérieur de la plaie, l'extrémité inférieure imaginée et obturée par des sutures. Quelques sutures avec du fil d'argent. Pansement à l'iodoforme, la pince restant sur le méso-rectum jusqu'au lendemain.

La température s'élève le jour suivant, le pouls est à 130, sans trace d'infection.

On remplace l'iodoforme par de la gaze aseptique et la fièvre disparait; quatre mois après, le malade allait très bien sans présenter aucune trace de récidive.

Cette observation a été constestée dans certaines feuilles américaines.

Observation 209 (Ricard)

Voie sacrée. Invagination. Mort. Péritonite.

Vve B..., entre à l'hôpital Necker le 30 mars 1898.

Il y a 20 ans elle a subi l'amputation d'un sein pour cancer.

Depuis 8 mois, hémorrhagies rectales assez abondantes, sensations de pesanteur au fondement, fausses envies d'aller à la garde-robe.

Toucher rectal. — A la partie antérieure de l'ampoule, plaque bourgeonnante reposant sur une base indurée. Muqueuse vaginale pas atteinte, rectum mobile.

Cancer commence à 4 centim. de l'anus.

Opération de Kraske. — Le 13 avril 1893.

Longue incision curviligne, commençant en dehors de l'épine iliaque postéro-supérieure gauche, gagnant la ligne médiane et venant aboutir au voisinage de l'anus.

Ablation du coccyx.

Hémostase pénible : l'artère sacrée moyenne donne beaucoup de sang. Les artères qui cheminent dans l'épaisseur des ligaments sacro-sciatiques donnent aussi beaucoup de sang.

Isolement du rectum. Ouverture du péritoine. Le bout supérieur est invaginé dans l'inférieur, descendu jusqu'à l'anus et suturé à la peau.

Gros drain dans le rectum.

Première journée bonne, lendemain élévation de température à 38°4, ballonnement du ventre.

La malade mourut la nuit suivante.

Autopsie : mort due à la péritonite.

Observation 210 (Hochenegg)

Voie sacrée. Invagination.

Anne B..., 65 ans, entre à l'hôpital le 16 décembre 1889. Depuis trois ans, elle souffre de constipation durant 7-8 jours.

Au printemps 1889, diarrhée mélangée de sang et de pus.

Toucher. — A 7 centimètres environ au-dessus de l'anus, tumeur mobile, circulaire, accessible au doigt, mais dont les limites supérieures ne peuvent être atteintes.

Opération de Kraske. — Position latérale gauche. Ablation du tiers inférieur du sacrum. Résection du coccyx. Mise à jour de l'intestin. Application de deux ligatures élastiques à 3 centim. au-dessous de la tumeur, et incisions de l'intestin entre les deux ligatures. Après l'ouverture du péritoine, excision facile du carcinome jusqu'à 3 centim. au-dessus de la limite supérieure ; à ce moment on trouve un nodule situé en dehors de l'intestin et dont l'ablation exige encore la résection d'une parcelle de sacrum. Application d'une troisième ligature à 3 centim. au-dessus du carcinome. Séparation de celui-ci par une incision transversale au-dessous de cette ligature.

Le bout supérieur est abaissé et suturé à la muqueuse anale par 4 points en soie. Introduction d'un drain par l'anus. Péritoine suturé au catgut.

Les sutures cèdent à la suite d'un effort.

La plaie est drainée à la gaze iodoformée.

Fistule sacrée.

Guérie le 18 janvier.

Revenue le 26 mars. Amaigrissement rapide. Constipation durant 8 et 14 jours. Vomissements continuels.

Dans le rectum à 6 centim. la muqueuse est libre, mais au-dessus il y a un anneau cicatriciel et au-dessus une tumeur obstruant le canal et adhérente à l'os.

Colotomie à la cocaïne.

Mort.

Autopsie. — Noyaux métastatiques de la grosseur d'une noix, dans le foie.

Observation 211 (Jaboulay)

Voie sacrée. Invagination. Mort.

Homme 55 ans, épithélioma du rectum. Il s'est aperçu de sa maladie il y a environ deux mois, à l'occasion de douleurs, constipation, écoulement de sanie par l'anus. Pas d'antécédents héréditaires. Homme robuste mais depuis plusieurs mois amaigrissement, douleurs.

Toucher rectal. — Tumeur bourgeonnante, dure située à 5 centim. de l'anus et s'étendant sur une longueur de 4 centim. Pas de ganglions. Pendant 5 jours régime lacté, naphtol.

Opération, le 30 janvier 1890. — Incision de Kraske, qui permet d'enlever tout le coccyx et de réséquer la moitié gauche du sacrum jusqu'au quatrième trou sacré. Grande difficulté pour lier l'artère sacrée latérale de ce côté, collée à l'os on n'arrive à la pincer qu'en détachant le périoste, de façon à éloigner cette artère de l'os sous-jacent. Section du rectum au-dessus du sphincter anal. Abaissement du bout supérieur. En même temps que l'extrémité supérieure du néoplasme est attirée en bas, descend un gros paquet de ganglions envahis par le cancer qui plaquent de chaque côté et surtout en arrière le rectum et remontent jusqu'au voisinage de la base du sacrum. Extraction d'une masse ganglionnaire du volume d'une petite orange. Section du rectum.

Au lieu de le fixer au bout inférieur, comme Kraske, M. Jaboulay, dans le triple but d'éviter rétrécissement cicatriciel, d'éloigner du péritoine une plaie intestinale et d'assurer l'action du sphincter anal sur le rectum, engage le bout supérieur l'invaginant dans la lumière du bout inférieur et le fait ressortir par l'anus. Au delà de la muqueuse anale incision circulaire à la peau sur une hauteur de 1 centim. Sutures maintenant dans la plaie l'extrémité du rectum invaginé.

Drainage de la cavité péri-rectale. Sutures des segments.

Mort.

Observation 212 (R. Frank)

Voie sacrée. Invagination.

Samuel R.., 63 ans, entre à l'hôpital le 10 juillet 1890. Depuis un an selles sanglantes, douloureuses. Amaigrissement.

A 4 centim. au-dessus de l'anus tumeur circulaire laissant passer le doigt. Limite supérieure inaccessible.

Opération de Kraske, le 21 juillet. — Incision de 3 centimètres au-dessus de l'anus. Section latérale sacrée. Ligature du rectum et incision au-dessous de cette ligature. Bout supérieur invaginé.

Appareil d'Hochenegg.

Au bout de trois mois et demi le malade se trouve bien, puis douleurs à la garde-robe et hémorrhagies. Rentré le 16 janvier 1891, pour récidive.

17 mars. Mort.

Autopsie. — Pas de métastase mais le petit bassin est rempli : carcinose pelvienne.

Observations de cancers du rectum opérés par les voies sacrée, parasacrée ou ano-coccygienne avec anus sacré.

OBSERVATION 213 (Personnelle)

Opération par la voie sacrée. Anus sacré. Guérison opératoire.

Vve M..., 60 ans, entre à l'hôpital Saint-Louis le 25 juin 1893. La malade accuse une constipation opiniâtre, à plusieurs reprises elle a eu des selles sanglantes. Il y a huit mois elle aurait eu des accidents : coliques, nausées et vomissements. La malade a beaucoup maigri. Elle a des selles sanguinolentes et quelquefois muco-purulente.

Toucher rectal. — On trouve à 5 centimètres du sphincter une masse dure, occupant toute la circonférence de l'intestin et rétrécissant considérablement son calibre. Le doigt peut s'engager dans ce canal rétréci mais ne peut pas le franchir. Il est impossible de dire où se trouve la limite supérieure. La malade a été purgée plusieurs fois et malgré tout n'a pas eu d'abondantes évacuations.

Opération, le 5 juillet. — La malade est placée sur le décubitus latéral gauche.

Incision commençant au niveau de la symphyse sacro-iliaque gauche et se terminant au bord droit du coccyx après avoir décrit une courbe à convexité droite. La peau et les parties molles sont sectionnées suivant cette ligne. Le coccyx dénudé au bistouri est luxé en arrière avec un davier, puis, avec une pince coupante, on pratique la résection des bords du sacrum dans la hauteur de deux vertèbres sacrées jusqu'à ce que la tumeur devienne accessible. La tumeur est difficile à isoler à cause de l'infiltration du tissu cellulaire. Section de l'intestin au-dessus de la tumeur. La dissection avec le vagin se fait facilement et on peut enlever un néoplasme mesurant sur la paroi postérieure du rectum 7 centim. environ. En isolant la tumeur probablement on a fait une perforation à l'intestin qui oblige à en réséquer 4 centim. en plus. Le péritoine est alors ouvert afin de mobiliser le colon. Toutefois on ne peut attirer l'intestin à l'anus qu'en exerçant une tension exagérée aussi après avoir refermé le péritoine que l'on suture aux parois de l'intestin on fait un anus sacré.

Suture au crin de Florence et drainage de l'excavation ischio rectale par un tube introduit dans l'anus resté inutile.

Les suites de l'opération qui a duré près de deux heures sont bénignes.

Pas de fièvre. Désunion partielle de la plaie en arrière de l'anus sacré. Bien que souillée par les matières cette plaie bourgeonne sans accident. Le 20 août la cicatrisation est complète. La malade marche avec un pansement ouaté comme garniture, elle s'exerce même à courir aux cabinets dès qu'elle sent un besoin.

Revue en novembre sans récidive. Fait son métier de marchande des quatre saisons. Un an après, au commencement de l'hiver 1894, elle entre dans une maison de refuge pour la vieillesse à Grenoble où elle meurt au mois d'avril suivant sans récidive locale.

Observation 214 (Richelot)

Cancer du rectum. Opération par la voie sacrée. Anus sacré. Guérison. (Soc. chir., 1891).

M. V..., 38 ans, opéré déjà pour un cancer ano-rectal le 17 avril 1890. Récidive dès le 1er septembre. Il est réopéré par la voie sacrée le 30 décembre 1891. « Après une hémostase difficile, je fis peu à peu le morcellement du cancer et l'ablation des tissus cicatriciels résultant de la première opération ».

Par hasard, le péritoine ne fut pas ouvert. Il fallut faire un anus sacré; quelque temps plus tard, une tentative fut faite pour oblitérer cet anus, laissant pour chemin aux matières une sorte de trajet cicatriciel aboutissant à l'anus vrai. « J'espère le voir entièrement cicatrisé avant qu'une nouvelle récidive se déclare. »

Observation 215 (Richelot)

Opération de Kraske pour récidive. Anus sacré. Guérison.

M. W..., opéré il y a six mois par M. Péan pour un cancer du rectum qui n'occupait pas la région anale, et qu'on aurait pu opérer par la voie sacrée en conservant l'anus. M. Péan enleva toute l'extrémité inférieure dans la position dorsale, sans enlever le coccyx. Opération de deux heures, après laquelle le malade souffrit beaucoup, eut de la fièvre, et présenta une suppuration abondante et prolongée. Absence de cicatrisation, mars 1893; amené par le Dr Ordeinsten avec induration cicatricielle de toute la région anale, sans rétrécissement, bourgeonnement vif en arrière, et bourrelet annulaire de tissu récidivant; fixe, adhérent au pelvis, entourant le bout supérieur, et que le doigt peut limiter au-dessus, mais non en épaisseur. Mauvais cas, mais possibilité de pratiquer l'opération de Kraske.

Opération, vendredi 24 mars 1893. — Incision postérieure, résection du coccyx. Dissection et morcellement de la région cicatricielle avec bourgeons de récidive. « Je soulève et détache facilement le bout supérieur de l'intestin qui est sain, je dissèque encore du tissu morbide en avant de lui; mais ce n'est pas en hauteur que ça gagne; et je n'ai pas besoin de réséquer le sacrum, ni d'ouvrir le péritoine. Après avoir libéré le bout supérieur et vidé l'excavation, le mieux possible en laissant une couche profonde de tissu cancéreux diffus, je ferme la plaie par une suture aux crins en ramenant sous le sacrum le bout supérieur pour faire un anus plus élevé, je l'unis à la plaie, je continue la suture au-dessous (en faisant baver la muqueuse intestinale sur la partie suivante de la suture, pour éviter que les matières ne tombent dans l'excavation) et je ferme entièrement l'excavation au-dessous du nouvel anus, en laissant un gros drain qui sort en bas ». Pansement iodoformé.

Suites très simples. Le lendemain, il lit, il remue, ne souffre pas, il est bien portant et content. T. 37°.

La suture tient bien, pas de suppuration de point, tube ôté, lavé et remis le 27. Pas encore de selle (on ne fait rien ni pour constiper ni pour provoquer). Mange et dort bien.

Les 26, 27, 28 mars. Petite suppuration au-dessus de l'anus, petit godet dont j'ôte le fil. Le reste tient.

Le 31. Ablation des fils, et du gros tube. Les selles sont venues, un lavement de glycérine tous les jours. L'excavation est bien comblée, et l'intestin bien soudé à la peau.

Mai 1893. Suites parfaites, réunion immédiate de toute l'excavation au-dessous de l'intestin ; réunion secondaire d'un petit espace au-dessus de l'anus nouveau : ni fièvre, ni douleur, ni incommodités. Au 6 mai 1893, état général bon ; ne se salit pas pendant plusieurs heures, même en marchant.

Observation 216 (Bœckel)

Opération de Kraske. Anus sacré. Guérison opératoire.

Mme X..., âgée de 48 ans. Souffre de constipation. Ténesme. Sang et mucosités.

Diagnostic. — Carcinome du rectum.

Toucher. — A 9 centim. au-dessus de l'anus rétrécissement circulaire, dur, bosselé, affectant la forme d'un museau de tanche.

Son orifice laisse passer le doigt. Ventre souple. Estomac et foie normaux.

Opération, le 29 décembre 1888. — Dissection du rectum très haut. Ouverture large du péritoine. On fixe le bout supérieur de l'intestin dans l'angle supérieur de la plaie. Suture du péritoine, parce qu'il ne se laisse pas attirer au contact de l'inférieur.

Longueur du cylindre rectal extirpé 8 centim., celle du fragment de sacrum avec le coccyx 6 centim.

Guérison de la plaie par granulation. Le bout inférieur du rectum se rétrécit et finit par s'oblitérer complètement.

Le 15 mars. La malade sort avec une plaque obturatrice.

La malade très déprimée moralement par suite de son anus contre nature se suicide le 10 juillet.

Observation 217 (Bœckel)

Opération de Kraske. Anus sacré. Mort.

Homme, 60 ans. Carcinome rectal annulaire à 5 centim. au-dessus de l'anus, adhérent au sacrum et à la prostate.

Opération de Kraske, le 14 novembre 1890. — Extirpation des vésicules séminales. Sutures de l'intestin à la peau. Pyohémie.

Mort le 5 décembre 1890.

Observation 218 (Bœckel)

Opération de Kraske. Mort.

Homme, 53 ans. Carcinome du rectum à 8 centim. au-dessus de l'anus.

Opération de Kraske, le 8 mai 1891. — Adhérences au sacrum. Mort au bout de 30 heures.

Observation 219 (Chaput)

Cancer ano-rectal. Opération par la voie sacrée. Guérison sans récidive après deux ans. Anus sacré.

Marie-Jeanne D..., 44 ans, entre salle Lisfranc à Saint-Antoine, avec le diagnostic d'hémorrhoïdes procidentes étranglées.

Il y a deux mois et demi la malade éprouve une sensation de poids dans le fondement, surviennent ensuite des envies fréquentes d'aller à la selle. Les matières conservent leur consistance habituelle mais sont striées de sang. La malade dépérit, elle a de l'inappétence ; apparition de fleurs blanches.

Depuis trois semaines la malade rend avec des matières du sang et des eaux rousses. Les douleurs sont intenses, comparables à une brûlure et continues.

Il y a quinze jours, pendant un effort de défécation, une tumeur a fait issue par l'anus, en même temps que s'écoulait une grande quantité de sang.

A l'inspection de l'anus on constate une petite tumeur du volume d'une noisette, végétante, dure, saignant facilement, d'aspect cancéreux en un mot. Pas d'hémorrhoïdes.

Au toucher rectal on constate une tumeur bosselée, volumineuse, partant de l'anus, remontant jusqu'à 6 ou 7 centim. dans le rectum et siégeant surtout sur la paroi antérieure.

La tumeur est mobile sur les parties voisines. La paroi vaginale est intacte. Pas de ganglions inguinaux ni pelviens appréciables.

Opération, le 10 août 1894. — Incision sacrée médiane prolongée jusqu'à l'incision circulaire péri-anale.

Libération du rectum, résection de 10 centim. de cet organe.

Le bout supérieur est fixé à la plaie sacrée mais on ne peut faire la torsion de Gersuny à cause de sa brièveté.

Bourrage iodoformé de la cavité opératoire. Changement de pansement tous les jours. La malade sort guérie au bout de deux mois.

Malade revue le 28 avril 1896.

Il n'y a pas de récidive, mais il existe un volumineux prolapsus rectal et vaginal. L'état général est bon mais la malade présente des troubles mentaux avec mélancolie,

Observation 220 (Routier)

Voie sacrée. Anus sacré. Mort.

R..., 65 ans, opéré le 23 novembre 1889. Le malade examiné en juin 1889, présentait alors une plaque indurée sur la muqueuse rectale à bout de doigt fortement enfoncé.

Au mois d'août, phénomènes de rétrécissement. En novembre la tumeur devient difficilement mobile.

23 novembre. Incision postérieure de la pointe du coccyx à 6 centim. au-dessus. On passe trois quarts d'heure à essayer sans succès de mobiliser la tumeur. Section transversale du rectum en plein néoplasme. Plusieurs anses sont adhérentes en avant. M. Routier juge alors prudent de s'arrêter et suture l'intestin à la plaie sacrée après après avoir tamponné le bout inférieur.

Mort de péritonite le 26 novembre.

Observation 221 (O. Fœderl, 1888)

Voie sacrée. Anus sacré. Guérison opératoire.

Garçon boucher, 56 ans. Souffre depuis neuf moins d'un cancer du rectum situé à 3 centim. au-dessus de l'anus, circulaire, produisant une constriction. Limite supérieure peu nette. Résection oblique du sacrum au-dessous du quatrième trou sacré postérieur. Drainage du péritoine. Anus sacré. Absence de fièvre. Cathétérisme jusqu'à la troisième semaine. Le traitement dure cinquante-quatre jours. Appareil d'Hochenegg. Léger prolapsus.

Mort 11 mois 7 jours après l'opération. Récidive, six semaines après la sortie de la clinique le médecin constata des symptômes d'œdème au membre inférieur gauche (compression de la vessie par des tumeurs glandulaires).

Observation 222 (O. Fœderl, 1889)

Voie sacrée. Anus sacré. Mort le treizième jour. Congestion pulmonaire ?

Cocher, 58 ans. Début de la maladie : un an. Carcinome gélatiniforme commençant au-dessus du sphincter, presque circulaire, limite supérieure ne peut être sentie. Résection oblique du sacrum au-dessous du troisième trou sacré postérieur. Drainage du péritoine.

Anus sacré. Adhérences avec la vessie, laquelle resta intacte. Une seule fois élévation de température à 38°,5. Mort le treizième jour après l'opération.

Autopsie. — Bronchite catarrhale. Carcinome non radicalement extirpé.

Observation 223 (O. Fœderl, 1890)

Voie sacrée. Anus sacré. Mort le quatrième jour par péritonite.

Rentier, 58 ans. Souffre depuis un an d'un cancer du rectum situé à deux doigts au-dessus de l'anus, circulaire, produisant une constriction de l'épaisseur d'un doigt. Résection oblique du sacrum au-dessous du quatrième trou sacré postérieur. Péritoine non ouvert. Anus sacré. L'hémorrhagie anal fut difficile à arrêter. Infiltration carcinomateuse de la face antérieure du sacrum. Le lendemain après l'opération : fièvre, météorisme, sensibilité à la pression abdominale. Mort le quatrième jour après l'opération.

Autopsie. — Péritonite diffuse par perforation du rectum devenu gangréneux sur une une étendue de 12 centim. Le carcinome ne fut pas extirpé radicalement.

Observation 224 (O. Fœderl, 1890)

Voie sacrée. Anus sacré. Guérison opératoire.

Homme, 51 ans. Maladie a débuté depuis un an. Cancer du rectum situé à deux pouces au-dessus de l'anus, circulaire, produisant une constriction de l'épaisseur d'un index. Limite supérieure encore explorable. Résection oblique du sacrum au-dessous du quatrième trou sacré postérieur. Drainage du péritoine. 8 centim. de longueur. Intestin réséqué. Anus sacré. Durée du traitement cinquante-quatre jours. Appareil. Mort cinq mois après l'opération.

D'après une communication officielle il aurait été opéré à Prague pour une maladie de l'estomac et serait mort par suite d'un carcinome de l'estomac.

Observation 225 (O. Fœderl, 1890)

Voie sacrée. Anus sacré. Guérison.

Homme, 41 ans. Durée de la maladie : un an. Cancer du rectum au-dessus de l'anus, attaquant surtout la paroi antérieure. Limite supérieure ne peut être atteinte. Résection oblique du sacrum au-dessous du quatrième trou sacré postérieur. Drainage du péritoine. Anus sacré. Partie intra-péritonéale envahie. Légers phénomènes d'intoxication. Durée du traitement quarante-deux jours. Continence. Neuf mois après l'opération absence certaine de récidive. Léger prolapsus neuf mois après.

Observation 226 (O. Fœderl, 1891)

Voie sacrée. Anus sacré. Guérison opératoire.

Homme, 56 ans, souffre depuis deux ans d'un cancer du rectum à deux doigts au-dessus de l'anus, circulaire, limite supérieure ne peut être sentie. Résection oblique du sacrum au-dessous du quatrième trou sacré postérieur. Drainage du péritoine. Anus sacré. Pas de réaction. Le traitement dure cinquante-six jours. Continence pour les matières solides, un an onze mois sans récidive. Mort un an onze mois après l'opération. Pyohémie.

Autopsie. — Montre à 7 centim. au-dessus de l'endroit amputé un double carcinome circulaire, qui a dû se développer six mois avant la mort.

Observation 227 (O. Fœderl, 1892)

Voie sacrée. Anus sacré. Mort. Métastase.

Femme, 25 ans. Début de la maladie : deux mois quinze jours. Cancer du rectum situé à 3 centim. au-dessus de l'anus, attaquant la paroi antérieure droite du rectum, c'est avec peine que le bout du doigt peut entrer dans le rectum.

Résection oblique du sacrum au-dessous du quatrième trou sacré postérieur. Drainage du péritoine. Anus sacré. Collapsus. Mort peu de temps après l'opération.

Autopsie. — Anémie, métastase dans les poumons, dans les ganglions lymphatiques rétro-périnéaux et dans les ovaires.

Observation 228 (O. Fœderl, 1893)

Voie sacrée. Anus sacré. Guérison opératoire.

Homme, 55 ans. Début de la maladie : un an. Cancer du rectum, à 3 centim. au-dessus de l'anus, la paroi postérieure atteinte, limite supérieure inaccessible. Résection oblique du sacrum au-dessous du quatrième trou sacré.

La suture s'est rompue. Escarre sus-trochantérienne. Durée du traitement soixante et onze jours. Incontinence pour les matières liquides.

Reste environ six mois sans récidive.

Mort neuf mois après l'opération. Récidive (ictère, métastase hépatique).

Observation 229 (O. Fœderl, 1893)

Voie sacrée. Anus sacré. Mort péritonite purulente.

Rentière, 45 ans. Début de la maladie : deux mois. Cancer du rectum situé à 5 centim. au-dessus de l'anus, circulaire, limite supérieure ne peut être atteinte à cause de la constriction. La paroi vaginale postérieure et le col utérin sont attaqués. Résection transversale au-dessous du quatrième trou sacré postérieur. Drainage du péritoine. Anus sacré. L'uretère droit est lésé ; la paroi vaginale postérieure et le col utérin infiltrés. Ablation de la paroi vaginale postérieure et extirpation de l'utérus. Mort deux jours après l'opération.

A l'autopsie on trouva : péritonite purulente. Métastase dans le poumon.

La suture de l'uretère ne tient pas.

Observation 230 (O. Fœderl, 1888)

Voie sacrée. Anus sacré. Guérison.

Ouvrière, 36 ans. Souffre depuis dix-neuf mois. Opération, récidive. Carcinome du rectum. L'anus et une portion du rectum d'environ 8 centim. de long sont atteints. L'orifice vaginal et la cloison recto-vaginale infiltrés. Mise à nu du coccyx, incision des ligaments latéraux gauches. Péritoine non ouvert. Anus sacré. Résection de la paroi vaginale. Traitement quatre-vingt-neuf jours.

Pelote. (Le quatrième mois après l'opération, menstruation). 1 an après l'opération commencement de la récidive. Mort, deux ans sept mois après l'opération par suite « de dégénérescence péritonéale. » La première opération eut lieu au mois de mai 1886. Récidive au bout de neuf mois environ. La deuxième opération, ci-mentionnée, au mois de décembre 1888. Un an après commencement de récidive. Troisième opération un an sept mois plus tard. Mort par dégénérescence péritonéale.

Observation 231 (O. Fœderl, 1889).

Voie sacré. Anus sacrée. Guérison.

Journalière, 52 ans, souffre depuis cinq mois d'un carcinome gélatiniforme. Anus atteint. Limite supérieure ne peut être atteinte. Résection oblique du sacrum au-dessous du troisième trou sacré postérieur. Drainage du péritoine. Longueur excisée 12 centimètres. Anus sacré. Le septième jour, première selle qui fit céder la suture de la muqueuse. Durée du traitement cinquante-sept jours. Incontinence. On n'a pas d'autres indications.

Observation 232 (O. Fœderl, 1889).

Voie sacrée. Anus sacré. Guérison.

Horloger, 57 ans.

Début de la maladie, huit mois. Carcinome du rectum, situé à 1 centimètre au-dessus de l'anus, presque circulaire, s'étendant sur une hauteur de

10 centimètres. Ganglions inguinaux indurés. Résection oblique du sacrum au-dessous du quatrième trou sacré. Drainage du péritoine. Longueur 12 centimètres. Anus sacré. Pendant sept jours, fièvre à 38°,8. Durée du traitement cinquante et un jours. Léger prolapsus à la sortie de l'hôpital. Amaigrissement augmente toujours jusqu'à la mort, qui eut lieu trois ans après l'opération.

Observation 233 (O. Fœderl, 1889).

Voie sacrée. Anus sacré. Mort dix-neuf jours après de septicémie.

Homme, 60 ans.

Maladie dure depuis trois mois. Cancer du rectum, anus atteint. Limite supérieure inaccessible. Cloison recto-vaginale infiltrée. Résection oblique du sacrum au-dessous du quatrième trou sacré postérieur.

Péritoine non ouvert. Environ 12 centimètres de longueur. Anus sacré. Ablation de la tunique musculaire du vagin.

Deuxième semaine : fièvre, délire. Mort dix-neuf jours après l'opération.

Autopsie. — Septicémie.

Observation 234 (O. Fœderl, 1889).

Voie sacrée. Anus sacré. Guérison.

Femme, 32 ans.

Début de la maladie, il y a quatre mois. Cancer du rectum commençant immédiatement au-dessus du sphincter, circulaire, produisant une constriction de l'épaisseur d'un doigt. Limite supérieure atteinte. Résection oblique du sacrum au-dessous du quatrième trou sacré postérieur. Drainage du péritoine. Anus sacré. Cathétérisme dans la première semaine. Les deux premiers jours, élévation de température. Durée du traitement quatre-vingt-quatre jours. Léger prolapsus au temps de la sortie. Continence relative.

Observation 235 (O. Fœderl, 1890).

Voie sacrée. Anus sacré. Guérison opératoire.

Femme, 42 ans, souffre depuis un an d'un carcinome du rectum qui est attaqué depuis l'anus sur une étendue de 5 centimètres circulairement.

Les ganglions inguinaux sont légèrement tuméfiés. Résection oblique du sacrum, au-dessous du quatrième trou sacré postérieur. Drainage du péritoine. Anus sacré. Résection de la paroi postérieure du vagin. Pas de fièvre. Durée du traitement cinquante jours. Appareil. Après huit mois, un prolapsus d'une longueur de 6 centimètres. Récidive sept mois après l'opération, et mort, onze mois après.

Opération pour récidive après sept mois; le péritoine envahi par le carcinome fut ouvert de nouveau. Drainage. Garde les matières liquides par suite de l'étranglement en U de l'intestin.

Observation 236 (O. Fœderl, 1890).

Voie sacrée. Anus sacré. Mort le dixième jour. Infection.

Paysanne, 43 ans, souffre depuis six mois d'un cancer rectal et vaginal, commençant au-dessus de l'anus, circulaire; paroi vaginale postérieure atteinte. Communication entre le vagin et le rectum. Résection oblique du sacrum au-dessous du quatrième trou sacré postérieur. Drainage du péritoine. Anus sacré. Vagin atteint. Résection de la paroi postérieure du vagin. Rétention de l'urine. Pendant la deuxième semaine, fièvre de 39°,8. Mort le dixième jour après l'opération.

Autopsie. — Phlébite du plexus hypogastrique droit.

Observation 237 (O. Fœderl, 1891).

Voie sacrée. Anus sacré. Guérison opératoire.

Femme, 44 ans. Début de la maladie : un an. Cancer du rectum et du vagin commençant au-dessus de l'anus, circulaire, limite supérieure accessible, seulement à la paroi antérieure.

La paroi postérieure du vagin atteinte et perforée. Résection oblique du sacrum au-dessous du quatrième trou sacré postérieur. Drainage du péritoine. Anus sacré. Résection de la paroi postérieure et de la lèvre du vagin. Légère ictère avec fièvre. Durée du traitement : cent vingt-deux jours. Appareil Quatre mois après l'opération, commencement de récidive.

Mort, neuf mois, quinze jours après l'opération.

Observation 238 (O. Fœderl, 1891).

Voie sacrée. Anus sacré. Guérison.

Femme, 47 ans. Souffre depuis neuf mois, d'un cancer du rectum situé immédiatement au-dessus du sphincter à la paroi antérieure gauche de l'intestin. Cloison recto-vaginale atteinte. Résection oblique du sacrum au-dessous du troisième trou sacré postérieur. Le péritoine ne fut pas ouvert. Longueur 7 centimètres. Anus sacré. Ablation de la cloison recto-vaginale. Muqueuse vaginale intacte. Première semaine : cathétérisme. Traitement : trente-sept jours. Appareil. Léger prolapsus à la sortie de l'hôpital.

Marche ultérieure inconnue.

Observation 239 (O. Fœderl, 1891).

Voie sacrée. Anus sacré. Guérison.

Journalier, 73 ans. Début de la maladie : neuf mois. Carcinome du rectum. Paroi rectale antérieure de l'anus à 10 centimètres atteinte. Résection oblique du sacrum au-dessous du quatrième trou sacré postérieur. Drainage du péritoine. Longueur d'intestin réséqué, 12 centimètres. Anus sacré. Le carcinome s'étendait jusqu'à la prostate ; ablation partielle de la prostate hypertrophiée. Fièvre légère au début. Durée du séjour à l'hôpital : trente-deux jours. Appareil. Léger prolapsus, neuf mois après l'opération.

Deux ans deux mois sans récidive.

Observation 240 (O. Foederl, 1892).

Voie sacrée. Anus sacré. Mort le dixième jour.

Ouvrier, 27 ans. Début de la maladie : trois mois. Cancer du rectum immédiatement au-dessus de l'anus circulaire, limite supérieure peu nette à cause de la constriction. Ganglions inguinaux enflés. Résection oblique du sacrum au-dessous du quatrième trou sacré postérieur. Drainage du péritoine. Longueur environ 15 centimètres. Anus sacré. Le carcinome s'étendait jusqu'au repli du péritoine. Ablation de la vésicule séminale gauche. Au début, fonctionnement normal de la vessie. Le troisième jour, urine spontanément, puis incontinence urinaire.

Mort le dixième jour après l'opération.

Autopsie. — Cystite gangréneuse, carcinome des ganglions lymphatiques et du tissu cellulaire présacré. L'ablation du carcinome ne fut pas radicale.

Observation 241 (O. Fœderl, 1892).

Voie sacrée. Anus sacré. Mort le troisième jour de cellulite pelvienne.

Homme, 70 ans. Début de la maladie : un an. Carcinome du rectum, immédiatement au-dessus de l'anus, circulaire, limite supérieure inaccessible. Résection oblique du sacrum au-dessous du quatrième trou sacré postérieur. Drainage du péritoine. Anus sacré. Élévation de température, ictère, vomissements. Mort le troisième jour après l'opération.

Autopsie. — Phlegmon du tissu cellulaire pelvien. Athérome du cœur et du péricarde.

Observation 242 (Fœderl, 1892)

Voie sacrée. Anus sacré. Guérison opératoire.

Homme, 24 ans. Opération récidive. Durée de la récidive : 1 an. Carcinome du rectum récidivé, anus attaqué, rectum atteint sur une étendue de 8 centimètres circulairement.

Envahissement des ganglions inguinaux. Résection oblique du sacrum au-dessous du 4e trou sacré postérieur. Drainage du péritoine. Longueur de l'intestin réséqué, 10 centimètres. Anus sacré. Propagation du carcinome aux tissus voisins. Miction spontanée le 4e jour. Durée du traitement : 60 jours.

Appareil d'Hochenegg. Fistule de la vessie. Mort 10 mois après l'opération. Opéré déjà auparavant à Hermanstadt pour un cancer du rectum.

Un an, 10 mois plus tard, la deuxième opération ci-mentionnée.

Ablation incomplète du carcinome.

Observation 243 (O. Fœderl, 1892)

Voie sacrée. Anus sacré. Mort le 15e jour.

Femme, 48 ans. Début de la maladie il y a 8 mois.

Cancer du rectum immédiatement au-dessus de l'anus, circulaire, sur une étendue de 7 centimètres. Ganglions inguinaux indurés. Résection oblique du sacrum au-dessous du 4e trou sacré postérieur.

Péritoine non ouvert. Longueur 10 centimètres. Anus sacré. Ablation partielle de la paroi vaginale postérieure.

Cathétérisme au commencement.

Dans la 2e semaine, élévation de température à 38°,9.

Mort 15 jours après l'opération.

Dégénérescence graisseuse du cœur.

Observation 244 (O. Fœderl, 1892).

Voie sacrée. Anus sacré. Guérison opératoire.

Femme, 43 ans. Début de la maladie : neuf mois. Cancer du rectum. Le rectum est atteint depuis l'anus jusqu'à une hauteur indéfinie, la paroi vaginale postérieure est également atteinte. Résection oblique du sacrum au-dessous du quatrième trou sacré postérieur. Drainage du péritoine. Longueur de l'intestin réséqué, 15 centimètres. Anus sacré. Résection de la paroi postérieure du vagin. Abondante hémorrhagie. Traitement : 52 jours. Appareil. Prolapsus de 15 centimètres, quelques mois après la sortie de l'hôpital. Récidive 11, 13 mois après l'opération. Treize mois après, deuxième opération ci-mentionnée.

Trois mois plus tard, récidive inopérable.

Observation 245 (O. Fœderl, 1892).

Voie sacrée. Anus sacré. Guérison opératoire.

Homme, 63 ans. Début de la maladie, deux ans environ. Cancer du rectum au-dessus de l'anus, circulaire, limite supérieure peu nette à cause de la constriction. Résection oblique du sacrum au-dessous du quatrième trou sacré postérieur. Drainage du péritoine. Anus sacré. Durée du traitement : vingt-quatre jours. Appareil. Récidive trois semaines après l'opération. Mort six mois après l'opération.

Observation 246 (O. Fœderl, 1893).

Voie sacrée. Anus sacré. Guérison.

Femme, 58 ans. Début de la maladie, deux mois. Carcinome du rectum immédiatement au-dessus du sphincter à la paroi postérieure sur 3 centimètres. Résection oblique du sacrum au-dessous du quatrième trou sacré postérieur. Péritoine non ouvert. Longueur : 5 centimètres. Anus sacré. Cathétérisme. Légère élévation de température. Durée du traitement : trente-quatre jours. Appareil. Pas de récidive après dix mois.

Observation 247 (O. Fœderl, 1893).

Voie sacrée. Anus sacré. Guérison.

Homme, 32 ans. Malade depuis deux ans. Cancer du rectum situé à 6 centimètres au-dessus de l'anus, circulaire. Résection oblique du sacrum au-dessous du quatrième trou sacré postérieur. Péritoine non ouvert. Anus sacré. Au début, légère élévation de température. Durée du traitement : quarante-et-un jours. Appareil. Pas de récidive après dix mois.

Observation 248 (O. Fœderl, 1893).

Voie sacrée. Anus sacré. Guérison.

Homme, 51 ans, souffre depuis neuf mois d'un cancer du rectum. Anus envahi, mais c'est surtout la paroi antérieure gauche qui est atteinte. Résection oblique du sacrum au-dessous du quatrième trou sacré postérieur. Drainage du péritoine. Longueur de l'intestin réséqué : 20 centimètres. Anus sacré. Au-dessus de la première tumeur, une seconde presque de même dimension. Durée du traitement : soixante-huit jours.

Pas de récidive six mois après.

Observation 249 (O. Fœderl, 1893).

Voie sacrée. Anus sacré. Mort le quatrième jour de phlegmon pelvien.

Homme, 42 ans, accuse des douleurs depuis dix semaines. Carcinome du rectum situé à 1 centimètre et demi au-dessus de l'anus, presque circulaire, limite supérieure à la partie antérieure du vagin inaccessible. Ganglions inguinaux légèrement gonflés. Résection oblique au-dessous du quatrième trou sacré postérieur. Péritoine non ouvert. Longueur intestin réséqué 10 centimètres. Anus sacré. Après quarante-huit heures, miction spontanée.

Mort le quatrième jour après l'opération avec un pouls fréquent et élévation de températude.

Autopsie. — Phlegmon du tissu cellulaire pelvien, commencement de pneumonie, cœur mou.

Observation 250 (Czerny).

Voie sacrée. Anus sacré. Guérison opératoire.

M. R..., homme, 52 ans. Souffre depuis deux mois d'un cancer du rectum situé à 5 centimètres au-dessus du sphincter. Tumeur inaccessible, un peu déplaçable. Gros paquet ganglionnaire dans l'excavation sacrée.

Opération, 22 novembre 1888. — Résection de l'aile droite du sacrum. Partie de la prostate réséquée. Péritoine ouvert, non suturé. Longueur de l'intestin réséqué : 13 centimètres. Anus sacré. Péritonite pelvienne légère. Plaie insignifiante de l'intestin au niveau de l'adhérence avec le sacrum. En août 1889, extirpation d'un ganglion récidivé. Mort en septembre 1889 de métastase des poumons.

Observation 251 (Czerny).

Voie sacrée. Anus sacré. Guérison opératoire.

J. H..., homme, 47 ans. Début de la maladie : un mois et demi. Cancer du rectum à 4 centimètres au-dessus du sphincter. Tumeur accessible peu déplaçable, ganglions sacrés, prostate envahie.

Opération, le 15 février 1889. — Résection transversale du sacrum, prostate en partie éliminée. Longueur de l'intestin réséqué : 12 centimètres. Anus sacré. Péritoine ouvert, suturé. Cystite légère. Bon état général.

Mort le 15 août de récidive locale.

Observation 252 (Czerny).

Voie sacrée. Anus sacré. Guérison opératoire.

R. Z..., femme, 26 ans. Souffre depuis quatre mois quinze jours. Cancer du rectum situé à 23 centimètres au-dessus du sphincter. Tumeur ne peut être délimitée, absolument immobile.

Opération, le 26 février 1889. — Résection transversale. Péritoine ouvert, suturé. Partie du vagin et petites lèvres éliminées. 12 centimètres d'intestin réséqué. Anus sacré. Troubles vésicaux. Récidive dans le petit bassin.

Mort le 3 mars 1890.

OBSERVATION 253 (CZERNY).

Voie sacrée. Anus sacré. Guérison opératoire.

R. G..., homme, 60 ans. Début de la maladie : dix-huit mois. Cancer envahissant l'anus. Tumeur accessible, déplaçable. Ganglions sacrés.

Opération, le 13 mars 1889. — Résection transversale. Péritoine ouvert, suturé. 14 centimètres intestin réséqué. Anus sacré. Délire iodoformique. Un an après l'opération, ictère, métastase hépatique.

Mort le 25 juillet 1890.

OBSERVATION 254 (CZERNY).

Voie sacrée. Anus sacré. Guérison.

J. M..., homme, 58 ans. Début de la maladie : cancer du rectum envahissant l'anus ; délimitable, déplaçable.

Opération, le 18 juillet 1889. — Résection transversale. Péritoine ouvert, suturé. Longueur de l'intestin réséqué : 10 centimètres. Anus sacré. Sorti avec un appareil d'Hochenegg.

Bon état général. Se sent aussi fort que dans la jeunesse. Pas de récidive.

OBSERVATION 255 (CZERNY).

Voie sacrée. Anus sacré. Guérison.

G. M..., homme, 36 ans. Souffre depuis trois ans d'un cancer du rectum, situé à 4 centimètres au-dessus de l'anus. Tumeur non accessible, déplaçable.

Opération, le 6 juillet 1889. — Résection transversale. Péritoine ouvert, suturé. 12 centimètres d'intestin réséqué. Anus sacré. Bonne guérison : augmentation de poids : 50 livres depuis l'opération. Prolapsus anal opéré. État général bon.

Pas de récidive.

OBSERVATION 256 (CZERNY).

Voie sacrée. Anus sacré. Guérison.

J. R..., homme, 47 ans. Souffre depuis neuf mois. Cancer fortement implanté à 2 centimètre au-dessus de l'anus. Tumeur inaccessible.

Opération, le 10 juillet 1889. — Résection transversale. Péritoine ouvert, suturé. Longueur de l'intestin réséqué : 12 centimètres. Anus périnéal. Péritonite pelvienne ralentit la guérison.

Pas de récidive.

Observation 257 (Czerny).

Voie sacrée. Anus sacré. Mort le quatrième jour de péritonite.

S. M..., femme, 54 ans. Début de l'affection : cinq ans. Cancer envahissant l'anus. Tumeur palpable, non déplaçable.

Opération, le 26 février 1890. Résection transversale. Péritoine ouvert, non suturé. Longueur de l'intestin réséqué : 14 centimètres. Anus sacré.

Mort le quatrième jour de péritonite.

Observation 258 (Czerny).

Voie sacrée. Anus sacré. Guérison opératoire.

G. B..., homme, 25 ans. Début de la maladie : six mois. Cancer du rectum envahissant l'anus. Tumeur inaccessible immobile.

Opération, le 3 mars 1890. — Résection transversale. Péritoine ouvert, suturé. Longueur de l'intestin réséqué : 11 centimètres. Anus sacré.

Mort au commencement de 1891.

Observation 259 (Czerny).

Voie sacrée. Anus sacré. Guérison.

G. M..., homme, 52 ans. Souffre depuis neuf mois. Cancer du rectum à 4, 5 centim. au-dessus de l'anus. Tumeur inaccessible, immobile.

Opération, le 15 février 1890. — Résection transversale. Péritoine ouvert, suturé.

Anus sacré. Guérison complète.

Pas de récidive. Monte beaucoup à cheval.

Observation 260 (Czerny).

Voie sacrée. Anus sacré. Guérison.

M. B. .., homme, 27 ans. Souffre depuis neuf mois d'un cancer du rectum situé à 2 centim. au-dessus du sphincter. Tumeur accessible, légèrement mobile.

Opération, le 19 avril 1890. - Résection transversale. Péritoine intact. Anus sacré.

Bonne guérison. Incontinence.

Malade a pris du poids. Sans récidive.

Léger prolapsus du rectum.

Observation 261 (Czerny).

Voie sacrée. Anus sacré. Guérison.

Ph. W..., homme, 45 ans. Début de la maladie environ six ans. Cancer du rectum situé à 1 centim. et demi de hauteur. Tumeur inaccessible, immobile, adhérente à la prostate.

Opération, le 17 mai 1890. — Résection transversale. Péritoine intact. Prostate en partie reséquée. Longueur d'intestin réséqué : 17 centim. Anus sacré. Guérison sans accident.

25 novembre 1890. — Petite opération pour prolapsus de l'anus. État général bon.

Pas de récidive.

Observation 262 (Czerny).

Voie sacrée. Anus sacré. Guérison opératoire.

M. H..., homme, 30 ans. Début de l'affection : deux ans. Cancer du rectum envahissant l'anus. Tumeur inaccessible, fortement implantée. Prostate envahie.

Opération, le 24 juin 1890. — Résection transversale. Péritoine ouvert, suturé. Prostate en partie enlevée. Ganglions sacrés. Longueur intestin réséqué : 14 centim. Anus sacré.

Guérison sans accident. Ganglions inguinaux extirpés plus tard.

Janvier 1891. — Récidive avec perforation de la vessie.

Mort en février 1891.

Observation 263 (Czerny).

Voie sacrée. Anus sacré. Guérison.

L. M..., femme, 67 ans, souffre depuis six mois d'un cancer envahissant l'anus, étendue de 10 centim. de hauteur. Tumeur immobile.

Vagin adhérent.

Opération, le 31 octobre 1890. — Péritoine respecté, 7 centim. d'intestin réséqué.

Anus sacré. Pendant la guérison érysipèle grave.

Malade jouit d'une bonne santé : les forces ont augmenté, elle travaille de nouveau.

Appareil d'Hochenegg.

Pas de récidive.

Observation 264 (Czerny).

Voie sacrée. Anus sacré Guérison.

W. H..., homme, 47 ans. Début de l'affection : neuf mois. Cancer du rectum situé à 5 centim. au-dessus du sphincter. Tumeur inaccessible, légèrement mobile.

Opération, le 4 décembre 1890.

Résection transversale. Péritoine ouvert, suturé. Longueur d'intestin réséqué 18 centim.

Anus sacré. Pendant la guérison délirium tremens. Guérison en partie par seconde intention.

État général bon. Pas de récidive.

Petit prolapsus de l'intestin.

Observation 265 (Czerny).

Voie sacrée. Anus sacré. Guérison opératoire.

J. C..., homme, 64 ans. Début de la maladie : trois mois. Cancer du rectum à 2 centim. au-dessus du sphincter. Tumeur accessible, mobile. Ganglions sacrés.

Opératoire, le 24 avril 1891. — Résection transversale. Péritoine ménagé. 12 centim. longueur intestin réséqué.

Anus sacré. Le malade vit, mais a une récidive ulcérée grosse comme une noix.

Infection des ganglions mésentériques ; ganglions inguinaux tuméfiés.

Observation 266 (Czerny).

Voie sacrée. Anus sacré. Guérison opératoire.

J. D..., homme,, 62 ans, souffre depuis un an d'un cancer du rectum à 1 centim. au-dessus de l'anus. Tumeur accessible ; ganglions sacrés.

Opération, le 1er juin 1891. — Résection transversale. L'espace rétro-rectal infiltré et induré. Péritoine ouvert, suturé. Longueur de l'intestin réséqué 15 centim. Anus sacré.

Le malade vit, mais il a une récidive très douloureuse ; infection dans les ganglions. Cachexie au début.

Observation 267 (Czerny).

Voie sacrée. Anus sacré. Mort.

Ph. K..., homme, 50 ans. Souffre depuis dix ans environ. Cancer du rectum à 10 centim. au-dessus de l'anus. Limite supérieure de la tumeur inaccessible.

Opération, le 24 juin 1891. — Résection transversale. Péritoine ouvert, non suturé.

Opération hâtée à cause de collapsus.

Anus sacré. Météorisme pendant sept jours. Phénomènes d'obstruction, vomissements.

On soupçonne une coudure de l'intestin.

Le 1er juillet 1891. — Le malade est laparotomisé et l'intestin grêle suturé à la paroi.

2 juillet. Mort.

Autopsie. — Péritonite fibrineuse, pas de métastase, pas d'infection. Broncho-pneumonie.

Observation 268 (Czerny).

Voie sacrée. Anus sacré. Guérison.

G. F..., homme, 39 ans. Début de l'affection : trois ans six mois. Cancer du rectum envahissant le sphincter. Tumeur accessible, légèrement mobile, ganglions sacrés.

Opération, le 24 juillet 1891. — Résection transversale. Péritoine ouvert, suturé. Longueur de l'intestin réséqué 13 centim.

Anus sacré. Guérison. Augmentation de poids : 25 livres. Appareil d'Hochenegg.

Pas de récidive.

Observation 269 (Czerny).

Voie sacrée. Anus sacré. Guérison opératoire.

J. M..., homme, 63 ans. Début de l'affection : huit mois. Cancer du rectum envahissant le sphincter. Tumeur accessible, adhérente à la prostate, ganglions sacrés.

Opération, le 3 septembre 1891. — Résection transversale. Vessie incisée, suturée. Péritoine ouvert, suturé. Prostate en grande partie extirpée. Longueur de l'intestin réséqué : 8 centim. Anus sacré. Guérison sans accident.

Mort le 5 mars 1892. — Métastase pulmonaire.

Observation 270 (Schwartz).

Voie sacrée. Anus sacré. Mort quatre jours après.

M. L. A..., 49 ans, entre à l'hôpital Cochin le 7 mars 1891.

Depuis deux ans, alternatives de diarrhée et de constipation, selles glaireuses, matières fécales rubannées.

A 5 centim. de l'anus, rétrécissement dont on admet la nature cancéreuse. Limite supérieure inaccessible, mais la tumeur paraît mobile et sans adhérences.

Purgatifs répétés, régime lacté, bétol.

Opération, le 20 mars 1891. — Incision un peu à gauche de la ligne médiane à 4 centim. en arrière de l'anus. Résection du coccyx et d'une portion de l'aile du sacrum. Isolement du rectum en arrière et sur les côtés. Ouverture et suture du cul-de-sac péritonéal. On ne put achever l'opération de Kraske, et il fallut faire un anus sacré.

Le malade mourut de collapsus quatre jours après l'opération.

AUTOPSIE : stéatose du cœur, du foie, et congestion des deux poumons.

OBSERVATION 271 (LE DENTU).

Voie sacrée. Anus sacré. Guérison.

Homme, 50 ans, entre à l'hôpital Necker, service de M. Le Dentu, en octobre 1890.

Depuis plus d'un an, douleurs pendant la défécation.

Écoulement de glaires sanguinolentes, pas d'hémorrhagie.

Toucher. — Tumeur cylindrique dont le doigt atteint difficilement le bord supérieur et qui s'arrête en bas à la limite supérieure du sphincter externe sauf en un point où le néoplasme s'approche de l'anus. Adhérences molles semblant unir sa face antérieure à la face inférieure de la prostate.

Opération, premiers jours de novembre 1890. — Résection du coccyx et de la dernière vertèbre sacrée, puis incision circulaire autour de l'anus. Continuation de la dissection de la tumeur.

Extirpation de plusieurs petits ganglions.

Hémostase provisoire avec de nombreuses pinces.

Anus sacré. Prolapsus.

Suites simples. Au bout d'un mois, le malade est dans un état satisfaisant.

En novembre 1892, deux ans après l'opération, aucune menace de récidive.

OBSERVATION 272 (LE DENTU)

Voie sacrée. Anus sacré. Mort le soir même.

M. L..., 58 ans. Douleurs rectales, glaires teintées de sang.

Limites supérieures de la tumeur peuvent être atteintes. Pas d'adhérences, pas d'envahissement du tissu cellulaire autour de l'anus.

L'établissement d'un anus sacré paraît seul praticable. Malheureusement, la dissection du rectum permet de reconnaître que des noyaux cancéreux sont disséminés dans la paroi rectale, noyaux trop petits pour être reconnus par le toucher. Abaissement du rectum dans une grande étendue. Ouverture du péritoine.

Extirpation de 15 centim. de rectum.

Le malade rapporté dans son lit était extrêmement faible.

Il mourut le soir même.

Observation 273 (W. H. Brown)

Opération par la voie sacrée. Anus sacré. Guérison.

Le patient est un homme de 52 ans, robuste, présentant les symptômes de cancer du rectum. On peut atteindre la tumeur du doigt et même la dépasser bien qu'avec une certaine difficulté. L'intestin est bien mobile dans le pelvis, mais la tumeur est trop haut située pour permettre l'ablation par une proctectomie.

On commence par faire une colotomie lombaire gauche; cinq semaines après, le malade revient à l'hôpital, on lui fait chaque jour de grands lavages phéniqués à 1 centim. 80 de la partie terminale du rectum jusqu'à ce que toute trace de matières fécales ait disparu. Nouveau lavage juste avant l'anesthésie. Administration d'éther, passage d'une sonde rigide dans la vessie pour faciliter la dissection de la paroi antérieure du rectum. Le patient est couché sur le côté droit, les cuisses relevées sur l'abdomen.

Incision d'un lambeau carré de 10 centim. de large sur 10 centim. de long, commençant à 5 centim. au-dessus de l'anus, dissection au ras de l'os; ce lambeau est relevé au dessus du sacrum. Cet os est scié en travers au niveau de la quatrième vertèbre, on conserve toute les attaches latérales du coccyx et ce nouveau lambeau est rabattu par dessus l'anus. On sectionne le rectum, juste au-dessus du sphincter interne, on le libère jusqu'au-dessus de la tumeur, on le fend en long pour bien s'assurer qu'on a dépassé les limites de la lésion et on excise à 1 centim. au-dessus du cancer.

L'extrémité supérieure du rectum est suturée dans l'angle supérieure gauche de la plaie, la partie enlevée étant assez longue pour rendre impossible la suture de l'extrémité supérieure du rectum au sphincter.

Le sacrum est remis en place et le lambeau tégumentaire de même.

Observation 274 (Aslanian)

Voie sacrée Suture circulaire. Fistule sacrée. Guérison.

Malade 80 ans. Hémorrhagie rectale il y a cinq à six mois, depuis troubles de la défécation. Induration cylindrique du rectum dont le doigt n'atteint pas par le toucher rectal, la limite supérieure. Tumeur mobile.

Purgatifs répétés, naphtol, salicylate de bismuth, lait, irrigations rectales.

Incision partant du milieu de l'espace qui sépare la pointe du coccyx de l'anus, se dirigeant vers la grande échancrure.

Incision transversale à 10 centim. au-dessus de la pointe du coccyx troisième section transversale du sacrum au-dessous du troisième trou sacré.

Péritoine ouvert. La tumeur est rendue extro-péritonéale. Section : les deux moignons ont été réunis par deux rangs de sutures ellipsoïdes.

Drainage. Suture complète des deux moignons paraissait avoir réussie pendant les deux premières semaines qui se sont écoulées après l'opération. Puis présence de matières fécales dans la plaie. Fistulette agrandie : on a un véritable anus sacré. « Cette ulcération tardive de la suture rectale constitue une rareté et mérite d'être signalée parmi les complications possibles de l'opération de Kraske. L'échec de la suture ellipsoïde complète pendant les premiers jours après l'opération est beaucoup plus fréquent. » trente deux jours après l'opération état général amélioré. « La malade a la sensation du besoin et peut retenir facilement les matières fécales. »

Dégénérescence cancéreuse cylindrique mesurant une hauteur de 6 à 7 centim., recouverte de péritoine sur la plus grande partie de son étendue (épithélioma glandulaire).

Observation 275 (Cristowich, de Salonique)

Voie sacrée. Anus coccygien. Guérison opératoire.

Marie D..., 60 ans. Carcinome ano-rectal, dont le doigt ne peut dépasser la limite supérieure, ayant envahi la paroi postérieure du vagin, et déterminant une obstruction intestinale presque complète.

Opérateon, le 28 novembre 1891. — Incision médiane postérieure de l'anus jusqu'au de là du coccyx. Incision curviligne autour de l'anus au thermo-cautère.

Résection du coccyx et de la partie inférieure du sacrum.

Isolement de l'intestin. Ablation au thermo cautère de la partie malade et d'une partie de la paroi vaginale.

Anus coccygien.

Lente élimination des eschares et guérison de la plaie après un mois.

Incontinence fécale.

Récidive huit mois après.

Observation 276 (Cristowich)

Voie sacrée. Anus coccygien. Guérison opératoire.

Basile S..., 38 ans, opéré le 5 septembre 1892.

Épithélioma qui commence à l'anus et remonte à 8 centim. au-dessus.

Incision médiane postérieure de l'anus jusqu'au coccyx, et incision circulaire autour de l'anus à 2 centim. de celui-ci. Ablation du coccyx et d'une portion du sacrum. Dissection de l'intestin. Celui-ci est coupé à 1 centim. au-dessous du cancer et fixé dans la région coccygienne.

Guérison obtenue en deux mois. Légère incontinence des matières fécales.

Observation 277 (Bazy)

Voie sacrée. Anus sacré. Mort le quatrième jour de péritonite.

Au commencement de 1890 un malade vient consulter M. Bazy. Il se plaint d'éprouver depuis six mois une gêne extraordinaire de la défécation. Il a eu plusieurs fois des hémorrhagies rectales.

Toucher. — L'anus et toute la partie inférieure du rectum jusqu'à 8 ou 9 centim. de l'anus sont sains. Presque à bout de doigt, masse néoplasique à limite supérieure sentie, mais qui semble adhérente et peu mobile.

Opération, en mars 1890. — Incision de 10 centim. commençant un peu au-dessous du coccyx, qui fut enlevé. Résection d'un court fragment du sacrum. Péritoine largement ouvert.

La tumeur put être finalement enlevée, mais le bout supérieur se refusant à descendre au contact de l'inférieur, il fallut le fixer dans la région sacrée.

Le malade mourut quatre jours après, de péritonite.

Observation 278 (Charles Powers)

Opération de Kraske.

Femme 35 ans. Depuis neuf mois selles douloureuses et sanglantes. Amaigrissement considérable.

Opération, le 9 octobre 1893. — Anus sacré. Guérison constatée vingt mois après.

Observation 279 (Powers)

Homme 42 ans souffre depuis quinze mois. Constipation et ténesme.

Opération, le 30 juin 1892, par le Dr Van Arsdale. Résection du sacrum. Extirpation de 15 centim. d'intestin. Anus sacré.

Le 18 juillet et 20 août on fait deux tentatives pour rétablir la continuité.

Observation 280 (Powers)

R..., homme 39 ans. Carcinome occupant la paroi antérieure du rectum commençant à l'anus et remontant à 6 centim. et demi. Bien qu'il fut opérable par la voie périnéale on pratique l'extirpation par la voie sacrée. Anus sacré. Guérison opératoire.

Observation 281 (Klaussner)

Voie sacrée. Anus sacré. Guérison opératoire.

A. B..., 63 ans. Depuis deux ans, troubles du côté du rectum.

Toucher. — A 1 centim. au-dessus de l'anus, tumeur annulaire s'étendant jusqu'à 6 centim. au-dessus. Le canal est rétréci, on a toutes les peines à introduire le doigt jusqu'à la limite supérieure de la tumeur. Rectum mobile.

Opération, le 5 janvier 1893. — Décubitus latéral droit. Résection de Kraske. L'incision postérieure se continue avec une incision circulaire péri-anale. La libération du rectum s'exécute facilement avec le doigt. Section transversale du rectum à 2 centim. et demi au-dessus de la tumeur. Peu d'hémorrhagie. Tous les vaisseaux pincés sont liés. Anus sacré. Tamponnement iodoformé. Guérison opératoire.

En mai 1894, pas de récidive. Appareil d'Hochenegg.

Observation 282 (Kraske)

Homme de 53 ans. Cancer annulaire commençant à 0,10 centim. de l'anus et s'accompagnant d'une stricture ne permettant pas l'introduction du doigt.

Opération, 4 octobre 1886. — Résection latérale du sacrum. Résection de la tumeur.

Suture incomplète. Anus sacré. La nuit même qui suivit l'opération, selle abondante et subite qui déchira l'intestin et permit aux matières de pénétrer dans la cavité abdominale.

Décès le 5 octobre, de péritonite stercorale.

Noyaux métastatiques dans les poumons et le foie.

Observation 283 (Kraske)

Homme de 68 ans. Cancer mobile dont on n'atteint que la limite inférieure avec le doigt.

Opération, le 24 septembre 1886. — Résection latérale du sacrum. Résection facile du rectum sur une longueur de 0,12 centim. Suture des deux bouts de l'intestin sur leur moitié antérieure. Le segment inférieur sain était long de 0,15 centim. Anus sacré guéri plus tard par des opérations autoplastiques répétées.

Le sphincter fonctionna normalement dans la suite.

Observation 284 (Hochenegg)

Homme, 44 ans. Début il y a neuf mois. Tumeur cancéreuse commençant à 6 centim. au-dessus de l'anus. Opération le 20 janvier 1888. Anus sacré provisoire. Guérison. Fermeture de l'anus artificiel, le 14 mai 1889. Guérison complète. Pas de récidive.

OBSERVATION 285 (HOCHENEGG)

Homme, 52 ans. Cancer commençant à deux travers de doigt, au-dessus de l'anus. Résection le 27 juillet 1887.

Anus sacré. Récidive en décembre 1887.

Marche rapide. Mort le 11 mars 1888.

OBSERVATION 286 (HOCHENEGG)

Homme, 71 ans. Début il y a un an. Cancer empiétant sur l'anus.

Accidents d'obstruction nécessitant le 30 septembre 1887, un anus contre nature. Le 7 mars 1888, extirpation du rectum par voie sacrée. Établissement d'un anus sacré. Le 19 juin, fermeture de l'anus iliaque. Guérison complète.

OBSERVATION 287 (HOCHENEGG)

Femme, 60 ans. Cancer commençant près de l'anus et remontant à 7 centim. au-dessus. Le 7 juin extirpation du rectum. Établissement d'un anus sacré. Guérison.

OBSERVATION 288 (HOCHENEGG)

Homme, 50 ans. Début apparent il y a un mois. Cancer commençant immédiatement au-dessus de l'anus.

Limite supérieure ne peut être atteinte. Extirpation du rectum. On est obligé d'enlever 23 centim. d'intestin. Anus sacré. Guérison.

OBSERVATION 289 (JOHN PLATT)

Opération de Kraske. Anus sacré. Guérison.

J. F..., 54 ans, souffre depuis six mois. Selles sanglantes purulentes depuis deux ou trois mois.

Toucher. — On trouve une tumeur bosselée s'étendant à une hauteur de 8 centim. au-dessus de l'anus.

Opération, le 9 mai 1889. — Résection du coccyx et d'une portion du sacrum.

L'incision potérieure est prolongée circulairement autour de l'anus et le rectum est amputé sur une hauteur de 10 centim.

L'intestin est suturé à la peau. Continence relative.

Dix-neuf mois après, le malade mourut de métastase hépatique. Pas de récidive dans le rectum.

Observation 290 (Maltakowsky)

Voie sacrée. Anus sacré. Extirpation complète du rectum.

Tumeur commençant à 6 centim. de l'anus occupant tout le rectum. Limite supérieure sentie par la palpation abdominale. Adhérences avec le sacrum. Extirpation par la voie sacrée. Anus sacré. Péritonite. Mort le troisième jour.

Observation 291 (Léon Tripier)

Incision longitudinale postérieure. Anus sacré. Mort.

Jeanne C..., 60 ans, garde-malade, entre le 4 novembre 1889, dans le service de M. le professeur Léon Tripier.

Pas d'antécédents héréditaires.

1er janvier 1889. La malade s'aperçut pour la première fois de troubles du côté du rectum. Diarrhée de peu de durée accompagnée de douleurs anales et lombaires qui depuis n'ont fait qu'augmenter.

Constipation opiniâtre : les selles n'avaient lieu qu'à la suite de lavements. Elles étaient dures, souvent teintées de sang, de parties blanchâtres, molles riziformes.

Toucher rectal. — Sur la ligne médiane en arrière et un peu à droite, petite masse dure, mobile, commençant à 7 ou 8 centim. au-dessus de l'anus.

Paroi antérieure du rectum intacte.

Par la palpation abdominale profonde, on arrive sur des masses dures au niveau du rectum.

Pas de ganglions.

Cœur, poumons, foie normaux.

État général bon, bien qu'il y ait un peu d'amaigrissement et de perte des forces.

Régime lacté. Deux purgatifs à trois jours d'intervalle.

Opération, le 19 novembre 1889. — Anesthésie à l'éther. Incision de la peau verticale médiane commençant à deux travers de doigts au-dessus de l'anus et longue de 7 centim. Dissection du coccyx. Hémostase au thermocautère assez pénible. Le rectum est fendu en arrière au niveau de la tumeur, dont les deux parties sont extirpées séparément au thermocautère. Péritoine non ouvert.

Sutures sur les côtés. Gros drain dans l'anus.

Drainage des deux creux ischio-rectaux par deux incisions de décharge situées sur les plis fessiers de chaque côté.

Le 22. Pansement rempli de matières fécales. On enlève le gros tube anal.

Le 28. Pansements journaliers. Plaque de sphacèle blanc-grisâtre autour de la plaie.

Température au-dessus de 39°.

21 décembre. Affaiblissement progressif. Délire. Augmentation du sphacèle,

malgré l'ablation des points gangreneux et les cautérisations à l'acide phénique fort et au chlorure de zinc.

Le 24. Mort dans le coma.

Autopsie. — Ablation complète de la tumeur : aucune parcelle n'est restée. Sphacèle très étendu. Ganglions prévertébraux gros, indurés dans les régions lombaire et sacrée. Chaque côté du rectum masses ganglionnaires, profondes situées en dedans des vaisseaux, sur la paroi osseuse qui répond en dedans à la cavité cotyloïde.

Ces ganglions du volume d'une noisette, durs, d'aspect cancéreux sont au nombre de six à huit de chaque côté.

Observation 292 (Roux)

Voie sacrée. Anus sacré. Guérison.

Madame Louise P..., ménagère, 44 ans.

Hérédité. — Nihil.

Anamnèse, 12 juin 1891. — Depuis une années, hémorrhagies par l'anus en dehors des selles. Constipation. Jamais de douleurs, même pendant la défécation.

Status. Anus et ampoule rectale normaux. L'index introduit très profondément sent une tumeur en forme de portion vaginale regardant dans l'ampoule avec un orifice central qui permet l'introduction du doigt ; surface de la tumeur voussurée, crevassée, engorgée, saignant facilement ; elle n'est pas réductible en haut.

Diagnostic. — Carcinoma recti.

Opération, le 30 juin 1891. — Anus præter naturalis, définitif sur la ligne blanche à cause de la hauteur de la tumeur et de l'impossibilité d'attirer assez bas l'S iliaque.

14 juillet 1891. *Résection du rectum « per viam sacralem ».*

Décubitus latéral droit. Incision dans la ligne médiane sur le sacrum. Volet osseux rabattu à droite. Décollement du rectum. Excision de la tumeur ; suture du bout inférieur du rectum. A la fin de l'opération, volet osseux complètement extirpé.

10 octobre 1891. La malade quitte l'hôpital. État général bon. Matières fécales sortent facilement par l'anus præter naturalis.

Au milieu de février 1892, la malade remarque à la place de la cicatrice une grossesse douloureuse qui croît lentement.

10 mars 1892. Immédiatement au-dessus de l'anus, dans la région coccygienne, tumeur violacée, pédiculée, un peu bosselée, dure. Paraît limitée à la cicatrice sans s'avancer dans la profondeur.

Diagnostic. — Récidive du carcinoma recti, limitée à la cicatrice (inoculation opératoire ?...)

10 mars 1892. Extirpation de la tumeur par une incision large, profonde.

13 avril 1892. Malade sort de l'hôpital en bon état. Reste sans douleurs pendant six semaines. Peu à peu quelques « lancées » apparaissent; décubitus dorsal très douloureux. Ne peut s'asseoir que sur quelque chose de tendre. Défécation pénible : douleurs augmentent.

20 juillet 1892. Nouvelle rentrée à l'hôpital.

Status, 20 juillet. Maigreur; teint jaune. Anus contre nature à trois travers de doigt au-dessus de la symphyse. Cicatrice bleuâtre, linéaire sur le sacrum descendant jusqu'à l'anus.

Toucher rectal. — A 5 ou 6 centim. de l'anus à la paroi postérieure du rectum, noyau comme une noisette, dur; muqueuse qui le recouvre peu mobile.

Diagnostic. — Carcinoma recti, récidive.

Opération, le 21 juillet 1892. Extirpation du bout du rectum et de la tumeur par une incision médiane. Le bord du reste du sacrum enlevé à la pince-gorge pour permettre à la plaie de se combler.

22 septembre 1892. Malade sort. Il ne reste de l'opération qu'une petite fistule donnant très peu. Fonctions internes redevenues bonnes.

Le noyau excisé n'est pas cancéreux; c'est du tissu médulaire.

La malade vit encore.

Observation 293 (F. T. Paul)

Opération par la voie sacrée. Anus sacré. Mort.

Homme, 60 ans, entre à l'hôpital avec des phénomènes graves d'obstruction nécessitant une intervention immédiate, on fait l'anus iliaque et le malade se rétablit. La cause de l'obstruction était un rétrécissement cancéreux, petit, mais serré, siégeant sur l'extrémité supérieure du rectum. L'opéré était un mauvais terrain, très affaibli par son obstruction intestinale, il avait 60 ans, mais mes succès antérieurs m'autorisaient à intervenir.

Opération, 1894. — Incision préliminaire de Kraske. Le malade perdit beaucoup de sang. Il me fut très difficile à cause de cela de terminer la suture des deux bouts, ayant peur que le malade restât sur la table d'opération. Anus sacré avec le tube de verre. Le malade est ramené dans son lit.

Mort huit heures après, sans que le malade ait repris connaissance.

Observation 294 (F. T. Paul)

Opération par la voie sacrée. Anus sacré. Guérison opératoire.

Femme, 37 ans, se présente au chirurgien avec des phénomènes d'obstruction.

Toucher. — On trouve une tumeur sarcomateuse développée dans les tuniques externes de l'intestin, commençant à 6 centim. environ au-dessus de l'anus. A son niveau, la muqueuse est intacte.

Opération, 1890. — Résection du coccyx et d'une partie du sacrum. Résection de 17 centimètres et demi d'intestin et anus sacré.

Guérison opératoire.

Mort un an après.

Examen histologique. — Sarcome à cellules rondes.

OBSERVATION 295 (F. T. PAUL)

Opération par la voie sacrée. Anus sacré. Guérison opératoire. Survie de deux ans et demi.

Homme, 56 ans. Tumeur commençant à 7 centimètres et demi au-dessus de l'anus. Limite supérieure inaccessible.

Opération, en 1891. — Résection du sacrum et du coccyx à la manière de Krasko. Extirpation de 20 centim. d'intestin. Anus sacré. Guérison opératoire. Prolapsus gênant, excisé une fois, s'est reproduit. On le maintient avec un appareil.

Examen histologique. — Épithélioma cylindrique.

OBSERVATION 296 (F. T. PAUL)

Opération par la voie sacrée. Anus sacré. Mort le onzième jour.

Femme, 55 ans. Tumeur cancéreuse située à 2 centimètres et demi de l'anus remontant assez haut pour que sa limite supérieure ne puisse être atteinte.

Opération, 1891. — Résection du coccyx et d'une partie du sacrum. Amputation de 12 centimètres et demi d'intestin. Anus sacré. Mort le onzième jour d'épuisement progressif avec délire.

Examen histologique. — Épithélioma cylindrique.

OBSERVATION 297 (F. T. PAUL)

Opération de Kraske. Anus iliaque primitif. Anus sacré. Guérison opératoire.

Homme, 46 ans, opéré en 1890. Tumeur commence à 4 centim. au-dessus de l'anus, remonte si haut que le doigt ne peut atteindre sa limite supérieure.

Opération de Kraske. — Résection de 15 centim. d'intestin. Uretère gauche infiltré. Anus sacré. Mort dix mois après.

Examen histologique. — Épithélioma cylindrique.

Observation 298 (Carl Koch)

Opération par la voie sacrée. Ganglions très adhérents. Anus sacré. Guérison opératoire.

B. C..., 52 ans, souffre depuis un an de ténesme, selles sanguinolentes, amaigrissement considérable.

19 avril 1894. Femme puissante mais amaigrie, facies non cachectique.

Dans le rectum, on sent une tumeur ulcérée commençant à un travers de doigts de l'anus, occupant principalement la paroi antérieure. Sur la paroi postérieure, à trois travers de doigts au-dessus du bord supérieur de la tumeur inférieure, se trouve une deuxième tumeur grosse comme une noix, au niveau de laquelle la muqueuse est aussi ulcérée. On sent derrière le rectum toute une série de ganglions durs, de dimensions différentes qui montent jusqu'au promontoire. La tumeur inférieure est adhérente au vagin, les ganglions sont très adhérents à la paroi antérieure du sacrum.

Opération, le 22 mai 1894. — Incision de Bergmann allant de l'anus au milieu du sacrum. On ne peut conserver le sphincter à cause du siège peu élevé de la tumeur. Dissection de l'anus à droite. Résection du sacrum et du coccyx. La dissection du cancer en avant ne peut se faire avec le doigt, on la fait avec le bistouri ou les ciseaux et on est obligé d'enlever en même temps un large lambeau de la paroi vaginale postérieure. La plaie vaginale est suturée de suite, on continue la dissection du rectum qui devient encore plus difficile à la partie supérieure où un grand nombre de ganglions indurés adhérant au rectum ou à l'os rendent la manœuvre encore plus difficile. Pour se donner plus de jour, on ouvre le péritoine, on réussit alors à extirper en bloc toute la partie malade. On place deux ligatures sur l'intestin, au-dessus de la tumeur, et on incise entre les deux. Le péritoine laissé ouvert, la plaie est bourrée de gaze stérilisée. Le bout supérieur est fixé par quelques fils à la lèvre gauche de la plaie. Le vagin est tamponné. Les suites sont très simples. La malade a seulement un peu de cystite, la plaie vaginale est assez longue à se fermer, mais la malade peut sortir de l'hôpital le 14 juin.

Observation 299 (Charles Ball)

Opération par la voie sacré. Anus sacré. Guérison.

Femme, 30 ans, souffre depuis huit mois de ténesme et de constipation.

A son entrée à l'hôpital, l'obstruction est presque complète. Le toucher montre l'existence d'une ulcération commençant à l'anus et dont la limite supérieure ne pouvait être sentie par le doigt. La tumeur était mobile.

Opération. — Incision de la partie postérieure de l'anus au milieu du sacrum : on sectionne les muscles et les ligaments. Le sacrum fut divisé au niveau du quatrième trou sacré avec une serpe américaine, cet instrument permettant d'aller plus vite qu'avec la scie et n'écrasant pas l'os comme une pince coupante. L'os, une fois enlevé, on dissèque le rectum avec les doigts et avec les ciseaux. Cette partie de l'opération est beaucoup plus facile au-dessus du releveur de l'anus qu'au dessous.

L'anus étant envahi par l'ulcération, on le circonscrit par une double incision elliptique et tout le rectum est libéré. Chemin faisant, le péritoine avait été ouvert. Le rectum est sectionné au niveau de son union avec l'S iliaque, environ 2 centimètres et demi au-dessus du mal. Pour éviter la tension trop grande que nécessiterait l'abaissement de l'intestin, on se contente de faire un anus sacré. Le péritoine est fermé au catgut et le périnée fermé par des sutures profondes. Réunion par première intention et sans suppuration. La malade souffre peu de son anus sacré. Incontinence très légère.

Examen histologique. — A démontré qu'il s'agissait d'un carcinome colloïde.

Observation 300 (Kramer)

Voie sacrée. Anus sacré. Guérison.

Au moment où le malade se présente à Kramer, il déclare souffrir depuis un an de ténesme. Il a remarqué que ses selles étaient mélangées de sang et de mucus. Il souffre également d'envies fréquentes d'uriner, il a maigri, mais il met cet amaigrissement sur le compte d'un traitement contre l'obésité.

Le malade est un homme gras, dont tous les organes doivent être dans le même état.

Au toucher. — Une petite tumeur ulcérée, bosselée, commençant au-dessus du sphincter à limite supérieure facilement délimitable.

Opération, le 4 mai 1894. — Résection du sacrum et du coccyx, suivant le procédé de Kraske. Des adhérences à la prostate rendent la dissection difficile. L'urèthre est blessé. Anus sacré. Guérison opératoire compliquée de phénomènes d'asystolie, de rétention d'urine, de cystite grave. Guérison.

Le malade est gêné pour s'asseoir et n'a qu'une continence relative.

Observation 301 (Bramann)

Voie sacrée. Anus sacré. Guérison.

S. C..., 52 ans, entré le 15 octobre 1892.

Toucher. — Le rectum est envahi par une tumeur annulaire siégeant à 7 centim. au-dessus de l'anus.

Opération, le 2 novembre. — Incision longitudinale au niveau du sacrum et du coccyx. Ablation du coccyx et résection de la cinquième vertèbre sacrée. Extirpation de la région atteinte avec l'anus. Le bout supérieur du rectum est suturé à la peau. Fermeture de la plaie par des sutures.

9 novembre. Bon aspect de la plaie. Lavages du rectum.

Le 20. Le malade se sent bien et est pourvu d'un obturateur; celui-ci fonctionne bien. Le malade va bien. Pas de récidive, mais il s'est produit une chute de l'anus; l'opéré est incapable de travailler. Incontinence.

OBSERVATION 302 (BRAMANN)

Voie sacrée. Anus sacré. Mort par péritonite.

H. L..., homme, 59 ans. Entré le mbre 1890.

Toucher rectal. — Immédiatement au-dessus de l'anus, masses néoplastiques qui oblitèrent la lumière du conduit intestinal. Tumeur mobile en avant et en arrière.

Opération, le 14 novembre 1891. — Incision autour de l'anus et incision postérieure aboutissant à la première. Ablation du coccyx et d'une partie du sacrum.

Dissection des adhérences de la tumeur avec l'urèthre, la prostate et la vessie.

Ouverture du péritoine. Abaissement du rectum. Ablation de la partie inférieure du rectum et de l'anus; le bout central est suturé à la peau.

25 novembre 1890. Mort de péritonite purulente généralisée.

OBSERVATION 303 (MONPROFIT)

Guérison d'un anus sacré par un procédé spécial.

La tumeur occupait tout le pourtour du rectum sur une hauteur assez considérable. Ablation par la voie sacrée, mais lorsque cette ablation fut complète, on constata que même en décollant et en attirant fortement l'extrémité supérieure du rectum, on ne pouvait réunir le bout supérieur au bout anal. On fixa alors le rectum à la peau et on établit un anus sacré. Le malade guérit et sa santé redevint très bonne. Il se plaignait seulement des ennuis inséparables d'un anus artificiel, fut-il sacré !

Au bout de quinze ou dix-huit mois, un prolapsus rectal commença à se faire par l'anus artificiel; ce prolapsus augmenta peu à peu, ajoutant encore à la gêne éprouvée par le malade, si bien qu'au mois d'août 1895, près de deux ans après la première opération, on dut songer à intervenir pour la seconde fois, bien qu'aucune récidive de la tumeur ne fut en cause.

On pensa d'abord à pratiquer simplement la résection du prolapsus au niveau de l'anus sacré, selon les procédés habituels; mais on abandonna cette idée, ayant songé à utiliser le prolapsus pour rétablir le rectum et l'anus dans leurs fonctions primitives.

Dans ce but, on pratiqua l'opération suivante :

On fit, avec le bistouri, une incision circulaire entourant l'anus sacré à la limite de la peau et de la muqueuse, et on décolla peu à peu le rectum au moyen des doigts et des ciseaux, l'attirant graduellement à travers la brèche sacrée.

On dut pincer quelques vaisseaux à la partie postérieure, au niveau du méso-rectum. Au bout de quelques instants, on eut attiré à travers l'orifice sacré 8 ou 9 centim. de rectum complètement décollé et isolé.

Ce premier temps exécuté, on introduisit le doigt dans l'anus normal, et on alla effondrer la partie supérieure du canal anal, qui s'était cicatrisée isolément à la suite de la première intervention, ce qui formait un cul-de-sac clos, analogue à un doigt de gant. On s'aida d'un bistouri mousse et d'une pince dilatatrice pour élargir suffisamment la partie supérieure de canal anal.

Dans un troisième temps, on introduisit par l'anus naturel et le canal anal, une longue pince à pansement et on l'amena jusqu'au niveau de l'anus sacré. On pinça le rectum libéré et décollé, et on l'attira de haut en bas à travers le canal anal; on lui fit franchir peu à peu tout le canal anal; et on l'attira enfin à travers l'anus.

Dans un quatrième temps, on aviva au bistouri une étroite collerette tout autour de l'anus, on sutura à ce niveau l'extrémité inférieure du rectum autrefois fixée dans la brèche sacrée.

L'opération était ainsi terminée, le rectum se continuait directement jusqu'à l'anus; l'orifice sacré n'était plus qu'une brèche inutile dans laquelle l'intestin ne venait plus s'aboucher, et destinée à se cicatriser. Dans sa partie inférieure, le rectum se trouvait doublé par la portion anale qui l'enveloppait comme une gaine opposant sa face muqueuse à la façon externe avivée du rectum.

Les suites opératoires furent très simples, le cours des matières se rétablit facilement par l'anus naturel, et le sphincter reprit aussitôt ses fonctions interrompues pendant deux années. La continence des matières et des gaz a aussitôt recommencée à se faire.

Aujourd'hui, trois mois après l'opération, la brèche sacrée est comblée et presque disparue, la région anale présente son apparence normale, et, à la vue, pas plus qu'au toucher, il n'est possible de trouver la trace des désordres anciens.

La santé générale est redevenue florissante, « et notre opéré, dit M. Monprofit, nous est infiniment plus reconnaissant de cette seconde opération, qui l'a guéri d'une infirmité pénible et dégoûtante, que de la première qui lui a sans doute sauvé la vie ! »

Nous résumons de la façon suivante, les différentes phases de notre intervention :

Premier temps. — Dissection de l'anus sacré, isolement et abaissement du rectum sur une longueur de 8 à 9 centimètres.

Deuxième temps. — Effondrement de la cicatrice terminale de la portion anale et dilatation de cette portion anale.

Troisième temps. — Abaissement du rectum libéré à travers la portion rénale jusqu'à l'anus.

Quatrième temps. — Avivement de l'anus et suture du rectum à ce niveau.

Nous ne pensons pas que l'opération pratiquée par nous soit applicable à la majorité des cas.

Lors de notre première intervention, la portion du rectum enlevée avec le néoplasme, était trop longue pour permettre la suture des deux bouts.

Le prolapsus qui est venu ensuite se faire à travers l'anus sacré, nous a en quelque sorte poussé à faire un nouvel acte opératoire, dont le résultat a été satisfaisant. Lorsque, comme chez notre malade, la récidive tardera à se faire, on pourra donc d'une façon secondaire, et même en l'absence de prolapsus, tenter une opération analogue pour rétablir la continuité du rectum, et les fonctions du sphincter anal.

Observation 304 (Gaetano Mazzoni).

Voie sacrée. Anus sacré. Guérison.

Femme, 21 ans. Santé très bonne jusqu'à il y a dix mois. Douleurs intenses pendant les garde-robes. Selles dures, muco-sanguinolentes. Elles sont irrégulières.

Il y a cinq mois, elle consultait un médecin, qui trouvait dans le rectum une lésion ulcéreuse qu'il curettait.

Soulagement immédiat mais de peu de durée ; en effet, trois ou quatre semaines après, les douleurs devinrent continuelles, tantôt aigues, tantôt brûlantes et, parfois si intenses qu'elles empêchaient la malade de dormir.

Toucher. — Autour de l'anus, la muqueuse est saine. Pas de contraction exagérée du sphincter.

Lorsque la malade pousse, et que l'ouverture anale se dilate légèrement, on voit comme un cercle relevé, ulcéré, qui se détache de la muqueuse sphinctérienne.

On trouve immédiatement au-dessous du sphincter une tumeur dure, à bords irréguliers, avec une excavation centrale en forme de cratère, tumeur qui laisse à peine libre, à droite, le quart du rectum. Limites supérieures difficiles à atteindre. L'examen est très douloureux, et cause une abondante sécrétion muco-sanguinolente. Dans la paroi postérieure du rectum, à 2 centimètres environ de la tumeur, on trouve un nodule de la grosseur d'une cerise, et plus haut un autre petit nodule dure, mobile, qui ne semble pas adhérer à la muqueuse.

Diagnostic : Epithélioma alvéolaire, avec dégénérescence de la muqueuse étendue.

Opération. — Décubitus latéral gauche. Incision médiane, longue de 16 centimètres, allant jusqu'au bord anal. Isolement et ablation du coccyx, et de l'extrémité inférieure du sacrum, décollement du rectum dans sa partie postérieure. Hémostase.

Des ciseaux introduits par l'ouverture anale, ouvrent postérieurement l'intestin, jusqu'au dessus de la plaque néoplasique.

Ecartant les deux bords, on voit toute l'étendue de la tumeur; le néoplasme occupe les trois quarts de la circonférence intestinale : antérieurement et latéralement à gauche, il envahit la fosse ischio-rectale.

On pratique l'extirpation, et les deux nodules, qui semblent deux ganglions lymphatiques infiltrés, sont enlevés. On dissèque la masse néoplasique qui adhère au vagin, dont on est obligé d'enlever la paroi postérieure.

En haut, vers la portion antéro-latérale gauche, une partie du péritoine est très adhérent avec la tumeur et on l'enlève avec celle-ci. Suture.

Après cette opération, la malade est très faible : on fait injection d'éther, de camphre et de caféine.

On substitue rapidement les ligatures aux pinces. On suture le bout supérieur du rectum à la peau, et on bourre la cavité avec de la gaze iodoformée.

Après les injections de caféine, la malade se remonte.

Guérison de la plaie par granulation, au bout de deux mois la cicatrice est presque complète.

Continence pour les matières solides. Si elles sont liquides, la malade ne peut résister que pendant quelques minutes.

Etat général bon.

Observation 305 (Andrea Ceccherelli).

Voie sacrée, Anus sacré. Guérison opératoire.

C. I..., femme 38 ans, souffre depuis un an, de troubles graves de la région anale : besoin fréquent de défécation, accompagné de douleurs lancinantes; selles sanglantes.

Perte de l'appétit, teint jaunâtre.

Examen. — L'anus est parfaitement sain. Le spéculum anal introduit, on trouve immédiatement au-dessus du sphincter sur la paroi antérieure du rectum, une tumeur en forme de cratère, noire, aux bords durs, saignant facilement, et vers le bord inférieur, on voit deux gros nodules suivis d'un prolongement. La paroi postérieure du vagin est adhérente au rectum.

Diagnostic. — Epithélioma du rectum embrassant la paroi postérieure du vagin.

Après nombre de discussions sur la méthode opératoire à adopter on se décide pour le procédé de Bergmann.

On exécute ce procédé, en enlevant une partie du rectum, d'une longueur de 10 centimètres à peu près; le bout supérieur est abaissé et fixé en bas.

On a extirpé aussi toute la paroi postérieure du vagin, qui n'a pu être restaurée immédiatement à cause de l'état grave de la malade. On se réserve de faire cette opération plus tard.

Observations de cancers du rectum opérés par les voies sacrée, para-sacrée, ou ano-coccygienne avec suture du bout supérieur à la région anale (anus périnéal).

Observation 306 (personnelle).

Amputation du rectum par la voie ano-coccygienne. Anus périnéal.

L..., 55 ans, souffre depuis dix-huit mois, en allant à la garde-robe. Il accuse depuis plus longtemps un écoulement muco-purulent, qui le fait soigner pour une fistule à l'anus.

Cependant depuis huit mois, il est apparu à la région anale, surtout du côté droit, plusieurs petites masses végétantes, saignant facilement, qui bientôt circonscrivent l'orifice anal et rendent les garde-robes douloureuses et difficiles.

Malade vu pour la première fois en septembre 1895. Le malade est très amaigri, d'une pâleur extrême ; il lui est impossible de s'asseoir.

Examen local. — A ce moment, il présente tout autour de l'anus et empiétant sur la fesse droite, jusqu'à 6 centimètres environ du rebord anal des tumeurs végétantes en forme de choux-fleurs, dures à leur bases, et plus ou moins différentes à leur périphérie, d'aspect violacé. A la base de quelques-unes de ces végétations, on trouve des orifices, véritables fistules, qui laissent soudre un liquide sanieux extrêmement fétide. Une sonde cannelée introduite par un de ces orifices fistuleux pénètre profondément.

Le toucher est entièrement douloureux.

On pénètre difficilement, par l'orifice anal obstrué par ces masses végétantes, dans le rectum, lui-même rempli de végétations que l'on ne peut explorer au niveau de leur limite supérieure.

A la base d'une de ces végétations intra-rectales à 3 centimètres environ, au-dessus de l'anus du côté droit, on trouve une ulcération profonde, véritable perte de substance de la muqueuse à travers laquelle on sent facilement l'extrémité de la sonde cannelée, introduite par le trajet fistuleux de la fesse droite.

Le 28 septembre 1895, avec les Drs Lemaigre et Ducourtioux on pratique sous chloroforme l'ablation à la curette de ces végétations. Toute la paroi droite du rectum se trouve effondrée par la curette. On arrive facilement dans une cavité latéro-rectale, grande comme un poing d'enfant. Les trajets fistuleux qui la font communiquer avec l'extérieur sont incisés, et cette cavité est, elle-même, largement curettée.

Tamponnement à la gaze iodoformée.

A la suite de cette intervention palliative, le malade se rétablit, reprend ses forces et sa vie active, mais pour peu de temps ; en effet, en janvier 1896 des végétations se sont reformées aussi nombreuses, et gênent considérablement les garde-robes.

L'état du malade redevenu très mauvais me fait hésiter à intervenir une seconde fois. Je fais l'excision d'une de ces végétations que mon ami le Dr Macaigne, chef de laboratoire de Clamart voulut bien examiner. Sa réponse fut qu'il s'agissait d'épithélioma végétant en surface ce qui lui donnait un certain caractère de bénignité.

Au commencement de février, nouvelle opération. On excise largement au bistouri, en le tenant autant que possible en dehors des tissus malades, (sur la fesse droite, une incision passait à 8 centimètres environ, du bord inférieur du sphincter. On taille, ainsi autour de l'anus un lambeau circulaire. En accusant l'incision péri-anale, on arrive jusque sur le rectum que l'on dissèque assez facilement à gauche, très difficilement à droite où il se déchire. Très difficilement aussi en avant, où avec te bistouri on doit entailler la prostrate. Quand on est arrivé à une certaine hauteur où les parois rectales ont cessé d'être friables, on incise circulairement en repérant le bout supérieur avec des pinces. On essaie de l'abaisser, mais en vain. On fait alors une incision médiane qui va en arrière jusqu'à 3 centimètres au-dessus du sacrum et on excise le coccyx. Avec le doigt introduit dans la concavité du sacrum, on essaie de libérer en veillant bien à ne pas ouvrir le péritoine, l'antisepsie sommaire et d'abondantes évacuations se produisant par le bout supérieur ne permettaient pas cette manœuvre.

Le rectum se laisse abaisser jusqu'au niveau de la plaie cutanée, on éprouve alors une nouvelle difficulté pour suturer la plaie, la large perte de substance de la fesse droite ne permettant pas le rapprochement des bords. On songe un moment à faire en dehors, une incision libératrice, mais en fin de compte, on se contente de mettre des sutures profondes qui accolent les bords de la plaie avec quelques tiraillements. On laisse du reste, un espace non suturé en avant et en arrière du point où on pense faire le rectum.

Par ces deux orifices, tamponnement en avant et en arrière du rectum, qui est suturé à la peau de telle façon que sa muqueuse dépasse de 2 ou 3 millimètres les bords de la plaie venant en quelque sorte baver au dehors.

Le soir, injection de 300 grammes de sérum, et injection de caféine. Les suites ont été très simples. La réunion s'est faite par première intention. Les fils ont été enlevés plus de quinze jours après, quelques-uns du reste avaient déjà été coupés. Au bout de trois semaines, il ne reste plus que deux petites cavités en avant et en arrière du rectum. Le malade se lève et commence à sortir.

Il reprend rapidement ses forces et peut se livrer à quelques travaux des champs. Incontinence pour les matières liquides.

Au mois de mai, il peut venir à Paris chercher un appareil destiné à pallier les effets de son incontinence. On a appris depuis, qu'il se formait un rétrécissement au niveau de l'orifice anal.

Observation 307 (Richelot)

Opération par la voie sacrée. Suture du bout supérieur à l'anus.

Mme Y..., 50 ans, éprouve depuis 10 à 12 mois un seul symptôme : un peu d'écoulement sanguin par l'anus avec les garde-robes. Elle n'a ni souffrance ni constipation, ni diarrhée, ni amaigrissement ; mais ses petites hémorrhagies lui donnent de vives inquiétudes.

Au toucher on trouve une plaque épaisse de cancer ulcéré occupant la paroi antérieure du rectum, empiétant sur les parois latérales surtout à gauche, laissant indemne la paroi postérieure, descendant jusqu'à l'anus sans paraître au dehors, et montant assez haut pour que le doigt n'arrive pas à contourner le bourrelet supérieur du néoplasme. La cloison recto-vaginale est tombée en avant, indurée dans toute son étendue et jusque dans le cul-de-sac postérieur ; mais la muqueuse vaginale est intacte.

Opération de Kraske, le 29 juin 1890. — Incision postérieure commençant à la marge de l'anus, ablation du coccyx, résection latérale d'un fragment du sacrum, pincement des vaisseaux. Incision verticale, avec des ciseaux, de l'intestin jusque sous le péritoine ; la plaque cancéreuse apparaît dans toute son étendue. En introduisant plusieurs doigts dans le vagin, on la prend, on la soulève, on l'étale de manière à l'explorer dans tous ses détails et à bien reconnaître sa limite supérieure, très élevée.

On attaque la tumeur immédiatement au-dessus de l'anus, et latéralement. On la circonscrit et on la sépare du vagin avec les doigts. La cloison se dédouble ainsi peu à peu et on peut apprécier l'épaisseur des tissus ; il reste une mince paroi vaginale qui paraît saine. On enlève la partie inférieure du néoplasme.

La partie supérieure du cancer est attirée en bas et on incise transversalement la muqueuse au-dessus du bourrelet. Décollement d'un prolongement cancéreux qui monte sous le péritoine. On détache la tumeur du vagin à la hauteur du col de l'utérus. Réunion par une suture au catgut de l'incision verticale du rectum, y compris l'anneau sphinctérien. Des crins de Florence réunissent la peau et l'énorme couche adipeuse, laissant place à un petit tube qu'on dispose verticalement derrière le rectum.

L'opération a duré 1 heure et quart.

Tout marche à souhait à part une minime suppuration au niveau des fils.

Le 15, la malade se lève.

Le 28 : cicatrice parfaite, aucune trace de plaie, orifice vaginal et sphincters intacts.

La malade a vécu 3 ans et demi sans récidive, tenant un grand commerce de fourrures.

Elle est morte à la fin de 1894.

Observation 308 (Richelot)

Cancer du rectum. Opération par la voie sacrée. Anus périnéal.

Vve L..., 67 ans, présente depuis près d'un an de la constipation opiniâtre, des douleurs rectales, des selles sanguinolentes.

Au toucher on trouve un épithélioma qui commence à l'anus, et remonte à 6 centim. plus haut. L'épithélioma est cylindrique et obstrue en grande partie la lumière du rectum et remonte un peu plus haut en arrière qu'en avant.

Opération, le 13 juillet. — Incision médiane postérieure depuis l'anus et y compris l'anus jusqu'au-dessus du coccyx. Isolement et résection du coccyx, d'une toute petite portion de la dernière vertèbre sacrée. Hémorrhagie gênante de la sacrée moyenne. Isolement laborieux du rectum. On est obligé d'enlever la muqueuse anale et les parties musculaires immédiatement avoisinantes. Le péritoine ne fut pas ouvert.

Le bout supérieur facilement abaissé fut fixé par une série de sutures au crin, à la peau de l'anus. Suture de la plaie, sauf à la partie supérieure où passe une mèche de gaze iodoformée destinée à comprimer sous le sacrum l'artère sacrée moyenne qu'il a fallu renoncer à lier.

Un gros drain *dans* le rectum. La malade eut par la suite un peu de fièvre et une désunion de la suture. Au commencement de juillet elle était déjà en pleine récidive.

Observation 309 (Inédite) Richelot.

Opération de Kraske. Anus périnéal.

D..., 59 ans. État général bon. Appétit conservé. Pas d'obstruction, seulement quelques douleurs depuis 3 semaines.

Toucher. — Plaque de 6 centim. de haut occupant les parois droite et antérieure très élevée.

Le doigt peut à peine atteindre sa limite inférieure. Il paraît impossible de se rendre compte de sa mobilité.

Résection large du sacrum. Incision de l'intestin au-dessus de la plaque cancéreuse et dissection rapide du segment malade.

Le péritoine n'est pas ouvert. Invagination du bout supérieur dans l'infé- L'intestin se laisse abaisser sans ouverture de la séreuse.

Suture à l'anus. Il y a un peu de tension.

Drains dans le rectum. Gaze iodoformée sous le sacrum. Suites très simples.

Observation 310 (Routier)

Épithélioma du rectum. Opération de Kraske. Anus périnéal.

B. A..., de San-Francisco, 53 ans, entré le 13 avril 1892 dans une maison de santé.

En janvier, il s'est cru atteint d'hémorrhoïdes.

Puis à San Francisco, le D. Bazet a diagnostiqué un cancer et l'a envoyé en France pour se faire opérer.

Homme robuste qui a commencé à maigrir en février. Depuis cette époque il ne peut aller à la selle sans lavement. Il perd quelquefois du sang par l'anus. Le sphincter est indemne, à 1 centim. et demi au-dessus seulement sur la face antérieure du rectum, plaque végétante, dure, mobile, remontant à bout de doigt. On peut cependant le dépasser.

Le 18 avril. Incision postérieure médiane.

La plaque d'épithélioma descend trop bas pour pouvoir conserver un cylindre au niveau du sphincter. Aussi le rectum est fendu en arrière jusqu'à dessus du coccyx.

Cet os est réséqué. La plaque est ainsi bien visible. On peut libérer en avant le rectum à ce niveau, sans ouvrir le péritoine. Le cancer est réséqué avec les ciseaux, et l'on s'efforce d'attirer le rectum en bas pour le coudre aux vestiges du sphincter.

Somme toute, on a fait une section du rectum au niveau de l'anus en conservant sphincter et plis radiés et une section transversale du rectum au-dessus de la plaque.

Un gros tampon iodoformé est placé dans le bout supérieur. Suture fort difficile à la soie, du rectum à la peau de la région anale.

Suture postérieure au crin. Tamponnement du rectum et de l'anus. Durée une heure et demie..

Le 19. Rétention d'urine.

Le 26. Ablation des crins de l'incision sacrée.

2 mai. Purgatif. Selles nombreuses, involontaires.

Il y a de la suppuration autour de l'anus.

Le 5. La cicatrisation est complète.

Le 27. Le malade part pour l'Amérique en parfait état. Son sphincter n'est pas tout tout à fait efficace, mais il ne sort pas de matières solides involontairement.

Du 14 au 16, 2 purgations.. Régime lacté et naphtol.

Observation 311 (Chaput).

Cancer ano rectal. Résection ano-sacrée. Guérison immédiate. Mort 3 mois après de généralisation. Anus périnéal.

Marie P..., 34 ans, entrée le 29 mai 1891, salle Lallemand, n° 23 à la Salpêtrière.

Antécédents héréditaires. — Insignifiants aupoint de vue du cancer.

Antécédents personnels. — Rien.

Il y a 3 mois et demi, douleurs vers le coccyx et l'anus plus intenses la nuit ; calmées par la défécation.

Elles ont toujours persisté. Il y a 6 semaines, défécation avec des difficultés, enfin depuis quelques jours, pertes de petites gouttes de sang et de glaires.

Difficulté de la miction ; une fois, la malade a eu de la rétention d'urine pendant toute une journée.

De chaque côté ganglions inguinaux, petits et mobiles, légèrement douloureux.

Cancer du rectum, anfractueux et friable. La tumeur commence à 1 centim. et demi de l'anus, se prolonge en hauteur et occupe toute la circonférence de l'intestin à la partie supérieure, intestin très rétréci, admet à peine le bout de l'index.

Purgatifs, Sedlitz le 6 juin, lavages boriqués, bouillon le 6 et le 7.

Diète absolue à partir de 5 heures du soir.

8 juin. Incision verticale de 15 centimètres. Extirpation du coccyx et d'une petite portion du sacrum. Isolement du rectum et aussi du vagin et de l'utérus.

Pincement des pédicules latéraux du rectum avec de grandes pinces.

Décollement avec les doigts. Le péritoine à gauche, et, par la fente, proéminent le fonds de l'utérus et la trompe gauche. Section du rectum à 3 centimètres au-dessus de l'anus.

Le doigt dans le vagin le protège de temps en temps. Le bout supérieur est pincé avec une pince à crémaillère.

Suture du péritoine, trois points séparés.

Suture du rectum à la peau, vers le tiers moyen de la plaie. La partie supérieure de celle-ci est rétrécie par un point de suture. Tout est fortement bourré de gaze iodoformée. Bandage en T.

Alèze en cravate fixée au lit, comprimant fortement le périnée, 10 centigrammes d'opium, diète. Guérison opératoire.

Mort 3 mois après de généralisation.

Cancer dans le maxillaire et le péritoine.

Observation 312 (Gérard-Marchant).

Opération par la voie sacrée. Anus périnéal.

M. X..., entre à l'hôpital en avril 1890. Depuis trois ans, il souffre du côté du rectum.

Toucher. — Tumeur de la paroi postérieure du rectum, occupant les deux tiers de cette paroi, descendant jusqu'à l'anus. Limite supérieure sentie.

Opération, le 2 mai 1890. — Incision depuis la deuxième vertèbre sacrée jusqu'à 2 centim. de l'anus. Résection du coccyx et de la cinquième sacrée. Ablation du néoplasme, abaissement du bout supérieur et suture au bord de l'anus. La plaie cutanée est refermée dans sa partie supérieure. Infection de la plaie, désunion des sutures et fistule consécutive.

« Quand le malade quitte l'hôpital, presque toutes les matières passent par l'anus. » Malade mort de récidive moins de six mois après l'opération.

Observation 313 (Fred. Kammerer).

Opération par la voie sacrée. Anus périnéal.

M..., 42 ans. Depuis un an, ténesme, selles sanglantes, traité pour hémorrhoïdes.

Toucher. — Cancer du rectum commençant immédiatement au-dessus du sphincter, occupant la paroi postérieure et les parois latérales. Pas de rétrécissement. On ne sent pas la paroi supérieure.

Opération, le 22 mars 1893. — Résection du sacrum suivant le procédé de Rydigier.

Division des ligaments sacro-sciatiques.

L'opération préliminaire donne peu de sang. Après renversement du lambeau il devient très apparent qu'il est impossible de conserver le sphincter. Deux incisions péri-anales permettent de disséquer l'extrémité inférieure du rectum.

Incision de la cavité de Douglas, et libération du rectum jusqu'au promontoire. L'intestin s'abaisse facilement quand on a coupé les replis latéraux du méso. Fermeture du péritoine et amputation du rectum à 2 centim. environ du bord supérieur de la tumeur. Suture du bout supérieur à la marge de l'anus. Tamponnement iodoformé. Le lambeau ostéo-cutané rabattu et suturé à la soie et au catgut. Guérison par première intention. On a enlevé 12 centim. et demi d'intestin.

Septembre 1893. Petite récidive entre le rectum et le vagin est enlevée.

Avril 1894. Etat général excellent. Un point de récidive sur la paroi postérieure, qu'on opéra ultérieurement.

Observation 314 (Zancarol) (1).

Opération par la voie sacrée. Anus périnéal

Femme, âgée de 34 ans, souffre d'un épithéliome ayant envahi le rectum et le vagin.

Opération, le 20 mai 1893. — Trois jours avant l'opération, naphtol salicy-

(1) M. Zancarol a bien voulu me communiquer les résultats éloignés de ces 4 opérations et une nouvelle opération de Kraske. Sur 4 malades, 3 n'ont pas de récidive. La 4e, récidive douteuse.

late de bismuth. Résection du coccyx et d'une partie du sacrum. Extirpation du rectum et d'une partie du vagin, sans ouvrir le péritoine. Extirpation totale du sphincter de l'anus qui était dégénéré. Suture du bout supérieur de l'intestin aux parties molles et à la peau par des points métalliques d'argent. Vagin suturé de même. Deux petites lanières de gaze iodoformée sont appliquées aux deux coins de la plaie.

Le troisième jour, après une injection d'eau boriquée, éruption scarlatiniforme avec température de 39°. Ces symptômes ont disparu aussitôt que les injections boriquées ont été cessées.

Plaie cicatrisée par suppuration.

Deux mois après l'opération, la malade est sortie parfaitement guérie sans incontinence de matières fécales, et en état de vider son intestin à volonté.

Jusqu'à aujourd'hui, dix-huit mois après l'opération, il n'y a pas eu de récidive.

Observation 315 (Zancarol).

Opération par la voie sacrée. Anus périnéal.

Femme, âgée de 40 ans. Résection du coccyx et d'une partie du sacrum. Extirpation en partie du vagin dans l'étendue de l'infiltration qui est dépassée. Ouverture du péritoine. Le bout supérieur de l'intestin est attiré en bas et suturé à la peau et aux parties molles. Le péritoine est suturé autour de l'intestin. Drainage par le fil de soie, ainsi la cavité péritonéale est fermée. Drainage par la gaze iodoformée.

Etat de collapsus, quarante-huit heures après l'opération.

Suites opératoires régulières.

Cicatrisation de la plaie par bourgeonnement.

Un mois et demi après l'opération la malade sort de l'hôpital, dans un état de santé florissant pouvant vider son intestin à volonté.

Six moix après l'opération, aucune trace de récidive.

Observation 316 (Zancarol).

Extirpation presque complète du rectum par la voie sacrée. Anus périnéal.

Homme, 38 ans. Cancer du rectum.

Opération de Kraske. — Résection de la presque totalité du rectum. Ouverture du péritoine et suture à la soie.

Drainage par la gaze iodoformée.

Quarante-huit heures après l'opération, collapsus qui persiste pendant vingt quatre heures.

Suppuration de la plaie opératoire.

Deux mois après, le malade sort de l'hôpital avec une cicatrice régulière et sans incontinence des matières fécales.

Quatre mois après l'opération, il n'y avait pas de récidive.

Observation 317 (Zancarol).

Extirpation du rectum par la voie sacrée. Anus périnéal.

Homme, 40 ans. Cancer du rectum.

Opération de Kraske. — Résection de quelques centimètres d'intestin. Ouverture du péritoine, et suture à la soie autour de l'intestin. L'intestin est attiré en bas et suturé autour de l'emplacement de l'anus. Drainage à la gaze iodoformée. Collapsus très marqué de trois jours de durée.

Cicatrisation par suppuration. La cicatrice définitive est très régulière.

Le malade sort de l'hôpital en état de santé très satisfaisant. Incontinence des matières fécales.

Observation 318 (Czerny).

Opération par la voie sacrée. Anus périnéal. Guérison.

Ch. W..., homme, 49 ans. Début de la maladie, vingt et un mois. Cancer du rectum situé à 10 centim. au-dessus de l'anus. Tumeur accessible, mobile

Opération, le 20 avril 1891. — Péritoine ouvert, suturé. Anus périnéal Suites simples. Pas de récidive. Incontinence. Appareil d'Hochenegg.

Observation 319 (Le Dentu).

Amputation du rectum par la voie sacrée. Anus périnéal. Mort.

H..., 48 ans, opéré en juillet 1892. Néoplasme donnant lieu, depuis six mois. à des glaires sanguinolents et à de vives douleurs. Limite supérieure accessible au doigt. Il descend jusqu'à l'anus, il occupe les trois quarts antérieurs du cylindre rectal.

Opération sacrée. — Il y a quelques difficultés pour disséquer la tumeur en avant à cause du voisinage de l'urèthre. Sutures profondes et superficielles reconstitution complète du périnée depuis l'anus jusqu'aux bourses. Drainage.

Délire à partir du troisième jour, enlèvement de quelques points de suture.

Mort le cinquième jour, après opération.

Observation 320 (Le Dentu).

Opération par la voie sacrée. Résection d'un lambeau de vagin. Anus périnéal. Guérison.

Mme M..., 65 ans, opérée en janvier 1892.

L'épithélioma remontait à 6 ou 7 centim. dans le rectum. Envahissement de l'anus, de la vulve, et de la cloison recto-vaginale.

Opération. — Extirpation des deux tiers de la cloison recto-vaginale et de toute la fourchette vulvaire.

Péritoine non ouvert. Sutures réunissant les bords de la moitié antérieure du vagin et de la vulve.

L'opérée a vécu jusqu'au 20 août 1893. En mai 1893, il n'y avait pas de récidive.

OBSERVATION 321 (MAC-COSH).

Excision de 15 centim. de rectum. Résection du coccyx et d'un fragment du sacrum. Anus périnéal. Guérison.

Femme, âgée de 63 ans.

Constipation depuis plusieurs années. Depuis six mois, douleurs dans le rectum, selles sanguinolentes. A l'examen, on trouve à 4 centim. au-dessus de l'anus une masse dure, irrégulière, mamelonnée, obstruant le calibre du rectum de telle sorte que le doigt ne pouvait pénétrer à plus de 5 centim. et atteindre la limite supérieure qui s'étendait bien au delà dans la cavité du sacrum.

Opération, le 3 août 1891. — La malade est mise dans la position de la taille. Incision depuis l'anus jusqu'au milieu du sacrum.

Les sphincters étant infiltrés on ajoute à cette incision deux incisions péri-anales qui rejoignent la première. Cette incision péri-anale est prolongée jusqu'au vagin dont elle divise la paroi postérieure dans une étendue de 4 centim. Ligature à la soie sur l'extrémité inférieure du rectum.

La dissection de l'intestin est difficile.

En avant, il adhère au vagin dont il faut réséquer une partie, en arrière il adhère au sacrum jusqu'au promontoire.

Pour se donner du jour, on résèque le coccyx et la partie inférieure du sacrum transversalement au-dessous du bord inférieur du troisième trou sacré.

La cavité péritonéale est ouverte, le méso-rectum incisé, et le rectum qui forme une masse cancéreuse énorme est attiré en bas et sectionné à 2 centim. et demi environ au-dessus de la tumeur à environ 15 centim. de l'anus, deux grosses masses indurées, formées de ganglions envahis sont enlevées. Du tissu induré et probablement malade fut encore senti vers la droite, mais on n'essaya pas de l'enlever à cause de l'état du malade. L'extrémité du rectum fut fixé par des sutures à la soie à la partie moyenne de la plaie. Le vagin et le périnée sont reconstitués par des sutures profondes. Pas de ligature. La cavité est bourrée de gaze iodoformée.

Suites simples.

Le 15 septembre. La plaie était entièrement guérie et la malade pouvait se promener.

L'examen histologique a montré qu'il s'agissait de carcinome.

Bien que l'opération fut incomplète, six mois après la malade était en bon état, souffrait très peu. Continence incomplète.

Observation 322 (Mac Cosh).

Résection de 15 centim. d'intestin et d'une portion de la paroi vaginale postérieure. Anus périnéal.

Femme, âgée de 20 ans. Depuis un an, douleurs rectales et constipation opiniâtre. Depuis trois mois se cachectise et perd ses forces.

A l'examen du rectum on trouve sur la paroi antérieure du rectum juste au-dessus du sphincter une ulcération ovale à base indurée et à centre excavé, son grand diamètre est environ de 5 centim.

Au toucher vaginal on sent très haut une petite tumeur fibreuse.

Opération, le 16 avril 1891. — Position de la taille. Le périnée est incisé transversalement en arrière de la paroi vaginale postérieure. L'incision circonscrit l'anus et va en arrière de la partie inférieure du sacrum. Le coccyx est excisé.

La partie inférieure du rectum est entourée par une ligature. Les 5 centim. inférieurs de la paroi vaginale postérieure adhérant à la tumeur sont enlevés avec elle.

La cavité péritonéale est ouverte et ce que l'on avait pris pour un fibrome du fond de l'utérus se trouve être une masse cancéreuse adhérente au fond de l'utérus. Le rectum est facilement disséqué en arrière, le méso-rectum est sectionné sur une étendue de deux doigts. Plusieurs ganglions sont enlevés.

Le rectum attiré en bas est sectionné à 15 centim. au-dessus de l'anus.

Suture du rectum à la partie moyenne de la plaie périnéale qui est suturée en avant et en arrière et drainée avec de la gaze iodoformée. Réunion par première intention. Guérison parfaite. Résultat fonctionnel excellent.

Quand la malade quitte l'hôpital, un mois après, incontinence complète même pour les gaz.

Pendant six mois, santé excellence, pas de signe de récidive.

Au bout de six mois, métastase hépatique et mort neuf mois après l'opération avec ascite.

Dans ce cas la colotomie aurait donné la même survie, mais dans des conditions bien moins bonnes.

Observation 323 (Mac Cosh).

Incision longitudinale postérieure ano-coccygienne. Anus périnéal.

Homme, 49 ans. Bien portant jusqu'à il y a un an, époque à laquelle il commence à souffrir de l'anus. Constipation et selles sanglantes.

Les deux derniers mois, constipation opiniâtre.

A l'examen on sent juste au-dessus du sphincter et s'étendant à 6 centim.

et demi au-dessus une tumeur bosselée. A 3 centim. et demi au-dessus de l'anus rétrécissement ne laissant pas passer le doigt.

La muqueuse est ulcérée au niveau de la tumeur.

Opération, en mai 1890. — Position de la taille. Sonde dans l'urèthre. Incision verticale, de la pointe du coccyx à l'anus qu'on circonscrit par deux incisions semi-lunaires.

Dissection de l'intestin jusqu'au-dessus du cancer. Le rectum est attiré en bas et divisé à 2 centim. au-dessus du cancer environ 10 cent. au-dessus de l'anus.

Le rectum attiré en bas est fixé à la peau.

Le péritoine n'a pas été ouvert. Tube à côté du rectum pour le drainage, le reste de la plaie est réunie par suture. Réunion par première intention d'une partie de la plaie.

La plaie guérit en trente jours.

En mars 1892, vingt-deux mois après l'opération le malade est en bonne santé.

Selles bi-quotidiennes.

Continence excepté pour la diarrhée.

Observation 324 (Mac Cosh).

Voie ano-coccygienne. Anus périnéal Guérison.

Homme, 50 ans. Depuis deux ans, constipation. Depuis six mois, douleurs rectales, selles sanglantes, émaciation.

Examen. — Ulcération sur la partie postérieure de la marge de l'anus ; masse bosselée, dure, s'étendant dans le rectum à une hauteur de 5 centim.

La muqueuse est ulcérée sur une étendue de 2 cent. et demi à sa partie inférieure.

Toucher rectal douloureux.

Opération, en juillet 1892. — Incision de la pointe du coccyx à l'anus entouré par deux incisions circulaires. Dissection du rectum dans l'étendue de 8 centim. et section de l'intestin à ce niveau.

La tumeur adhérente à l'urèthre est disséquée. Mais l'urèthre n'est pas ouvert pas plus que la vessie. Attiré en bas l'intestin est suturé à la peau.

La plaie extérieure est suturée excepté à sa partie antérieure où on mit un petit drain et en arrière où on mit un large drain.

Ces tubes sont enlevés au bout de quarante-huit heures.

Les sutures à la peau prennent, mais le rectum subit une rétraction de 12 millim.

Le malade quitte l'hôpital quatre semaines après.

Trois mois plus tard, état général bon.

Continence excepté après purgation.

Le malade a disparu depuis.

Observation 325 (John Platt).

Opération par la voie sacrée. Anus périnéal. Guérison.

J. F..., 54 ans, entre le 7 mai 1889 à l'hôpital royal de Mancheister.

Depuis six mois, douleurs, selles sanglantes et purulentes.

Toucher. — Tumeur bosselée commençant à l'anus dont la limite supérieure remonte à 7 centim. et demi.

Opération, le 9 mai. — Incision circulaire péri-anale se continue avec l'incision sacrée.

Résection du coccyx et d'une partie du sacrum. Ablation de 10 centim. d'intestin.

Suture du bout supérieur à la peau.

Le malade vécut dix-neuf mois, d'une vie très supportable.

Récidive dans le foie.

Observation 326 (Kocher).

Voie sacrée. Résection temporaire. Anus périnéal. Mort.

H... Élise, 69 ans. Malade tuberculeuse, souffrant de troubles digestifs et de constipation depuis des années. Depuis un an, douleurs dans le rectum; depuis un mois selles muco-sanguinolentes. Ganglions inguinaux douloureux au toucher.

27 mai 1889, femme amaigrie, anémique.

A l'anus, on voit une tumeur circulaire, dure, non ulcérée; au milieu se trouve l'ouverture anale de sorte que tout prend l'aspect d'un petit prolapsus rectal.

A l'examen par le vagin on sent du côté du rectum une tumeur pouvant être circonscrite par le doigt et adhérente à la muqueuse vaginale.

Au toucher rectal, tumeur embrassant presque toute la circonférence du rectum et laissant libre, sur le côté droit, un espace large d'un doigt, mobile vers le bassin. La limite supérieure ne peut être sentie.

Opération, le 5 juin 1889. — Incision autour de la tumeur respectant la partie postérieure droite. La tumeur se laisse séparer du vagin dans toute sa longueur sans ouverture de ce dernier. Néanmoins, en arrière et à droite un prolongement remonte extraordinairement haut et adhère au sacrum :

On poursuit l'excision jusqu'au sacrum dont on résèque temporairement la moitié gauche. On obtient ainsi libre accès et l'on voit que l'extirpation est impossible sans l'ouverture de l'espace de Douglas. Le rectum se laisse exciser sur une longueur de 16 centim. et demi. Hémostase.

Le rectum se laisse abaisser et fixer à la place de l'anus.

Le sacrum est réappliqué. Tamponnement à la gaze iodoformée.

La malade est très faible; elle a perdu beaucoup de sang. Température 37°,7.

6 juin. La malade a le pouls à peine sensible. Injections de sérum après lesquelles le pouls se remonte.

La mort arrive rapidement.

L'autopsie ne donne pas de résultats positifs sur la cause de la mort. Il faut admettre que les antiseptiques, quoique administrés à doses minimes, ont déterminé, chez cette malade affaiblie, cette issue fatale.

Observation 326 *bis* (Maltakovsky).

Voie ano-coccygienne. Anus périnéal.

Femme, 29 ans, souffre depuis un an. Elle a les jambes enflées et est très pâle.

État local. — La tumeur sortant de l'anus sous forme d'un champignon dur, saignant, empiète sur la marge de l'anus en arrière jusqu'au coccyx, en avant sur la moitié gauche du raphé. Rien dans le vagin.

Au toucher rectal qui est douloureux, on sent en arrière et sur les côtés du rectum, une masse néoplasique remontant sur la paroi postérieure à 8 centim. Ganglions durs dans les aines. Hémorrhagie abondante pendant l'opération. La tumeur est extirpée. La partie saine de la paroi antérieure est laissée en place. La large plaie périnéale est suturée en T.

Injections de sérum artificiel. La plaie guérit par granulation. La malade sort guérie.

Observation 327 (Carl Koch).

Amputation du rectum, par l'incision longitudinale postérieure. Anus périnéal. Guérison.

Femme, 67 ans. Malade depuis un an. Facies pâle mais non cachectique. Douleurs en allant à la selle. Hémorrhagies rectales.

6 juin 1894. — De l'anus on voit sortir une tumeur de couleur bleuâtre grosse comme une noix, ulcérée à sa surface.

Au toucher on constate qu'elle se continue en haut avec une masse plus grosse située aussi sur le côté gauche. Cette dernière tumeur dont le doigt peut faire le tour est ulcérée à sa surface, sa base est indurée et adhérente. La paroi droite du rectum est libre, le doigt revient chargé de liquide sanieux extrêmement fétide.

Opération, le 9 juin 1894. — Incision périanale continuée jusqu'au milieu du sacrum. Luxation du coccyx. Section des ligaments qui s'enserrent sur le côté gauche du sacrum et du coccyx. Dissection du rectum. A gauche le tissu cellulaire est envahi, on y trouve des ganglions indurés; ces ganglions sont extirpés. Le péritoine n'est pas ouvert. Le rectum se laisse attirer en bas jusqu'aux lèvres de la plaie. On met une double ligature et on sectionne entre les deux. Le rectum est suturé à la lèvre droite de la plaie. Tamponnement.

Suites simples, sans fièvre, seulement troublées par une petite attaque de rhumatisme.

22 juin. — Sort de la clinique.

OBSERVATION 328 (VAN. ARSDALE).

Opération de Kraske. Anus périnéal.

En septembre 1892 extirpation d'un cancer du rectum chez un homme de de 54 ans. 15 centim. d'intestin ont été enlevés. Le bout supérieur est suturé à la peau de la région anale.

En mars 1894 on dut enlever deux nodules carcinomateux siégeant au niveau de l'anus.

Depuis cette époque, bonne santé, continence et cicatrice douloureuse.

OBSERVATION 329 (BRAMANN)

Voie sacrée. Anus périnéal. Guérison.

Femme âgée de 38 ans.

Toucher rectal, le 15 janvier 1892. — Immédiatement au-dessus de l'anus tumeur annulaire remontant à 8 centim. au-dessus, rétrécissant le calibre de l'intestin. Tumeur mobile. Adénopathie très accusée.

Opération, le 28 janvier 1892. — Incisions antérieure et postérieure. Ablation du coccyx et de la dernière vertèbre sacrée.

Péritoine non ouvert. Section transversale du rectum au-dessus de la tumeur. Ablation du bout inférieur de l'intestin, le bout supér est abaissé et suturé à la plaie anale. Drain dans le rectum.

Le 27 mars. Exeat. ; la malade paraît guérie.

En septembre 1893. Pas de récidive. Incontinence.

OBSERVATION 330 (BRAMANN)

Voie sacrée. Anus périnéal. Guérison.

Femme, 60 ans ; entrée le 24 février 1892.

Toucher. — Immédiatement au-dessus de l'anus, infiltration néoplastique remontant jusqu'à 8 centim. au-dessus. On arrive à toucher la limite supérieure de la tumeur.

Opération, le 3 mars 1892. — Incisions antérieure et postérieure. Ablation du coccyx, et résection d'une portion du sacrum. Section transversale du rectum au-dessus de la tumeur et ablation du bout inférieur avec l'anus.

Suture à la peau.

5 avril. La malade sort guérie.

Observation 331 (Bramann)

Voie ano-coccygienne. Anus périnéal. Guérison.

C. M..., femme, 62 ans. Entrée le 28 mars 1893.

Toucher. — Ulcération large comme une pièce de 5 francs, saignante, à bords indurés. A côté tumeur large comme un sou située sur la paroi postérieure.

Opération, le 7 avril. Incision annulaire autour de l'anus avec prolongement jusque sur le sacrum. Ablation du coccyx, libération du rectum. Ouverture du péritoine. L'intestin est attiré en bas.

Sutures du péritoine. L'intestin est incisé à 2 centim. au-dessus de la tumeur.

Ablation du segment malade ; le bout supérieur est suturé à la peau.

Le 16. État général bon.

Le 17. On enlève le drain, lavage du rectum.

Le 24. Selle.

19 mai. État général bon.

Septembre 1895. État excellent. Pas de récidive. Incontinence des matières et des gaz.

Observation 332 (Bramann)

Voie sacrée. Anus périnéal. Guérison opératoire.

Femme, 50 ans, entrée le 26 avril 1892.

Examen. — Tumeur annulaire commençant au sphincter et remontant jusqu'au niveau de la troisième vertèbre sacrée.

Opération, le 14 mai. — Incision postérieure. Ablation du coccyx. Résection de la cinquième vertèbre sacrée. Ouverture du péritoine.

Section transversale au-dessus de la tumeur.

Ablation du bout inférieur avec l'anus, le bout central est suturé à la peau de la région anale. Drain dans le rectum.

La malade sort. Incontinence. Elle souffre autant qu'avant l'opération.

Septembre. Pas de récidive.

Observations de suture du bout supérieur au sphincter avivé.

OBSERVATION 333 (MOULONGUET)

Extirpation par la voie sacrée. Fixation du rectum par un nouveau procédé

Homme, 54 ans, présentait depuis quatre jour des phénomènes d'obstruction intestinale.

Ventre ballonné, vomissements fécaloïdes, le teint subictérique. A quelques centimètres de l'anus, masse dure, immobile, remplissant le petit bassin. La colotomie proposée par Moulonguet fut refusée avec énergie. On insista pour une opération radicale que le chirurgien entreprit à corps défendant le 18 mai 1890.

Elle dura un heure trois quarts. Le petit bassin était rempli par la tumeur qui avait envahi les vaisseaux et ganglions lymphatiques.

Il fallut remonter jusqu'à l'S iliaque et disséquer péniblement le néoplasme qui adhérait à la prostate et aux vésicules seminales. Mort quelques heures après l'opération.

OBSERVATION 334 (MAC COSH)

Résection 25 centim. d'intestin. Anus sacré. Sphincters laissés en place suturés au rectum secondairement.

Femme âgée de 36 ans. Constipation habituelle depuis deux ans. Douleurs en arrière et sur le côté gauche. Hémorrhagies et perte de forces pendant les six derniers mois.

Examen. — Rétrécissement du rectum dur, annulaire, bosselé commençant à deux doigts au-dessus de l'anus, s'étendant sous forme d'une masse bosselée dont le doigt ne peut atteindre la partie supérieure.

Pendant le sommeil à l'éther le doigt ne peut franchir le rétrécissement et par le vagin on ne peut atteindre la limite supérieure.

Opération, le 3 juillet 1891. — Incision de la pointe du coccyx au bord postérieure de l'anus. Dissection de la face postérieure du rectum malade. On avait essayé de laisser intacte l'extrémité inférieure du rectum dans une étendue de 3 ou 4 centim., mais pour se rendre compte des limites du mal on dut sectionner le bout inférieur et les sphincters.

On libère le rectum sur une étendue de 6 centim. mais à ce niveau la tumeur plongeait dans les fosses ischio-rectales et adhérait fortement aux tissus environnants. En essayant de le disséquer avec le doigt du côté gauche une artère fut déchirée et l'hémorrhagie qui s'en suivit put être difficilement arrêtée par une pince placée en plein tissu malade. Il s'agissait vraisemblablement d'un vaisseau anormalement développé.

La pince fut laissée à demeure. Entre temps une ligature avait été mise sur le rectum juste au-dessous de la tumeur et l'intestin sectionné au-dessous de la ligature. C'est alors que l'on fendit verticalement en arrière la portion sphinctérienne qui fut attirée et fixée au bord de la plaie. Pour avoir plus de jour on excise le coccyx et 2 centim. et demi du sacrum au niveau du quatrième trou sacré.

La malade donnait des inquiétudes on se hâta de terminer l'opération. La cavité péritonéale fut ouverte, le méso-rectum attiré en bas et divisé sur une étendue de 7 à 10 centim. Les ganglions malades furent enlevés, le rectum descendu fut divisé au-dessus de la tumeur à environ 20 centim. de l'anus. On avait l'intention de le fixer au sphincter, mais la malade était tellement « shockée » qu'on la fixa à la peau à la partie moyenne de la plaie. Les bords de la partie postérieure de la plaie furent réunis par une suture profonde et la cavité bourrée de gaze iodoformée.

On ne lia aucun vaisseau mais quatre pinces furent laissées à demeure. La malade se remonta de son état de shok.

Du troisième au sixième jour fièvre considérable mais à la fin de la semaine état très satisfaisant. Les deux centim. et demi de l'extrémité inférieure du rectum se gangrenèrent. Une nouvelle opération fut faite le 28 juillet pour réunir l'intestin à son sphincter.

La plaie fut lavée, les adhérences qui fixaient le rectum dans sa nouvelle position furent rompues avec le doigt et la cavité péritonéale ouverte de nouveau. Le méso-rectum fut encore incisé jusqu'à ce que le rectum fut être descendu au-dessous de la marge de l'anus. 2 centim. de son extrémité inférieure furent reséqués la muqueuse qui recouvrait les sphincters fut disséquée, l'intestin fixé à l'intérieur de la surface dénudée et le sphincter suturé en arrière.

La malade alla assez bien à la suite de la seconde opération.

Le 23 août, elle quitta l'hôpital.

Le 11 septembre. La plaie était complètement guérie.

La tenacité du sphincter n'était pas parfaite, mais suffisante pour assurer à la malade une bonne continence.

En avril 1892, la malade raconte qu'elle a pris trente livres depuis l'opération, qu'elle ne souffre pas et qu'elle se trouve aussi bien qu'à n'importe quel moment de sa vie.

Examen histologique. — A montré qu'il s'agissait de carcinome.

OBSERVATION 335 (RICARD).

Voie sacrée. Suture au sphincter avivé. Guérison.

H..., 66 ans, entre à l'Hôtel-Dieu en septembre 1890.

Épithélioma de l'ampoule rectale ayant envahi la circonférence de l'intestin, et haut de 4 centimètres.

A l'anus, on aperçoit des hémorrhoïdes.

Opération, le 30 septembre 1890.

Incision de la peau commençant au voisinage de l'anus, aboutissant dans le voisinage de l'épine iliaque postéro-supérieure gauche. Ablation du coccyx et d'un fragment du sacrum.

Dissection de la zone néoplasique. Ouverture large du péritoine.

Excision de la muqueuse du canal anal et introduction du bout supérieur dans le canal musculaire dépouillé de la peau.

Suites simples. Malade parti quelques jours après.

6 mois après il est revenu pour un prolapsus du rectum. Malgré la pelote ce prolapsus n'a cesser de s'accroître.

État général satisfaisant qui permettra de procéder à l'opération de la cure chirurgicale de son prolapsus.

Pas de récidive du cancer.

Observations d'excision de plaques cancéreuses limitées à une paroi.

Observation 336 (F. T. Paul).

Incision para-sacrée. Examen d'un segment de la paroi antérieure du rectum. Guérison.

Homme, 64 ans. Plaque néoplasique ulcérée sur la paroi antérieure du rectum commençant à 4 centimètres et demi de l'anus et s'étendant jusqu'à 7 centimètres et demi. Incision para sacrée. Incision du rectum en arrière. La paroi postérieure et la paroi latérale étant saines, on se contente de faire l'excision puis on réunit en avant et on laisse largement ouvert en arrière de façon à prévenir l'accumulation des matières dans le rectum pendant la guérison. Celle-ci se fait sans entrave.

On le revoit quinze mois après l'opération, affligé d'un prolapsus et d'un écoulement muqueux. Une petite autoplastie aurait été nécessaire, mais, comme le malade avait 65 ans, Paul se contente de lui appliquer son obturateur et d'attendre avant de pratiquer une nouvelle opération.

Observation 337 (Polaillon).

Opération par la voie ano-coccygienne. Excision de la tumeur. Suture. Guérison opératoire.

Élisa M... entre à l'hôpital le 23 janvier 1898.

Alternatives de diarrhée et de constipation.

Depuis le mois de juillet, à plusieurs reprises, selles purulentes et sanguinolentes.

Douleurs sourdes, après marches prolongées. Un peu de ténesme rectal.

Toucher rectal. — Au-dessus de la région sphinctérienne, ulcération présentant l'étendue d'une pièce de 5 francs, de forme ovalaire à bords durs, un peu irréguliers. Sphincter libre. Il est facile de circonscrire la tumeur avec le doigt. En haut, on dépasse facilement la limite supérieure de la tumeur.

La tumeur siège sur la paroi postérieure du rectum. Paroi antérieure saine. Pas d'adhérences. Pas d'engorgement ganglionnaire.

Opération, le 3 février. — Incision postérieure partant un peu au-dessus de l'anus jusqu'au coccyx. Incision au bistouri. Résection du coccyx. Incision de la paroi postérieure du rectum. Sutures superficielles au crin. Pansement. Suites bonnes.

Entretient de la constipation. Selles se régularisent. Incontinence des matières fécales.

Formation d'une fistule à la partie supérieure de l'incision, mais qui se rétrécit de plus en plus par la régularisation des selles.

20 mars. Persistance de la petite fistule. La malade sort.

Revue quatre mois après l'opération : petite fistule, mais notablement rétrécie. Il y a récidive du cancer. Douleurs très vives en allant à la selle.

Observation 338 (O. Fœderl, 1890).

Voie sacrée. Excision de la paroi.

Paysan âgé de 42 ans. Souffre depuis trois mois. Carcinome du rectum situé à 8 centimètres au-dessus de l'anus étendu sur une largeur de 3 centimètres sur la paroi gauche. Résection en biais du sacrum au-dessous du quatrième trou sacré postérieur. Suture du péritoine. Excision de la paroi. Dans la portion supérieure, suture longitudinale, dans l'inférieure, suture transversale. Dans la première semaine, cathétérisme. Fistule formée au bout de douze jours. Reste à l'hopital quarante-deux jours. Continence absolue. Légère constriction au moment de la sortie de l'hôpital. Récidive vingt mois quinze jours après l'opération. Mort vingt-six mois et demi après l'opération. A vécu six mois avec récidive.

Observation 339 (Roux).

Voie sacrée. Incision d'un segment de la paroi antérieure.

M. M..., domestique, 56 ans.

Anamnèse, du 6 septembre 1893. Au printemps 1893, selles sanguinolentes et douloureuses. Les douleurs augmentent au point que la malade mange le moins possible pour ne pas avoir de selles. Entre les selles, de temps à autre, un peu d'écoulement sanguin.

Status, 6 septembre 1893. Tumeur cratériforme, à bords dentelés, de la grosseur d'une pièce de 5 francs occupant la paroi antérieure recto-vaginale. Bord supérieur arrive au-dessous de l'ampoule rectale. Consistance dure, surtout les bords ; pont ulcéré présente une rainure assez profonde en bas. Tumeur mobile en tout sens ; ne parait pas avoir envahi le sphincter tertius.

Diagnostic. — Carcinome recti.

Opération, le 19 septembre 1893. — Décubitus latéral droit. Incision médiane partant du bord de l'anus jusqu'à une hauteur de 8 centimètres environ, atteignant le périoste. On rabat le lambeau osseux qui est excisé plus tard.

Excision du rectum, 1 centimètre au-dessus de la tumeur, extirpation par la plaie. Un seul point de suture ferme l'angle supérieur de la plaie.

16 novembre 1893. Traitement continu. Une partie des matières s'écoulent encore par la plaie, qui granule activement (les sutures circulaires de l'intestin ayant cédé en bonne partie).

Observation 340 (Polaillon).

Incision longitudinale postérieure. Excision de la tumeur. Fistule.

Françoise P..., 58 ans, entre à l'hôpital le 10 avril 1893.

Opération il y a deux ans pour un cancer du rectum. Trois mois après, douleurs en allant à la selle avec alternatives de diarrhée et de constipation.

Toucher rectal. — Masse volumineuse, dure, faisant saillie dans le rectum. Il est facile avec le doigt de faire le tour de la tumeur et de délimiter ses contours. Elle est dure, non pédiculée et mobiles sur les plans sous-jacents. Surface lisse, unie. Limite supérieure atteinte. Il s'agit d'une tumeur ganglionnaire développée derrière le rectum et occasionnant des phénomènes d'obstruction.

Opération, le 8 mai 1893. — Incision postérieure de l'anus au coccyx. Résection du coccyx.

Ablation d'une tumeur dure avec excitation de la paroi postérieure du rectum. Sphincter conservé. Sutures de la paroi rectale postérieure au catgut.

Hémorrhagie abondante pendant l'opération. Suites bonnes.

Au bout de dix jours on enlève les fils de la suture superficielle.

Le 28 juin, la malade quitte l'hôpital. Petite fistule à la partie supérieure donnant issue aux matières fécales. Incontinence.

Revue au commencement d'août. État général bon. Fistule. L'incontinence a diminué et les selles sont plus régulières.

Observation 341 (Maltakowsky).

Voie sacrée. Excision.

Femme, 39 ans. Depuis longtemps constipation, depuis trois ans hémorrhagies, ténesme, amaigrissement.

Toucher. — A 7 ou 8 centim. de l'anus, plaque dure, un peu ulcérée dont la limite supérieure est facile à sentir. Au-dessus de cette plaque on en sent une autre du volume d'une noix. Le rectum est mobile.

Opération. — Incision para-sacrale. Excision de la tumeur. Suture en T. Guérison opératoire.

OBSERVATION 342 (KRASKE).

Femme de 60 ans. Cancer s'étendant sur la paroi postérieure rectale, ulcéré débutant assez près de l'anus, la limite supérieure est facilement accessible.

Opération, le 10 juillet 1885. — Méthode sacrée sans résection du sacrum, mais avec résection du coccyx. Ablation facile, ne nécessite pas l'ouverture du péritoine. Toute la paroi rectale antérieure saine a été ménagée.

Sort le 15 octobre, complètement guérie, mais avec un prolapsus considérable du rectum par la longue fente de l'anus résultant de l'ablation de la paroi postérieure du rectum.

Observations de résections ou amputations du rectum cancéreux avec anus iliaque préliminaire.

Observation 343 (Demons).

Voie sacrée. Anus iliaque préliminaire. Suture circulaire. Petite fistulette postérieure. Guérison.

Dans sa clientèle privée, M. Demons a opéré en 1891, un homme de 50 ans, atteint d'un cancer du rectum, limité et mobile, et commençant à 3 centim. de l'anus.

L'opération de Kraske fut précédée d'un anus artificiel. L'opération principale eut lieu quinze jours après l'opération préliminaire.

Opération simple et sans incident digne d'être noté. Suites simples, à part une petite désunion postérieure. L'anus artificiel se laissa facilement refermer.

Observation 344 (Demons).

Incision longitudinale postérieure ano-coccygienne. Anus iliaque préliminaire. Suture circulaire. Guérison.

Guillaume D..., 62 ans, entre le 16 mars 1894 à l'hôpital de Bordeaux.

Le cancer occupe les parois antérieure et latérale gauches.

Le 19. Premier temps de l'anus artificiel.

Le 26. Incision de l'intestin.

9 avril. Incision médiane depuis le sphincter jusqu'à la base du coccyx. Résection de la partie inférieure du coccyx. Ablation du segment cancéreux assez court. Sutures des deux bouts.

Les 10 et 11. Rétention d'urine.

Le 14. Désunion postérieure.

21 mai. On veut fermer l'anneau artificiel. Entérorrhaphie. Echec de l'entérorrhaphie.

Le 26. Deuxième entérorrhaphie. Deuxième échec.

4 juin. Troisième tentative. Troisième échec.

Le 11. Section de l'éperon.

2 juillet. Entérorrhaphie.

Le 8. Les matières sortent par les deux anus.

Le 18. Il ne sort presque plus rien par l'anus artificiel.

Observation 345 (Demons)

Opération par l'incision longitudinale postérieure ano-coccygienne. Anus iliaque préliminaire. Suture circulaire. Guérison.

Pierre G..., entre à l'hôpital de Bordeaux le 7 mars 1890.

Toucher. — Doigt immédiatement arrêté par une masse bourgeonnante, volumineuse. En arrière de ce bourgeon, l'index est arrêté par un cul-de-sac à 5 centim. de l'anus. La masse néoplasique remonte aussi haut que le doigt peut atteindre. On estime à 11 centim. la hauteur de la portion malade.

Le 20. On se propose de lui faire une opération de Kraske, mais avec un anus préliminaire.

On pratique le premier temps de l'anus de Mayal.

Le 20. Incision de l'intestin.

10 avril. Ablation du rectum. Incision médiane commençant à 2 centim. au-dessus de l'anus, allant jusqu'à la partie moyenne du sacrum.

Résection du coccyx. Ouverture du péritoine pour faciliter l'abaissement du bout supérieur.

Réunion des deux bouts. Drainage en arrière.

Il se produisit un abcès vers le dixième jour.

Dilatation digitale après constatation de rétrécissement cicatriciel du rectum.

7 juin. Fermeture de l'anus. Succès immédiat de l'entérorraphie.

Récidive quelque temps après.

Observation 346 (Roux)

Voie sacrée. Colotomie préliminaire. Suture du bout supérieur à l'anus. Guérison.

Louis C..., 54 ans. Début remonte à quelque mois.

Status, 20 décembre 1892. Autour du rectum, à la hauteur du sphincter ani-tertius, surtout du côté droit, on sent une tumeur en forme de tête de chou, bien ouverte, très douloureuse au toucher, libre, sans adhérences avec le voisinage, grosse comme une forte noix, dure, grenue, transformant la partie correspondante du rectum en une sorte de museau de tanche, qui permet d'introduire 2 centim. du doigt dans son cratère.

Hérédité. — Père mort d'un squirrhe à l'estomac.

Opération, le 21 décembre 1892. — Anus contre nature provisoire non ouvert.

Le 23. Extirpation de la tumeur par la voie sacrée, avec une partie du rectum.

Bout supérieur du rectum fixé par quelques ligatures dans l'anus. Réapplication du sacrum. Extirpation du coccyx.

Sortie le 28 février 1893. — Guérie.

N.-B. — Le premier temps de la colotomie iliaque, sans narcose, est suivi de l'excision de la tumeur, à deux jours de distance.

L'opération marchant à souhait et la suture circulaire réussissant bien, on renonce à ouvrir l'intestin dans le flanc ou gauche et n'utilise pas l'anus contre nature projeté.

23 novembre 1893. Bon état général.

Observation 347 (Czerny)

Opération par la voie sacrée. Anus iliaque préliminaire. Suture circulaire. Péritonite. Mort.

R. W..., homme 28 ans. Début de l'affection, dix mois. Cancer du rectum situé à 6 centim. au-dessus du sphincter.

Tumeur inaccessible, immobile.

20 juin 1891. Colotomie.

Augmentation en deux mois de 30 livres.

Opération, 30 août 1891. — Résection transversale.

Péritoine ouvert, suturé. Longueur de l'intestin réséqué : 11 centim. Un rang de sutures. Péritonite.

Mort le 12 septembre 1891.

Observation 348 (Francis Villar).

Épithélioma du rectum. Opération de Kraske. Anus iliaque préliminaire. Suture circulaire. Mort au bout de dix-huit jours.

Jean B..., âgé de 63 ans, entre à l'hôpital Saint-André, le 19 juillet 1892.

Rien de particulier à signaler au point de vue des antécédents pathologiques, soit héréditaires, soit personnels.

Au point de vue des antécédents personnels, il faut signaler une pleurésie du côté gauche il y a trente ans, et une bronchite en 1891.

En août 1891, le malade éprouve quelques troubles dyspeptiques : ses digestions étaient longues et pénibles, l'appétit avait diminué et déjà le malade accusait une sensation de gêne, de pesanteur, dans le bas ventre et vers l'anus.

Peu de temps après le début de ces accidents, il fut pris d'une diarrhée pour ainsi dire incoercible qui persista fort longtemps.

Il rendit souvent du sang en grande abondance, et souffrit cruellement après la défécation. Il se trouvait très abattu et obligé même souvent de garder le lit.

Lors de son entrée à l'hôpital, il est très affaibli, amaigri, se plaint de souffrir constamment, mais il ne rend plus de sang depuis huit jours. Une certaine amélioration se produit à ce moment ; le malade, quoique toujours très amaigri, semble un peu remonté.

Voici ce que l'on constate au toucher local : le doigt introduit dans le rectum rencontre à 10 centim. environ de l'anus, un pont très rétréci, limité de de toutes parts par un bourrelet dur qui fait corps avec les parois rectales ; la tumeur, assez volumineuse d'ailleurs, semble bien limitée à sa partie supérieure qui est inaccessible. On ne trouve pas d'adénopathie.

Le cas est très opérable, mais comme la lésion remonte assez haut, on décide d'avoir recours à la voie sacrée, à la méthode de Kraske.

On pratique un anus contre nature, ce qui est une excellente précaution.

Cet anus fut établi en deux temps : dans un premier temps, après avoir incisé dans la fosse iliaque gauche par le procédé classique, on fixe le gros intestin à la paroi par quelques points seulement. Cette pratique est préférable à la méthode ancienne qui consistait à suturer complètement par un certain nombre de points l'intestin à la paroi, et aux méthodes qui, dédaignant toute suture, se contentent de passer une sonde ou une mèche de gaze au-dessous de l'intestin attiré en dehors.

En effet, la première méthode est trop longue ; quant à la deuxième, elle peut amener des surprises : que le malade vienne à tousser ou à vomir, et une grande quantité d'intestin sera expulsée hors de la cavité abdominale.

Le procédé employé est à la fois rapide et sur.

Le deuxième temps de l'établissement de l'anus contre nature, ce fut, la simple incision de l'intestin déjà fixé.

On extirpe le néoplasme 20 jours après l'établissement de l'anus contre nature, alors que cet anus fonctionnait bien et que le malade s'était bien remis de son opération. Après les précautions antiseptiques d'usage, le malade endormi est placé dans le décubitus latéral droit : on trace une incision verticale située un peu en dehors de la crête sacrée, à gauche, et s'étendant jusqu'à l'anus. Les parties molles sont détachées de l'os au bistouri et à la rugine ; on extirpe le coccyx en le désarticulant du sacrum.

Avec le ciseau et le maillet on résèque ensuite une portion de l'aile gauche du sacrum, en procédant par étapes, c'est-à-dire qu'on n'enlève pas de parti pris une grande portion d'os, mais on résèque petit à petit jusqu'au moment où on juge la brèche suffisante pour atteindre facilement le néoplasme.

Ceci fait, on fait placer le malade dans le décubitus dorsal, le bassin élevé, dans la position de la taille et on va à la recherche du rectum on dégage en arrière du tissu cellulaire qui l'entoure, en avant de la vessie et de la prostate.

Puis, après avoir fendu verticalement l'intestin en arrière on extirpe le néoplasme entre deux pinces longuettes placées au-dessus et au-dessous des parties atteintes.

Contrairement à ce qui arrive souvent dans cette opération, la perte de sang fut très peu abondante.

Restait à suturer les deux bouts intestinaux ; on aurait bien voulu les réunir par un procédé dérivé de ceux que Chaput recommande pour les sutures intestinales (on pourrait ainsi éviter le rétrécissement), mais la chose était difficile dans le cas particulier et on dut se contenter de réunir simplement le bout supérieur à la portion restante du bout sphinctérien.

Hémostase au catgut; suture des parties molles au crin de Florence, drainage avec une mèche iodoformée.

Pansement avec poudre et gaze iodoformée, large coussin ouaté.

Les suites de l'opération furent bonnes les premiers jours; le malade allait fort bien et nous escomptions déjà une guérison lorsque, vers le dixième jour, on constata que le malade s'affaiblissait; et il est bon d'ajouter que cet homme n'était pas très docile et qu'il se nourrissait un peu à sa manière.

L'affaiblissement s'accentuant les jours suivants, on pratiqua quelques injections de Brow-Séquart; ce qui remonta le malade.

Dix-huit jours après l'opération il mourut alors que l'opération avait marché sans incident et que les suites immédiates semblaient promettre une guérison.

Le malade a-t-il succombé à cause de son état cachectique, ou bien a-t-il été emporté par des phénomènes septicémiques, car la plaie avait suppuré?

« Quoi qu'il en soit, a dit M. Villar, si j'ai eu un échec, je ne persiste pas moins à croire que l'extirpation du cancer du rectum a fait un grand pas, grâce à l'emploi de la méthode sacrée. »

Observation 349 (Bramann)

Colotomie préliminaire. Suture secondaire. Voie sacrée. Anus iliaque préliminaire. Suture circulaire. Désunion. Essai de suture secondaire. Mort trente-quatre jours après.

Homme de 70 ans, entré le 30 mars 1892.

Examen. — Tumeur à 7 centim. au-dessus de l'anus; limite supérieure inaccessible.

26 avril. Colotomie.

Opération, le 17 mai. Incision postérieure. Ablation du coccyx et résection du sacrum jusqu'à la quatrième vertèbre. Ouverture du péritoine. Résection de la portion envahie par le néoplasme. Suture circulaire.

Le 30. Désunion des sutures.

Le 11 juillet. Nouvelles sutures, sous chloroforme.

Le 17 août. Mort.

Observation 350 (Chaput)

Énorme cancer ano-rectal. Anus iliaque préliminaire par le procédé de la forcipressure. Déchirure de l'uretère. Mort.

Benjamin G..., 39 ans, entre le 30 juin 1891, salle Blandin, lit 19 à Saint-Antoine.

L'attention du malade a été attirée du côté de son rectum, dans le courant du mois de mai par la difficulté d'aller à la selle. Traité d'abord pour la constipation qui fut bientôt attribuée à une hypertrophie de la prostate. Sangsues au périnée.

A son entrée, le malade est amaigri, sans appétit et d'ailleurs tourmenté par la crainte d'augmenter en mangeant, les matières fécales.

Les selles spontanées sont complètement supprimées. Selles peu abondantes sous l'influence des purgatifs.

Entre les selles des matières glaireuses font issue malgré le malade. Quelquefois, un peu de sang; douleurs irradiées dans les cuisses et la marge de l'anus.

Le malade urine facilement et sans douleur. Le traitement spécifique est essayé sans résultat.

Le 4 avril. Anus iliaque avec pinces.

Le 5. Ouverture de l'anse au thermocautère.

Le 6. Agrandissement aux ciseaux, extraction de scybales. Écoulement abondant de matières.

Le 7. Un verre d'eau de Sedlitz, lavage du rectum par le bord inférieur de l'anus.

Le 8. Demi-verre d'eau de Sedlitz; lavage au permanganate.

Le 9. Lavages à l'eau boriquée.

Opération de Kraske. — Résection du sacrum jusques et y compris le troisième trou sacré. Décollement de la masse cancéreuse énorme. Arrachement avec la tumeur d'une portion du bas-fond vésical dégénéré. Arrachement de l'uretère droit.

Résection de 12 centim. de cancer avec l'anus.

Suture du bout supérieur dans la plaie.

Drainage à la gaze des culs-de-sac et de la région vésicale.

Mort au bout de quarante-huit heures.

Observation 351 (Peyrot)

Cancer du rectum. Anus iliaque. Extirpation.

H. B..., anus iliaque il y a deux ans dans le service de M. Peyrot.

Douleurs en allant à la garde-robe. Selles glaireuses, sanguinolentes.

Revient dans le service.

Extirpation le 23 mars 1896.

Douleurs cessent mais hémorrhagies continuent.

Observation 352 (Guinard)

Cancer du rectum. Anus iliaque définitif. Amputation par la voie ano-coccygienne.

B. L..., 22 ans.

Anus iliaque le 28 février 1896.

Le 16 mars 1896. On procède à l'extirpation du rectum qu'on enlève comme tout autre tumeur.

Longue incision sur le raphé médian. Résection de tout le coccyx.

Incision de tout le rectum en arrière.

Cette incision donne jour sur la tumeur à laquelle une ulcération, à bords indurés descendant jusqu'à l'anus, donne un aspect de caverne. Ablation par morcellement.

Plaie laissée béante et tamponnée.

L'examen pratiqué par M. Pilliet a montré qu'il s'agissait d'un épithélioma d'origine cutanée à globes épidermiques et dont les boyaux pullulants présentent des cellules d'une activité remarquable. Donc tumeur très maligne.

Observation 353 (Guinard)

Épithélioma du rectum. Anus iliaque. Extirpation par la voie ano-coccygienne.

P. P..., 37 ans.

Anus iliaque le 13 avril 1896.

Extirpation le 8 mai 1897.

Résection du coccyx. Ouverture du rectum en arrière. Extirpation de la tumeur par morcellement.

Le tissu cellulaire de la région antéro-latérale étant envahi, on fait fatalement une opération incomplète.

La plaie est bourrée à la gaze iodoformée.

Observations d'opérations par la voie sacrée. Anastomose avec le bouton de Murphy.

Observation 354 (Henry O. Marcy).

W. S..., 46 ans. Depuis l'hiver de 1892, douleur et selles sanglantes.

En juillet 1893, à deux doigts au-dessus de l'anus, on trouve une tumeur bosselée du volume d'un gros œuf, à base indurée, de 4 centimètres dans son plus grand diamètre.

L'opération est remise au mois de septembre. A cette époque, un commencement d'obstruction et des hémorrhagies considérables amènent le malade à l'hôpital.

Anus iliaque, le 12 septembre.

Grand soulagement. Les pertes continuent.

Rentré de nouveau, le 17 octobre.

Opération, le 14 octobre 1893. — Incision commençant en arrière de l'anus, allant jusqu'au sacrum. Résection du coccyx et des deux cinquièmes inférieurs du sacrum. Dissection du sacrum. Ouverture du péritoine.

Section du rectum à deux doigts au-dessus de l'anus, puis ouverture du rectum en arrière pour limiter le mal, et disséquer les adhérences en avant. La tumeur étant enlevée, on réunit les deux bouts avec le gros de Murphy. On renforce par un rang de sutures l'anastomose ainsi faite, à cause de l'épaisseur des tuniques.

Le bouton fut rendu le douzième jour, avec une certaine difficulté. Il comprimait le col de la vessie, on dut hater son dégagement. Il se fit une fistule en arrière, au point où l'intestin avait été suturé aux parois, à cause de l'ouverture du canal sacré, il y eut à la suite de l'hypéréthésie de la peau tout autour de la plaie.

Observation 355 (Meyer Willy).

Opération de Kraske. Emploi du bouton de Murphy.

Le 23 juin 1894, Meyer Willy résèque 20 centimètres du rectum par le procédé de Kraske. Anastome des deux bouts par le bouton de Murphy.

Il se produisit de la gangrène du bout supérieur due à la tension du méso-iliaque.

Le bouton fut rendu le onzième jour.

Meyer fait remarquer, que malgré ce résultat défavorable, le bouton a parfaitement rempli l'indication.

Observation 356 (Middleton).

Opération de Kraske. Emploi du bouton de Murphy.

Le 29 janvier 1894, Middleton pratique par la voie sacrée la résection de la partie supérieure du rectum dans une étendue de 6 centimètres. Les deux bouts sont réunis avec le gros bouton de Murphy.

Guérison complète. Le bouton est rendu le deuxième jour.

Observations d'extirpation de cancers du rectum par la voie abdominale.

Observation 357 (Chaput).

Carcinome de l'S iliaque. Résection. Anus contre nature. Guérison. Fermeture de l'anus contre nature par excision losangique. Sutures tiraillées insuffisantes. Mort. (Observation publiée en 1894 à la Société de chirurgie dans un travail sur le traitement des anus contre nature.)

Laure P..., âgée de 26 ans, a eu à 16 ans un érysipèle de la face.

A 21 ans, elle a accouché normalement, les suites de couches ont été très simples.

Depuis six ans, elle accuse des douleurs au moment des règles, siégeant dans le bas-ventre.

Ces douleurs s'accompagnent de besoins fréquents d'aller à la selle. La malade a aussi, depuis cette époque, des pertes blanches plus abondantes.

Depuis un an et demi, les douleurs sont devenues beaucoup plus vives avec irriadiations dans les reins, les cuisses et les fosses iliaques, surtout pendant la période menstruelle.

Les règles durent trois jours seulement et sont peu abondantes. L'appétit est diminué, la malade présente des signes de dyspepsie flatulente. Elle a fréquemment de la diarrhée. Rien aux poumons ni au cœur, pas d'amaigrissement, pas d'albuminerie. L'examen physique montre un utérus de volume normale, antifléchi, mobile.

On trouve dans les culs-de-sac vaginaux, à gauche, une masse salpingienne, du volume d'un œuf de poule, se continuant avec un empâtement considérable de la fosse iliaque; à droite, tumeur moins volumineuse. On fait le diagnostic de salpingite.

Opération, le 30 juillet 1891. — Laparotomie médiane

A droite et à gauche, les ovaires sont petits et les trompes immenses, violacées, reliées par des adhérences à l'ovaire et aux organes voisins.

Salpingectomie double.

On trouve sur l'S iliaque une tumeur énorme du volume d'un œuf d'oie, constituée par un cancer de cet organe. Le gros intestin est coupé entre deux pinces, au-dessus et au-dessous de la tumeur.

L'opération est pénible à cause des masses graisseuses volumineuses qui recouvrent l'intestin et qui saignent considérablement.

Après l'ablation de la tumeur on s'aperçoit que les deux bouts ne peuvent qu'avec peine être amenés au contact ; leur muqueuse a pris, sous l'influence de la compression par les pinces, une teinte apoplectique.

Pour toutes ces raisons, je renonce à la suture intestinale, et j'établis un anus contre nature en fixant les deux bouts à la peau.

Examen. — Les trompes enlevées présentent des lésions de salpingite catarrhale : les franges du pavillon sont hypertrophiées, l'orifice abdominal est perméable.

La tumeur intestinale est constituée par un cancer végétant qui a rétréci médiocrement l'intestin ; elle pèse 180 grammes.

La malade guérit de cette intervention.

Le 14 septembre 1891, on fait application de l'entérotome sur un éperon très épais ; les mors de l'instrument chevauchent et il tombe le 16 septembre.

Le 21. La malade étant anesthésiée je fais aux ciseaux la section de l'éperon sans ouvrir le péritoine. La brèche de l'éperon est tamponnée à la gaze iodoformée.

Les selles ne se rétablissent pas par l'anus vrai.

Le 21 octobre 1891, laparotomie. Incision verticale au-dessus et au-dessous de l'anus contre nature.

Isolement de l'intestin adhérent à la paroi. Agauche de l'orifice anormal, on rencontre un cloaque purulent contenant environ 30 grammes de pus ; évacuation et désinfection du cloaque au sublimé et à la teinture d'iode.

Je résèque les bords friables de l'orifice intestinal, puis je place un étage de sutures séro-séreuses pour fermer cet orifice, mais les sutures produisent un rétrécissement notable.

Je fais en avant une fente verticale, j'excise les sommets des lambeaux et je suture les bords contigus du losange (excision losangique).

Les sutures sont tellement tendues que je ne puis en placer un second étage.

Drainage du cloaque à la gaze iodoformée. Suture partielle de la paroi abdominale. La malade mourut le 24 octobre, on trouva à l'autopsie une péritonite aiguë par sutures insuffisantes.

Observation 358 (Bazy).

Cancer de l'S iliaque. Ablation par le vagin, établissement d'un anus vaginal Plus tard, anus iliaque et incision sacrée exploratrice. Mort de diarrhée cholériforme.

Mme B..., âgée de 36 ans, a eu neuf enfants. A la suite de son dernier accouchement elle a présenté des phénomènes douloureux ; avec métrorrhagie et péritonisme. En juillet 1895, M. Bazy lui fait l'hystérectomie vaginale.

Malgré cette opération, les douleurs persistent ; il y a trois semaines, elles augmentent de violence, la température s'élève et on constate au toucher la présence dans le cul-de-sac vaginal postérieur d'une énorme tumeur remplissant tout le Douglas et ressemblent à une salpingite volumineuse, enflammée.

Le 16 mars 1896. Incision transversale au fond du vagin, on arrive sur une grosse tumeur siégeant à gauche. On la saisit avec des pinces érignes et on l'attire dans le vagin. on constate alors qu'il s'agit de l'S iliaque cancéreux.

Je résèque un segment d'intestin de 15 centimètres comprenant la tumeur.

Les deux bouts étant trop courts pour que la suture circulaire soit facile à exécuter, on les maintient à la valve avec des pinces hémostatiques saisissant les orifices intestinaux.

Le 28. On exécute l'anus iliaque en un temps. On fait ensuite une incision sacrée en Y et on enlève le coccyx seul. On isole les deux bouts avec l'intention de les suturer circulairement, mais ils sont courts et épais, ce qui rend l'opération très aléatoire. On lie les deux bouts à la gaze iodoformée, on bourre la plaie et je fais sortir la mèche par le vagin; tandis qu'en arrière on ferme hermétiquement la plaie cutanée. Les jours suivants, la plaie sacrée se désunit puis bourgeonne et se ferme.

Des matières continuent à passer par le vagin, le 28 avril, on introduit dans le bout supérieur inséré au vagin un crayon de chlorure de zinc; on recommence le 5 mai, les matières passent encore.

Le 10 mai, on introduis dans le bout supérieur un crayon de potasse caustique.

Le 18. Diarrhée cholériforme avec algidité.

Le 20. Deux selles sanglantes.

Le 21. Mort.

Autopsie. — On trouve un cloaque pelvien où débouchent les deux bouts d'intestin et le vagin; ce cloaque est rempli de sang et de matières fécales.

En résumé, la malade parait avoir succombé à des accidents cholériformes assez fréquents d'ailleurs chez les malades atteints d'anus contre nature.

Observation 359 (Czerny).

Néoplasme de l'extrémité supérieure du rectum. Laparatomie. Mort.

Homme, 42 ans. Par l'exploration bimanuelle on arrive à sentir une tumeur siégeant à gauche du promontoire.

Le 20 octobre 1888. On essaie l'extirpation par la voie périnéale, mais comme la tumeur adhère au promontoire on fait une laparotomie; on réussit alors à détacher les adhérences qui immobilisaient la tumeur; on enlève tout ce qui est malade.

Mort douze heures après l'opération.

Observation 360 (Czerny).

Néoplasme de l'extrémité supérieure du rectum. Laparotomie exploratrice.

Femme, 51 ans. Tumeur commençant à 10 centim. au-dessus de l'anus. Limites supérieures inaccessibles.

Le 13 juillet 1883. Laparotomie exploratrice. L'ablation est reconnue impossible.

Observation 361 (Chaput).

Cancer élevé du rectum. Anus iliaque simultané. Opération par voie abdomino-sacrée. Mort de pneumonie par éther.

M. E..., 60 ans. L'affection a commencé il y a un an, par une diarrhée qui depuis lors n'a, pour ainsi dire, pas cessé. Depuis quatre mois le malade rend de temps à autre du sang dans ses selles.

Toucher rectal. — On trouve une tumeur d'apparence cancéreuse, élevée, facilement accessible au doigt ; cette tumeur paraît adhérente au sacrum.

On n'atteint pas avec le doigt la limite supérieure de la tumeur. Le malade est emphysémateux et tousse très fréquemment.

Le 27 août 1894. On fais d'abord un anus iliaque avec section complète de l'intestin ; oblitération du bout inférieur et suture à la peau du bout supérieur tordu à la Gersuny. Dans la même séance on fait l'opération de Kraske avec section transversale du sacrum au-dessous du troisième trou sacré. — Je résèque la tumeur qui mesure 10 centim. de haut sans ouvrir le péritoine.

Le bout supérieur trop court est abandonné dans la plaie, le bout inférieur est suturé à la peau.

Bourrage de la plaie à la gaze iodoformée.

Dès le lendemain de l'opération le malade est pris d'une dyspnée très intense avec expectoration abondante et râles sibilants et sifflants dans toute la poitrine.

Il meurt au bout de quarante-huit heures.

Onattribue cette pneumonie très intense avec dyspnée à l'éthérisation. Il s'agissait d'ailleurs d'un malade âgé et sujet aux inflammations broncho-pulmonaires.

Opérations qu'on n'a pu terminer par la voie sacrée.

Observation 362 (Klaussner)

Opération par la voie sacrée incomplète.

M. M..., 58 ans. Début des accidents en mai 1893. Cancer du rectum commençant au-dessus de la prostate, et remontant à 4 centim. au-dessus. Le rectum très rétréci laisse à peine passer le doigt. Le malade refuse l'opération et s'en va.

23 septembre 1893, il revient.

La lésion locale n'a pas beaucoup changé, cependant on sent la tumeur par la palpation abdominale.

Opération, le 1er ctobre. — Résection sacrée suivant le procédé d'Hochenegg.

Le sacrum est adhérent à la paroi postérieure du rectum. Le péritoine est infiltré.

Le rectum friable se déchire, on le laisse en place, on se contente de dilater le rétrécissement. On tamponne après avoir suturé la paroi déchirée. Le malade sort avec une petite fistule. La dilatation produisit un soulagement.

Observation 363 (Routier)

Cancer circulaire du rectum situé très haut. Opération préliminaire. Anus iliaque gauche.

Mme D..., 52 ans, se plaint depuis trois ans de troubles digestifs. Il y a deux ans, abondante hémorrhagie rectale ; constipation, ténesme ; selles glaireuses et sanglantes.

Toucher rectal. — Au bout du doigt on sent une tumeur circulaire du rectum dont on ne peut sentir la limite supérieure ; utérus et vagin libres.

Opération, 31 mai 1894.— Incision sacrée ; mise à nu du rectum ; la tumeur est tellement haut et le rectum tellement fixé qu'après plusieurs tentatives d'abaissement on se résout à fermer.

Séance tenante M. Routier fait un anus iliaque gauche.

On n'a pas exploré la tumeur par l'abdomen ; peut-être eût-il été possible de l'extirper par voie combinée.

OBSERVATION 364 (CZERNY)

F. J..., homme 54 ans. Début de la maladie : cinq mois. Cancer du rectum à 4 centim. au-dessus du sphincter. Tumeur non accessible, peu déplaçable, infiltration péri-rectale.

Opération, le 19 décembre 1886. — Résection de l'aile gauche du sacrum. Opération non terminée par suite de la non accessibilité du bout supérieur de la tumeur et d'un trop profond collapsus. Mort dix-huit heures après en collapsus.

OBSERVATION 365 (CZERNY)

Ch. G..., homme, 44 ans. Début de l'affection, un an. Cancer envahissant l'anus. Bout supérieur inaccessible, non déplacable. Ganglions sacrés.

Opération, le 16 mars 1889. — Résection transversale. Prostate en partie enlevée.

Péritoine ouvert, non suturé. Opération non terminée vu l'extension de l'affection.

Mort de péritonite deux jours après l'opération.

OBSERVATION 366 (CZERNY)

J. M..., homme, 54 ans. Cancer du rectum, situé à 7 centim. au-dessus de l'anus. La tumeur est inaccessible, peu déplaçable. Adhérence à la prostate.

Opération, le 11 janvier 1890. — Résection transversale. Péritoine ouvert. Opération non terminée, le mal remontant trop haut.

Mort le troisième jour de péritonite.

OBSERVATION 367 (CHARLES POWERS)

Opération de Kraske.

D..., femme 40 ans. Depuis six mois selles douloureuses et sanglantes.

Opération, le 1er octobre 1893. — Ouverture du péritone. L'infiltration remontant trop haut on fait une opération incomplète. Guérison opératoire.

OBSERVATION 368 (CHARLES POWERS)

Opération de Kraske.

K..., 25 ans, souffre depuis trois mois. Pas d'hémorrhagie. Difficulté d'aller à la selle. Cachexie. Préparation pendant huit jours.

Résection du sacrum et du coccyx. Ouverture du péritoine. Hémorrhagie considérable.

Mort vingt heures après l'opération qui était incomplète le cancer ayant envahi tous les tissus environnants : vagin et utérus.

OBSERVATION 369 (HOCHENEGG)

Opération incomplète. Anus sacré.

Femme, 50 ans. Cancer annulaire commençant à l'anus et remontant très haut. Tentative d'extirpation par voie sacrée. Mais en raison des adhérences et de l'extension en haut on est obligé d'y renoncer. La partie inférieure de la tumeur est enlevée ; le tout est laissé en place sans sutures. Deux mois après la malade vivait encore avec un anus sacré fonctionnant bien.

OBSERVATION 370 (BRAMANN)

E. M..., homme, 38 ans.

Récidive du cas n° 8. Entré le 19 juillet 1892.

L'orifice de l'anus est entouré de petites nodosités rouges. A la partie postérieure de l'orifice se trouve une tumeur rouge, grosse comme une noisette.

Toucher rectal. — Le rectum est envahi sur tout son pourtour et sur une hauteur de 5 centim. *Adénopathie axillaire et inguinale.*

Diagnostic. — Cancer du rectum et métastases ganglionnaires. On renonce à faire une opération radicale : les masses cancéreuses sont curettées à l'intérieur du rectum. Mort.

OPÉRATION DE KRASKE COMBINÉE AVEC LE PROCÉDÉ DE MAUNSELL. ANUS SACRÉ.

OBSERVATION 371 (F. T. PAUL)

Homme, 54 ans. Rétrécissement cancéreux de l'extrémité supérieure du rectum invaginé de telle sorte qu'on pourrait l'atteindre avec le doigt.

Opération, 1893. — Résection suivant le procédé de Maunsell, de Dunedin. La tumeur est attirée, comme le conseille Maunsell, jusque dans la plaie sacrée. On fait l'excision du rétrécissement enlevant ainsi 5 centim. d'intestin avec son revêtement péritonéal. Dans la crainte que les sutures ne lâchent, on ne referme pas l'intestin avec le dessein de laisser une fistule. Le malade guérit rapidement et bien, mais cinq mois après il avait une fistule qu'il fut nécessaire de refermer par une autoplastie. L'opéré fut renvoyé chez lui en excellent état. Le sphincter fonctionnait admirablement.

Le malade a été revu vingt et un mois après l'opération dans un état très satisfaisant.

OPÉRATION PAR LA VOIE SACRÉE EN DEUX TEMPS. SUTURE CIRCULAIRE. GUÉRISON OPÉRATOIRE.

OBSERVATION 372 (KLAUSSNER)

Sch..., 68 ans. Troubles rectaux depuis deux ans. En outre, besoins impérieux d'uriner, émission de petits calculs, urines troubles. Selles glaireuses et sanguinolentes.

17 juillet 1893. Cystite intense. Pas de calcul dans la vessie. Tumeur commençant vers les limites supérieures de la prostate, remontant à 3 centim. au-dessus, n'occupe pas toute la périphérie mobile, en forçant un peu on arrive vers la limite supérieure.

Opération, le 24 août 1893. — Résection du sacrum, d'après Bardenheuer. Peu d'hémorrhagie. La tumeur n'est pas adhérente à l'os. Dissection avec le doigt. Le rectum est friable. En arrivant aux limites supérieures de la tumeur, on remarque que l'intestin présente une coloration brunâtre qui fait penser à la gangrène. On se contente d'enlever un petit ganglion sacré, induré et on laisse le rectum en place après l'avoir entouré de gaze iodoformée. Diète. Opium.

Nouvelle opération, le 25 août 1893. — Section à 3 centim. au-dessus de la tumeur et à 1 centim. au-dessous. Suture circulaire des deux bouts. Tamponnement. Guérison.

D'après les renseignements, ce malade est mort d'une affection des reins.

Extirpation du cancer du rectum par la voie vagino-périnéale avec conservation du sphincter.

Observation 373 (Desguins).

Cancer occupant les deux tiers supérieurs du rectum, la cloison envahie jusque près du col utérin était perforée largement. Les matières fécales s'échappent par la vulve.

Mobilité latérale assez satisfaisante, mobilité de bas en haut. Mais immobilité à peu près complète de haut en bas dont infiltration probable du méso.

Intégrité de l'anus. Limite supérieure douteuse, le néoplasme était infranchissable.

En somme, cancer opérable au point de vue palliatif, non opérable quant aux probabilités de récidive.

Opération. — 1° Décubitus dorso-lombaire. Périnée déprimé. Incision comprenant la muqueuse vaginale transversalement suivant le cul-de-sac postérieur comme s'il s'agissait de faire une hystérectomie vaginale ;

2° Perpendiculairement à celle-là, deux incisions longitudinales circonscrivent largement la perfection pour se rejoindre vers le tiers inférieur du vagin à gauche de la colonne postérieure. De ce point, incision parallèle à la colonne jusqu'à la vulve qui est atteinte à 1 centimètre et demi de la commissure.

3° L'incision est continuée sur la peau en contournant l'anus à une distance de 2 centimètres, jusqu'à la ligne ano-ischiatique, et un peu au delà.

Cette dernière incision est alors approfondie, amenant la section du releveur de l'anus. Le rectum étant dégagé latéralement jusque près du cancer, nous le coupons perpendiculairement à son axe en utilisant une partie des incisions vaginales.

Le bout anal est ainsi libéré et récliné avec un écarteur dont l'action contribue à élargir l'énorme ouverture au fond de laquelle se trouve le cancer à extirper.

En pratiquant une traction sur celui-ci à l'aide d'une pince de Museux et travaillant des ciseaux tout autour du néoplasme, nous arrivons à le circonscrire, non sans rencontrer beaucoup d'adhérences vers le sacrum.

Le moment est venu d'ouvrir le Douglas. Ceci étant fait, le doigt introduit dans le péritoine. Il nous est facile de reconnaître la limite supérieure du cancer qui n'est guère qu'à 2 centimètres plus haut. Le côlon est sain et mobile mais le mésentère est résistant, et le rectum doit être libéré à coups de ciseaux en arrière pour être abaissé.

Il vient toutefois une section au-dessus du cancer, et celui-ci se trouve enlevé.

Restent les sutures :

1° Suture du bout supérieur au bout anal. Points séparés nombreux. Temps facile mais long.

2° Suture continue pour la réflection du vagin sans s'occuper du péritoine.

3° Vingt-deux points profonds au fil d'argent pour le périnée.

Deux gros drains en canon de fusil longent le nouveau rectum depuis le Douglas jusqu'à l'espace ischio-anal.

Durée de l'opération : deux heures. Menaces de syncopes. Mort le soir.

Autopsie. — Gros ganglions au niveau de la quatrième vertèbre lombaire. Métastase hépatique.

Opérations par la voie abdomino-périnéale.

Observation 374 (Gaudier)

Homme, âgé de 45 ans, gros et atteint antérieurement de rhumatisme.

Par le toucher, on sent une tumeur qui se prolonge hors de l'atteinte digitale.

Opération, fin novembre 1895. — Après la laparotomie médiane, on sectionna l'anse oméga au point culminant du segment inférieur ilio-rectal entre deux ligatures, les deux bouts étant confiés aux aides, un clamp fut appliqué sur le mésentère jusqu'à sa pointe inférieure et on coupa entre le clamp et l'intestin.

Les ligatures à la soie furent alors substituées au clamp, le cul-de-sac recto-vésical étant incisé, le doigt alla décoller, de haut en bas, la face antérieure du rectum le plus loin possible, même manœuvre en arrière. Placement de tampons dans ces deux décollements.

Le temps périnéal s'accomplit sans difficultés ; après hémostase le périnée fut totalement suturé au fil d'argent.

L'opération se termina par la confection d'un anus contre nature, mais au lieu de le placer à l'angle inférieur de la plaie médiane, M. Gaudier le reporta au lieu d'élection, il dut, par suite, pratiquer une incision au-dessus de l'arcade crurale et y suturer son bout d'intestin toujours ligaturé.

L'opération dura une heure, depuis le commencement de la narcose.

L'opération avait eu lieu un vendredi ; le lendemain samedi et les jours suivants, le thermomètre oscilla entre 36°,8 et 37°,5. Le deuxième jour, l'anus contre nature, débarrassé de sa ligature, fonctionna à l'aide d'un lavement, mais le cinquième jour, soit le mardi, le malade fut pris de phénomènes dyspnéiques et de petitesse du pouls et il succomba dans la nuit du mardi au mercredi. Peu d'urine avait été rendue depuis la veille.

Observation 375 (Chalot)

J. B..., homme, 67 ans, entre à l'hôpital de Toulouse, le 4 décembre 189£, pour un cancer annulaire ulcéré de l'ampoule rectale, propagé à la moitié gauche de l'anus, et faisant une saillie extérieure de 2 centim. L'index atteint difficilement la limite supérieure du néoplasme à 8 centim. de profondeur en avant, à 6 centimètres et demi en arrière. Hémorrhagies fréquentes. Anémie considérable.

Opération, le 6 décembre. — Anesthésie à l'éther.

1° Cœliotomie abdominale sur un plan incliné. Incision oblique de la paroi abdominale, commençant à 2 centim. au-dessus de l'épine pubienne gauche et allant en haut et en dehors jusqu'à 4 centim. en dedans et 3 centim. au-dessus de l'épine iliaque antéro-supérieure gauche ; chemin faisant, section entre ligature des vaisseaux épigastriques.

Section entre ligature des vaisseaux hémorrhoïdaux supérieurs, à l'union de la quatrième et de la cinquième vertèbres lombaires, d'après le manuel qui est décrit plus loin. Section analogue et centrale des vaisseaux colique, inférieurs. Attraction de l'anse sigmoïde et section entre ligatures de son extrémité supérieure ; le bout central est ramené vers l'angle supérieur de la plaie abdominale pour servir à l'anus iliaque projeté ; le bout inférieur est rapidement détaché de son méso à coups de ciseaux, de l'abdomen jusque dans l'excavation pelvienne.

Inutile de dire que les deux bouts de l'intestin ont été désinfectés au chlorure de zinc et au thermo, puis recouverts d'un manchon de gaze iodoformée Seulement, comme le bout supérieur est trop long pour être plus tard entraîné par la filière sacrée, on en excise une bonne partie et on invagine par suture le bout rectal qui reste afin de mieux éviter l'infection du péritoine pelvien.

On pousse sans peine l'isolement du bout rectal jusque derrière la prostate en sectionnant avec de longs ciseaux droits, sur les côtés et en avant, le péritoine pelvien, l'aponévrose pelvienne et les attaches solides des releveurs de l'anus. Pendant toutes ces manœuvres, le bassin est resté parfaitement à nu et au net ; aucune ligature ni forcipressure.

On ferme la plaie abdominale par trois étages de sutures et on établit un anus à la partie supérieure avec le bout déjà réservé.

Durée de cette première partie de l'opération : une heure. Perte de sang : à peine 60 gr.

2° Ablation du rectum par le périnée. Le malade est alors placé sur une table voisine, en position de la taille, bassin élevé. On trace autour de l'anus une incision circulaire, et on y ajoute en arrière une incision droite qui suit la ligne médiane jusqu'au coccyx. L'index gauche dans le rectum, on commence à libérer l'anus circulairement au moyen de ciseaux droits forts ; dès qu'on eut divisé les attaches ano-coccygiennes, le raphé ano-bulbaire et les muscles transverses du périnée on fait saisir l'extrémité inférieure du cylindre intestinal avec deux érignes biscautées. L'index gauche toujours dans le rectum, on termine sa dissection en se servant tantôt de l'index droit, tantôt des ciseaux ; puis on amène au dehors tout l'intestin.

Le seul incident à noter pendant les manœuvres d'isolement est l'ouverture de la paroi inférieure de l'urèthre, au-devant du bec de la prostate pendant qu'on cherchait à s'éloigner de la paroi antérieure infiltrée et dense du rectum, densité telle qu'il était très difficile de distinguer les limites de la prostate.

Le tunnel ainsi créé, à part deux petits jets artériels aussitôt réprimés par la forcipressure, ne donne qu'un léger suintement veineux. Après avoir mis une sonde à demeure dans la vessie, on la garnit simplement de bandelettes de gaze iodoformée comme après l'hystérectomie vaginale. Durée de cette seconde partie de l'opération : un quart d'heure.

Perte de sang : au plus 100 gr. Point de shock.

Longueur de l'intestin réséqué : 37 centim.

Le malade n'a pas eu de fièvre et n,a presque pas souffert après l'opération; mais il a à peine rendu 10 gr. d'une urine trouble dans les vingt-quatre heures.

Le lendemain au soir, il s'est d'abord plaint de mal de tête ; puis il est tombé en état de somnolence, et s'est éteint doucement, sans délire, sans convulsion.

A l'autopsie, pas de péritonite, ni d'hémorrhagie intra-pelvienne. Cystite ancienne, cirrhose atrophique des reins.

Uretères entièrement libres.

La mort paraît attribuable à l'état des reins, à l'anurie. L'iodoforme y est-il aussi pour quelque part ? On ne saurait l'affirmer.

CONCLUSIONS

I. — Il existe en assez grand nombre des faits de guérison de cancers du rectum par l'exérèse, dont quelques-unes ont été obtenues alors que le néoplasme avait déjà contracté des adhérences et qu'il existait de l'infection ganglionnaire.

Cela n'a rien d'étonnant, puisque le cancer du rectum reste longtemps limité aux parois rectales, que la généralisation est rare et très tardive, et que les ganglions, du moins pendant les premières phases d'infection ganglionnaire, sont, grâce à la disposition anatomique de la région, à la portée de nos moyens d'exérèse.

Il est permis d'espérer qu'on augmentera notablement la proportion de ces cas de guérison. Pour cela il faut opérer de bonne heure, ne pas craindre de pratiquer une large exérèse rectale sans trop se préoccuper du rétablissement de la fonction, enlever les ganglions suspects et, en conséquence, choisir de préférence les méthodes qui permettent d'explorer ces ganglions et d'en faire l'extirpation.

Même en cas de récidive, on procure par l'extirpation une survie plus longue et un soulagement plus appréciable, que par les opérations palliatives.

Les infirmités post-opératoires ne sont pas telles qu'elles rendent la vie insupportable à l'opéré.

On peut du reste, dans une certaine mesure, les prévenir par certains détails opératoires, et les pallier par des moyens médicaux ou chirurgicaux.

En raison de la fréquence des récidives, on ne doit pas faire courir aux opérés des risques qui ne soient pas en rapport avec les avantages qu'on peut leur offrir.

La mortalité opératoire, presque nulle pour les opérations périnéales, est encore élevée pour les opérations par la voie sacrée.

Les perfectionnements de la technique ont abaissé et abaisseront encore davantage le taux de la mortalité.

II. — La situation élevée du néoplasme n'est plus une contre-indication à l'opération. Nos moyens d'exérèse nous permettent d'enlever le rectum tout entier.

L'adhérence des néoplasmes aux organes et aux parois du bassin a beaucoup plus d'importance au point de vue des résultats définitifs et même des résultats opératoires. L'expérience nous ayant appris que des tumeurs adhérentes pouvaient être enlevées avec un grand bénéfice pour le malade, il faudra pour se prononcer faire intervenir d'autres éléments d'appréciation, tirés de l'état général et de la résistance du sujet.

La généralisation, et même l'existence de ganglions lombaires et prévertébraux, si elles sont constatées, sont des contre-indications absolues.

L'état général du sujet doit avoir une grande place dans nos déterminations opératoires.

Dans l'extirpation de tout cancer du rectum, il y a trois points d'inégale importance :

La *mise à nu du néoplasme*, l'*extirpation*, la *restauration fonctionnelle*.

En se plaçant au point de vue de l'extirpation et de la restauration fonctionnelle, il est logique de diviser les néoplasmes du rectum en *néoplasmes sus-sphinctériens* et en *néoplasmes ano-rectaux*.

Les premiers peuvent être enlevés par simple résection du

rectum ; ils permettent la conservation du sphincter et la restauration intégrale de la fonction.

Les autres nécessitent l'amputation du rectum et la création d'un anus chirurgical, périnéal, sacré ou iliaque.

L'infection opératoire ou post-opératoire constitue l'écueil de toute exérèse rectale.

L'infection opératoire est également à craindre dans les néoplasmes sus-sphinctériens et ano-rectaux.

Pour la prévenir, il faut extirper le rectum entre ligatures et sans l'ouvrir.

L'infection post-opératoire est beaucoup plus difficile à éviter dans la résection des cancers sus-sphinctériens.

La suture circulaire donne des insuccès très nombreux qui tiennent à l'infection, aux tiraillements produits au niveau de la suture par le passage du bol fécal, à la rétraction et à la gangrène du bout supérieur.

Si le néoplasme est peu étendu, situé à peu de distance au-dessus du sphincter, il faudra employer l'invagination avec suture selon le procédé de Moulonguet, ou la suture circulaire avec section du sphincter et conservation d'un anneau de rectum sain selon le procédé de Carl Koch.

Si le néoplasme est plus élevé et s'il existe un segment étendu de rectum sain entre le sphincter et la tumeur, il ne faudra faire la suture circulaire que sous le couvert de l'anus iliaque préliminaire. Si le bout supérieur du rectum s'abaisse difficilement, on devra se résigner à l'anus sacré.

Les néoplasmes ano-rectaux même étendus devront être enlevés de préférence par la voie ano-sacrée.

Les voies abdomino-périnéales et sacro-abdominales n'ont encore pour elles que des faits malheureux : il est impossible de se prononcer.

De toutes les voies que l'on peut suivre pour extirper les cancers du rectum, la voie sacrée est celle qui permet d'explorer et d'enlever le plus facilement les ganglions.

Les voies anales, ano-périnéales, vaginales, ont cependant quelques indications bien définies.

Dans les cas de néoplasmes circonscrits et bien limités à une petite portion du cylindre rectal, on fera l'excision, avec suture de l'intestin, en suivant la voie qui permettra d'aborder le plus facilement le néoplasme.

INDEX BIBLIOGRAPHIQUE

J. Lisfranc. — Mémoire sur l'excision de la partie inférieure du rectum devenue carcinomateuse. *Mémoire de l'Académie royale de médecine*, t. III, 1833.

Pinault. — Thèse de Paris, 1829.

Malgaigne. — *Traité d'anatomie chirurgicale*, Paris, 1838.

Velpeau. — *Nouveau éléments de médecine opératoire*, 1839.

Vidal (de Cassis). — *Du cancer du rectum et des opérations qu'il peut réclamer.* Thèse de concours, 1842.

Massé. — Thèse de Paris, 1842.

Fumouze. — Thèse de Paris, 1865.

Verneuil. — Des rétrécissements de la partie inférieure du rectum, etc. *Gazette des hôpitaux*, 1872.

— De la résection du coccyx, pour faciliter la création d'un anus périnéal dans les imperforations du rectum. *Bulletin de la Société de chirurgie*, 1873, p. 288.

Giraldès. — Rapport sur une observation de M. Polaillon. *Société de chirurgie*, 1875.

Mollière. — *Traité des maladies de l'anus et du rectum*, Lyon, 1878.

Verneuil et Trélat. — Discussion au Congrès de Copenhague. *Comptes rendus*, p. 21-28.

Marchand. — *Étude sur l'extirpation de l'extrémité inférieure du rectum.* Thèse de doctorat, Paris, 1874.

Pollosson. — Nouvelle méthode pour la cure radicale des cancers du rectum. *Lyon médical*, 1884, t. XLVI, p. 67.

Laguaite. — *Des indications de l'extirpation du rectum cancéreux.* Thèse de Lyon, 1884.

Piéchaud. — Thèse agrégation, 1883.

Trélat. — Clinique sur l'extirpation du cancer du rectum. *Semaine médicale*, 1884, 14 février.

Reclus. — Clinique. *Semaine médicale*, 1885 et 1887.

Kirmisson. — Indications opératoires du cancer du rectum. *Gaz. des hôpitaux*, 21 février 1888.

Terrier. — Extirpation des cancers élevés du rectum avec conservation du sphincter. *Soc. de chirurgie de Paris*, 6 novembre 1889.

— Epith. circulaire de la portion moyenne du rectum, résection du rect., sut. circ. *Progrès médical*, 6 avril 1889.

Routier. — Cancer du rectum ; résection du cancer, conservation du sphincter. *Bull. et mém. de la Soc. chir. de Paris*, 1889, p. 666.

— Cancer du rectum ; résection par la voie sacrée. *Revue de chirurgie*, 1889, n° 12, 961, 973.

M. Aubert. — *Du traitement du cancer du rectum par la méthode sacrée.* Thèse de Paris, 1890.

E. Bœckel. — Extirpation du rectum par la voie sacrée. *Bulletin médical*, 4 décembre 1889, nº 96.

Moulonguet. — Extirpation d'un cancer du rectum. *Gazette hebdomadaire de médecine et de chirurgie*, Paris, 1890, p. 327.

E. Bœckel. — Extirpation du rectum par la voie sacrée. *Gaz. méd. de Strasbourg*, 3 mai 1890.

Perron. — De la suture intestinale dans l'opération du cancer du rectum. *Gaz. hebd. des sciences méd. de Bordeaux*, 1890, p. 292.

M. Baudouin. — De l'antisepsie rectale. *Progrès médical*, 1890, p. 167, 170.

Warnots. — Note sur l'opération de Kraske et ses applications. *Journal de méd., de chir. et de pharmacie de Bruxelles*, 1890, p. 233, 248.

Reclus. — Extirpation de l'extrémité inférieure du rectum avec conservation du sphincter anal. *Bull. de la Soc. chir.*, 28 mai 1890. Discussion : Berger, Pozzi, Richelot, Terrier.

Marchand. — De l'extirpation du rectum cancéreux. Procédé de résection de Dieffenback. *Bull. Soc. chir.*, 1890.

Jeannel. — Procédé de résection temporaire du sacrum *Gaz. hebd. de méd. et de chir.*, 1890, 2ᵉ série, p. 569.

A. Broca. — De la résection préliminaire du sacrum pour atteindre les organes pelviens. *Gaz. hebd. de med. et de chir.*, 1890, p. 467, 470.

Routier. — Rapport sur une observation de M. Poisson, de Nantes. *Soc. chir.*, 1890. — Discussion : Schwartz, Terrier, Richelot.

A. Guérin. — Rapport sur une observation de cancer du rectum opéré par la voie sacrée, adressé à l'Académie de médecine, par le Dʳ Houzel, de Boulogne. *Bull. Acad. de méd.*, 1891, p. 415, 422.

Richelot. — De l'extirpation du rectum par la voie sacrée. *Bull. et mém. de la Soc. de chir. de Paris*, 1891, p. 125, 136. — Discussion : Berger, Terrier, Reclus, Quénu.

— *Union médicale*, 1891, p. 392, 401.

Quénu. — *Bull. et mém. de la Soc. de chir. de Paris*, 1891, p. 147. 153.

Desguin. — Extirpation du cancer rectal par la voie vagino-périnéale avec conservation du sphincter. *Annales Soc. méd. Anvers*, 1890.

Ledru. — Extirpation d'un cancer du rectum étendu par les voies naturelles. *Congrès français de chirurgie*, 1891.

Labordère. — *Contribution à l'étude du traitement chirurgical du cancer du rectum. Création d'un anus artificiel. Nouveau procédé de suture intestinale.* Thèse de Bordeaux, 1891.

Potherat. — *Traité de chirurgie.* Paris, 1892, t. VII, p. 69, 85.

Leprevost. — Des gangrènes consécutives aux résections sacro-coccygiennes. Sixième session du Congrès français de chirurgie. *Bull. médical*, 20 avril 1892.

H. Fayard. — Thèse de Lyon, 1892.

Forgue et **Reclus.** — *Traité de thérapeutique chirurgicale.* Paris, 1892, 2ᵉ édition, t. II, p. 766, 776.

H. Mosès. — *La méthode sacrée et son application aux cancers et rétrécissements du rectum.* Thèse de Paris, 1892.

Boiffin. — Carcinome du rectum. Résection de l'intestin par la méthode de Kraske. *Gaz. méd. Nantes*, 1892-93, p. 61.

M. Jeannel. — Du procédé de résection temporaire du sacrum à double volet. *Midi médical*, 1892.

Berger. — Extirpation d'un épithélioma du rectum avec résection du coccyx et d'un fragment du sacrum. Prolapsus et colopexie. *Bull. Soc. chir.*, 1892, p. 146, 147.

Richelot. — Extirpation des rétrécissements du rectum par la voie sacrée. *Bull. Soc. chir.* 1892.

Reclus. — Traitement des cancers inopérables du rectum. *Mercredi médical*, 1893, p. 97, 99.

Tornu. — *Des opérations qui se pratiquent par la voie sacrée.* Thèse de Bordeaux, 1893.

Lejars. — Des méthodes d'opération du cancer du rectum. *Revue générale de clinique et de thérapeutique*, 16 décembre 1893, p. 817-819. *Leçons de chirurgie de la Pitié*, 1893.

H. Morestin. — *Des opérations qui se pratiquent par la voie sacrée.* Thèse de Paris, 1894.

Aslanian. — *Marseille médical*, 1893, p. 350, 354.

Zancarol. — Quatre observations de résection du rectum cancéreux. *Bull. Soc. chir. de Paris*, 1894, p. 680. — Discussion : Quénu.

Crespin. — *De l'évolution lente du cancer du gros intestin et de son traitement.* Thèse de Paris, 1895.

Quénu. — Traitement palliatif du cancer du rectum par le curettage. *Bull. Soc. chir.*, Paris, 1894, p. 593.

Kummer. — Résultat final d'une résection du rectum pour cancer. *Rev. méd. de la Suisse romande*, Genève, 1894, t. XIV, 580, 582.

Reclus. — De l'extirpation des cancers du rectum. *Clinique de la Pitié*, in-8°, Paris 1894.

Compenon. — De l'extirpation du cancer du rectum par la voie vagino-périnéale. *Congrès français de chirurgie*, 1894, p. 277, 280.

Montprofit. — Guérison d'un anus sacré par un procédé spécial. *Arch. prov. de chirurgie*, Paris, 1895, IV, p. 749, 752.

Vanderlinden et **de Buck.** — Extirpation totale du rectum. *Flandre médicale*, Gand, 1895, p. 257, 262.

Routier. — Rapport sur le procédé de Moulonguet. *Bull. Soc. chir.*, Paris, 1894, t. XX, p. 640, 648.

Quénu. — L'extirpation du rectum cancéreux. *Presse médicale*, 1895, p. 449.

Delbet. — *Traité de pathologie chirurgicale, Ledentu et Delbet*, Paris, 1895, tome I.

S. Pozzi. — Cancer du rectum extirpé il y a deux ans par la voie sacrée. Guérison. *Soc. chir.*, Paris, 1er avril 1896.

Quénu. — *Traitement du cancer du rectum. Procédé nouveau d'extirpation totale abdomino-périnéale.* Rapport sur la communication de M. Gaudier, de Lille. *Soc. chirurg.*, 25 mars 1896. — *Presse médicale*, 28 mars 1896, n° 28, p. CXXV. — Observation Gaudier. *Soc. chir.*, décembre 1895.

Chalot. — Extirpation totale de l'anus, du rectum et de l'S iliaque par l'abdomen et le périnée. *Bulletin de la Soc. de chirurgie*, mars-avril 1896.

Chaput. — Traitement chirurgical du cancer du rectum. *Soc chir.*, Paris, 17 juin 1896; *Presse médicale*, 20 juin 1896, n° 50, p. CCXLIX.

Curling. — *Diseases of the rectum*, 1865. Traduction française, 1880.

Allingham. — *On Diseases of the rectum.*
Byrd. — Extirpation of the rectum without destroying the sphincter ani muscle. *Med. and surg. Reports*, Philadelphie, 1880.
Cripps. — *Cancer of rectum*, 1880, p. 162.
Lange. — Extirpation of the lowest part of the rectum and the entire coccyx. *Ann. of Anat. and Surg.*, Brooklyn, New-York, 1883.
Kelsey. — A new-operation for the relief of incontinence of fæces. *N.-Y. med. J.*, 1883.
Franck. — On excision of the rectum. *Dublin Journal of med. Sciences*, 1887, t. LXXXIII, p. 1.
Poddley. — Case of rectum's excision. *Lancet*, London, 1887.
Ochsner. — Removal of carcinoma of rectum by sacro-coccygeal (Kraske's) methode. *West. med. Reporter*, Chicago, 1889.
Gerster. — Cancer of the rectum removal of the coccyx and part of the sacrum for extirpation of the growth. *New-York med. J.*, 1889.
Norton. — Epithelioma of the rectum. Excision. Restauration of function. *Med. Press. and Circular*, 1890.
H. Snow. — Excision of rectum. *Lancet*, 1885, t. I, p. 560.
Ch. B. Kelsey. — *Stricture of the rectum*, 2e édition, p. 47.
Henry T. Buttlin. — *The operative surgery of malignant disease*, 1887, p. 237.
Harrison Cripps. — *British med. Journ.*, 1889, 12 octobre.
Jessop. — *British med. Journal*, 1889, t. II, p. 405.
H. Cripps. — Cancer of the rectum. *Jacksonian price essay*, 3e éd., 1890.
Thorndyke. —Résultats de l'extirpation du cancer du rectum. *Boston med. and surg. Journal*, 1891, vol. 129, p. 124, 453, 457.
Lange. — Resection of the rectum with plastic transplatation of the anal portion. *New-York med. Journ.*, 1891, p. 309.
Willy Meyer. — A case of resection of the rectum. *New-Y. med. J.*, 30 janvier 1892, p. 135.
Ch. B. Kelsey. — The choice between extirpation and colotomy in cancer of the rectum. *New-York med. Journal*, 1892, t. I, p. 347, t. II, p. 538.
Andrew Mac Cosh. — Excision of the cancer of the rectum. *New-York med. Journal*, septembre 1892, p. 253, 260.
Cripps. — Cinq observations de guérison du cancer du rectum. *British med. Journal*, 1892.
Schelkly. — Nouveau procédé d'extirpation du cancer du rectum. Six observations. *Medical Record*, 14 janvier 1893.
Purcell. — *Lancet*, 1er avril 1893.
Thomas Jones. — On cancer of the rectum and its treatment by excision. *Medical Chronicle*, Manchester, avril 1894, n° 1, p. 11.
John E. Platt. — On excision of the rectum for cancer with record of twenty-one cases. *The Medical Chronicle*, Manchester, septembre 1894, n° 6, p. 419.
Ch. B. Kelsey. — *Five year's work in diseases of the rectum at the New-York Post-graduate hospital*, 1894, p. 716.
Widenham Maunsell. — Extirpation des cancers élevés par les voies naturelles. *Lancet*, 27 août 1893.
H. O. Marcy. — Removal of four inches of rectum for cancer. Anastomosis by means of the Murphy's button. *Bost. med. and surg. Journal*, 1893, p. 561.

— Resection of the rectum malignant for diseases and union of the divided gut with Murphy's button. *Journal american med. Association*, Chicago, 1893, p. 858.

Joseph M. Mathews. — *Maladies du rectum.* New-York, 1893. (D'Appleton et Cie.)

Willy Meyer. — Resection of the rectum for cancer after osteoplastic resection of sacro-coccyx. *Ann. surgery*, Philad., juin 1894, p. 674.

Rickets. — Colotomie et opération de Kraske. *Cincinnati Lancet clinic*, 1894, t. XXXIII, p. 679-681.

Cleghorn. — Excision of the rectum. *New-Zealand Med. Journal*, Dunedin, 1894, t. VII, p. 219.

Werder. — A case of extirpation of the rectum by the Kraske method. *Pittsburgh med. Review*, 1894, p. 196.

Gay. — Malignant diseases of the rectum. *Boston med. and surg. J.*, 1894, p. 204-207.

Van Arsdale. — Présentation à l'Académie de médecine de New-York, en décembre 1894, d'un malade opéré de cancer du rectum en 1892. *Medical Record*, 15 décembre 1894, p. 763.

Fred Kammerer. — Cases of osteoplastic resection of the sacrum. *Medical Record*, New-York, 28 juillet 1894, p. 97-101.

Ch. Ball. — *Diseases of the rectum and anus*, 2e édition, 1894, p. 373-377.

E. Lanphear. — Some points on regard to operation for cancer of the rectum. *Matthews med. Quart.*, Louisville, 1894, p. 117-121.

Marcy. — The resection of the rectum for the removal of malignant growths. *Matthews med. Quart.*, Louisville, 1894, 80-85.

D. Morton. — The role of sphincter ani in rectal surgery. *Matth. med. Quart.*, Louisville 1891, p. 15-17.

Walker. — Kraske's operation with report of cases. *Matth. med. Quart.*, Louisville, 1894, p. 76-79.

Maylard. — Patient the upper portion of whose rectum had been removed through the sacrum for carcinoma. *Transactions Glasgow Path. and Clinic. Society*, 1893-1895, p. 59-64.

Carpenter. — Some important cases of rectal surgery. New method of examination. Different methods of treatment. *Cincinnati Lancet clinic.*, 1895, t. XXXIV, p. 203-214.

Gerster. — Torsion fort the cure of rectal incontinence. *Annals surgery.*, Philadelphia, 1895, p. 672-684.

Adler. — Du choix de l'intervention dans le cancer du rectum. *Med. News*, Philadelphia, 20 juillet 1895, p. 63.

Matthews. — Congrès de médecine de Baltimore, 7, 8, 9, 10 mai 1895. Ref. in *Medical Record*, 1895.

Adler. — *Id.*

Keen. — *Id.*

Jacobson. — *Id.*

Davis. — *Id.*

Tiffany. — *Id.*

Marcy. — *Id.*

F.T. Paul. — Excision of the rectum with a report of fourteen cases and a new rectal truss. *British med. Journal*, 1895, t. I, p. 519.

Francis Heuston. — Observations on excision of the rectum for malignant diseases describing a method of operation. *British med. Journ.*, 1894, t. I, p. 1141.

Fred. Kammerer. — On some points in the technique of resection of the rectum. *Ann. of Surgery*, Philadelphia, 1895, t. XXI, p. 1-8.

Makins. — *British med. Journal*, 1895, p. 191.

Bacon. — The sacral method of extirpation of the rectum. *Mathews. med. Quart.*, Louisville, 1895, p. 1-7.

Mac Fadden Gaston. — Surgical interference in rectal disorders. *Atlanta med. and surg. Journ.*, 1895, t. XII, 577-583.

Gerster. —Resection of rectum for cancer. Cure lasting ten over years. *Tr. Am. surg. Assoc.*, Philadelphia, 1895, p. 487.

— The modern operative treatment of rectal cancer. *Tr. Am. surg. Assoc.* Philad., 1895, p. 77.

Allison. — Rectal excision by the Kraske's method. Report of a case. *Omaha Clinic*, 1895, t. VIII, p. 308.

Lange. — Plastic operation with the view of preserving the action of sphincter ani in cases of résection of the rectum. *Trans. Am surg. Association*, Philadelphia, 1895, t. XIII, p. 497.

Bernard Pitts. — *Lancet*, 5 mai 1895 p. 1234.

Murphy. — Statistique des cas où on a employé le bouton de Murphy. *Med. Record*, 26 juin 1894. *Med. News*, Philadelphia 1895, 141-152. Observations de Marcy, de Middleton, de Meyer.

C. Powers. — Cinq observations d'extirpation de cancer du rectum. *Journal Amer. medical Association*, Chicago, 1895.

Farqu'Har Curtis. — Statistique portant sur 420 cas d'extirpation du cancer du rectum. *Journal Amer. medical Association*, Chicago, 1895.

Kammerer. — Observation d'excision du rectum après résection du sacrum suivant le procédé de Rydygier. *Ann. of Surgery* 1895, p. 1. — Discussion : BRIDDON DAWBORN.

J. F. Dieffenbach. — *Die operative Chirurgie*, t. II, Leipzig, 1845.

Schuh. — Ueber die verschiedenen Formen des Mastdarm Krebses, etc. *Wiener med. Wochenschr.*, 1861, n° 16.

Nussbaum. — Die operation des Blasen — Mastdarm und Scheiden — Mast darm-Krebses. *Artzl. Intell. Blatt.* 1863.

Auschütz. — *Ueber die Extirpatio recti*, etc. Inaug. Dissert. Greifswald, 1871.

Simon. — Ueber die Künstliche Erweiterung des Anus und Rectum. *Verhandl. d. Deutsh. Geselsch. für Chir.*, 1872.

Esmarch. — *Krankheiten des Mastdarms und des Afters*, 1872 u. 1887.

Hueter. — Die Extirpatio recti. *Deutsche Zeitschr. f. Chir.*, 1872.

Kocher. — Die Extirpatio recti nach vorheriger excision des Steinteines und ueber radicalheilung des Krebses. *Deutsch. Zeit. f. Chir.*, t. XXIII, p. 161.

Budge. — Ueber die Function des musc-elevat ani. *Berl. klin. Woch.*, 1875.

Volkmann. — Ueber den Mastdarm Krebs und die Extirpatio recti. *Sammlung klin. Vortrage*, n° 131, 1878.

Bardeleben. — *Lehrbuch d. Chirurgie*, 1880.

Kocher. — Ueber Radicalheilung des Krebses. *Deutsch. Zeit. f. Chir.*, février 1880.

Bardenheuer. — Die drainage der Peritonealhöhle, 1881. *Centralb. f. Gynecology.*

Laimer. — Beitrag. zur Anatomie des Mastdarms. *Med. Jahrb. d. Gesellsch. d. Artze zu Wien*, 1883.

Kuck. — Zur Statistik der operativen behandlung der Mastdarm Krebses. *Archiv. f. klin. Chir.*, 1883, t. XXIX, p. 3 (Clinique de Czerny).

Baumert. — *Die Exstirpation hochsitzender Mastdarm tumoren.* Thèse inaugurale Halle, 1885.

Voigt (Clinique de Volkmann). — *Die operative Behandlung des Mastdarm carcinomes.* Thèse Halle, 1885.

Kraske. — Zur Extirpation hochsitzender Mastdarm Krebse. *Archiv. f. klin. Chir.*, 1885, t. XXXIII.

— *Bericht ü. d. Verhandlung des XIXe Congresses d. deutschen Ges. f. Chir.*, 1885.

Rinne. — Zur Extirpation hochsitzender Mastdarm Carcinom. *Centralb. f. Chir.*, 1886, n° 14.

Kirchoff (Clinique de SCHONBORN). — Zur Extirpation hochsitzender Mastdarm Carcinom. *Centralb. f. Chir.*, 1886, n° 52.

Kraske. — Die Sacrale method der Extirpation von Mastdarm Krebsen und resectio recti. *Berlin. klin. Woch.*, 1887, p. 48.

Bardenheuer. — *Sammlung. klin. Vorträge*, 1887, n° 298.

Schede. — Zur Operation des Mastdarm Krebses. *Deutsch. Berliner med. Woch.*, 1887, n° 48, p. 1048.

Lauenstein. — *Deutsch. med. Woch.*, 1888.

Heineke. — Ein Vorschlag. des hochliegem den Mastdarm Carcin. *Munch. medic. Woch.*, 1888, p. 37.

— *Centralb. für Chir.*, n° 52.

Caspersohn (Clinique d'ESMARCH). — *Zur Statistik and Radikal operation des Mastdarm Krebses.* Thèse de Kiel, 1887.

Gölz Frantz. — *Ueber die operative Behandlung des Mastdarm Krebses.* Thèse Wurtsbourg, 1887.

Bardenheuer. — *Mittheilungen aus dem Kölner Burger hospital*, p. 4, 1887.

Bern's und Koch. — Central. für Chir. n° 36. *Mittheilungen aus dem Burger Ziekew in Amsterdam.*

Hildebrand (Clinique de KÖNIG). — Zur Statistik der Rectum Carcinome. *Deutsche Zeitschr. f. Chir.*, 1888, t. XXVII, p. 329.

König. — *Centralb. f. Chir.* Beilage, 24, 1888.

— Ueber die prognose der Carcinome. *XVIIe Congr. d. Deutsch. Gesellsch. f. Chir.*, 1888.

Hochenegg. — Die Sacrale methode der Extirpation von Mastdarm Carcinomen nach. prof. Kraske. *Wiener klin. Woch.*, 1888, n°s 11-16.

Kuster. — *Berlin. klin. Wochenschr.*, 1889, p. 193.

W. Levy. — Zur Technik der Mastdarm Resection. *Centralb. f. Chir.*, 1886, n° 15.

Hochenegg. — Beiträge zur Chirurgie des Rectum und der Becken-organ. *Wiener. klin. Woch.*, 1889, n°s 26-30, p. 515, 541, 557, 578.

Wolfler. — Ueber den parasacralen Schmitt zur Blosslegung des Rectum des Uterus, etc., etc. *Wien. klin. Woch.*, 1889, n° 15.

J. Schwieder (Clinique de BERGMANN). — *Die im Konigl. Klinik. zu Berlin vom 1 april 1883 bis, 1 octobre 1888, operirten Falle von Mastdarm Krebses* — Thèse inaugurale, Berlin, 1889.

Fr. Krüger (de la clinique de K...TTER). — *Die behandlung des Mastdarm Krebses in Kaiseren-Augusta-Hospital* Dissert. inaug. Berl., 1889.

V. Beck. — *Die Osteoplast. Resection des Kreuz-Steissbeins*, etc. Thèse inaugurale, Fribourg, 1889.

Stierlin (Clinique de KRONLEIN). — Ueber die operative behandlung des Rectum Carcinoms und deren-Erfolge. *Beiträge zur klin. Chir.*, 1887, t. V, p. 607.

O. Zuckerkandl. — Notiz ueber die Bles legung der Becken organe. *Wien. med. Presse*, 1889, nº 7.

Kronlein. — *Correspondans Blatt. für Schweizer Aertzte*, nº 9, 1889.

Hegar. — *Berlin. klin. Woch.*, nº 10, 1889.

Habart. — *Wien. klin. Woch.*, p. 312, 315, 1889.

Sammter. — *Berl. klin. Woch.*, nº 14, 1889.

E. Ullmann (Clinique d'ALBERT). — Ueber Colorectostomie. *Wien. med. Press*, 1889, nº 21.

Bergmann. — Ueber Resectio recti. *Berlin. klin. Woch.*, nº 9, p. 193, 1889.

Roux (de Lausanne). — Accès aux organes pelviens par la voie sacrée. — Separatabdruck aus dem *Correspondanzblatt für Schweizer Aerzte*. Jahrg. XIX, 1889.

Rehn. — Extirpation hochsitzender Mastdarm Carcinome in Zwei Zeiten Beilage zur. *Centralb. f. Chir.* 1890, nº 25, et *Bericht über die Verhandl. d. deutsch. Gesellsch für Chir.*, 1890, p. 309.

Sissingh (Clinique de CZERNY). — *Die Sacrale operation nach. Kraske bei Carcinoma recti.* Thèse Heidelberg, 1890.

Th. Baron. — *Ueber die funct. Resultate.* Thèse inaugurale, Berlin, 1890.

Iversen. — Ueber die neuen operations methoden des Rectum carcinoms *Wien. med. Press*, 1890, p. 1574-1576.

Saxtorph. — Manuel opératoire de l'opération de Kraske. *Mercredi médical*, 10 septenbre 1890.

Lauenstein. — *Deutsch. med. Woch.*, nº 2, p. 24, 1890.

Sihle (Clinique de V. WAHL). — Thèse de Dorpat, 1890.

Billroth. — *Wiener klin. Woch.*, 1891, nº 34.

Frank (Clinique de ALBERT). — *Wiener klin. Wochenschrift*, 1891, nºs 43-48 p. 800, 821, 841, 861.

Arnd. — Beitrage zur Statistic der Rectum Carcinome. *Deutsche Zeit. f. Chir.*, t. XXXII, p. 1.

Rehn. — *Arch. für klin. Chir.*, 1891, p. 317.

G. B. Schmidt (Clinique de CZERNY). — Ueber die operations methoden bei Rectum Carcinome und deren Enderfolge. *Beitrage zur klin. Chir.*, 1892, p. 409.

Schlange. — Ueber einig Darm resektionen. *Berlin klin. Woch.*, 1892, nº 47.

Löwinhson (Clinique de CZERNY). — Zur statistik und operativen Behandlung der Rectum Carcinome. *Beiträge zur klin. Chir.*, Tubingen, 1893, p. 203-208.

W. Levy. — *Berlin. klin. Woch.*, 1893, nº 13.

Rydygier. — Résection temporaire du sacrum pour aborder les organes pelviens. *Centralb. f. Chir.*, 1893, nº 1.

Gersuny. — Sphincters artificiels. *Centralb. für Chir.*, 1er juillet 1893. Ref. in *Brit. med. Journal.* Épitome, 29 juillet 1893.

Willems. — De la constitution d'un sphincter artificiel au moyen des fibres du grand fessier. *Centralb. f. Chir.*, 13 mai 1893. Ref. in *British med. Journal*, 1er juillet 1893.

O. Fœderl. — Beitrage zur Chirurgie des Rectums und des Uterus. *Wiener klin. Woch.*, 1894, p. 249, 273, 308, 333, 350.
Hohne, Ernst (Clinique de BRAMANN) — *Ueber die heilung des rectum carcinoms durch Extirpation.* Thèse de Halle, 1894.
Rydygier. — Zur bildung eines schlussfähigen sphincter ani. *Centralb. f. Chir.*, Leipzig, 1894, t. XXI, p. 1083.
Van Leersum. — *Ueber extirpation ani, amputatio recti und resectio recti.* Thèse Utrecht, 1894.
Rehn. — Méthode d'excision du cancer du rectum par la voie vaginale. *Centralb. für. Chir.*, 1895, n° 10.
Carl Koch. — Zur operation der Mastdarm Krebses. *Munch. med. Wochns*, 1895, p. 113-141.
Cramer. — *Munch. med. Woch.*, 1895, p. 73.
Hinterstoïsser. — *Wien. klin. Woch.*, 1895, p. 98.

Chiarella. — *Bulletino medicale Accad, Roma*, 1887.
Durante. — *13° Réunion de la Société des chirurgiens italiens*, Rome, 19-21, avril 1886.
Mazzoni. — Cancero dell'intestino retto, Operazione di Kraske *Bull. de R. Accad. med. di Roma*, 1888.
Moreschi. — Qualche considerazione sull'estirpazione del retto e cazo clinico *Raccoglitori medico*, 1888, n° 17.
Mazzoni. — Neoformazione dell'intestino retto, operazione di prof. Kraske, *Spallanzani*, Roma, 1888, 2° S., t. XVII, p. 501.
Audrea Cecoherelli. — Epithelioma del retto. Estirpatione col metodo Bergmann. *Riforma medica*, 1893, t. II, p. 786.
Gaetano Mazzoni. — *Riforma medica*, t. II, p. 135.
Ettore Michell. — Résultats de la résection du rectum à la clinique de Bergmann, de Berlin. *Riforma medica*, 23 février 1895, t. I, p. 452.

Weljaminoff. — Ueber die Extirpation des Mastdarm Krebses, mit vorause geschickter oder gleitchzeitegir Colotomie nack Schinzinger Madelung. *Courrier de chirurgie*, 1889, janvier, mai ; analyse dans les *Annales de chirurgie*, 1895, livre 3.
Ivanoff. — Un cas de colotomie préparatoire et d'extirpation du rectum dans une même séance. *Courrier de chirurgie*, 1887, juin-juillet.
Ratimoff. — Sur la résection du cancer du rectum avec résection temporaire du sacrum. *Wratsch.* 1893, n° 15.
Maltakowsky. — Quatre observations d'extirpation du rectum carcinomateux. *Przeglag. Chirurgietny*, 1894.
Kni. — Cinq observations d.opération de Kraske. *Courrier de chirurgie*, 1887.
Weljaminoff. — Rapport sur la thérapeutique du cancer du rectum à la Société médico-chirurgicale de Saint-Pétersbourg, 12 janvier 1895. *Wratsch*, 1895, n° 5.

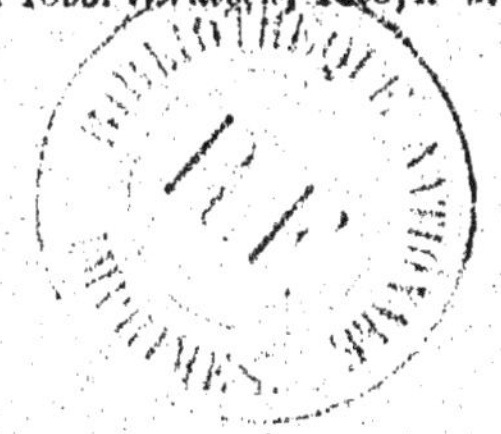

TABLE DES MATIÈRES

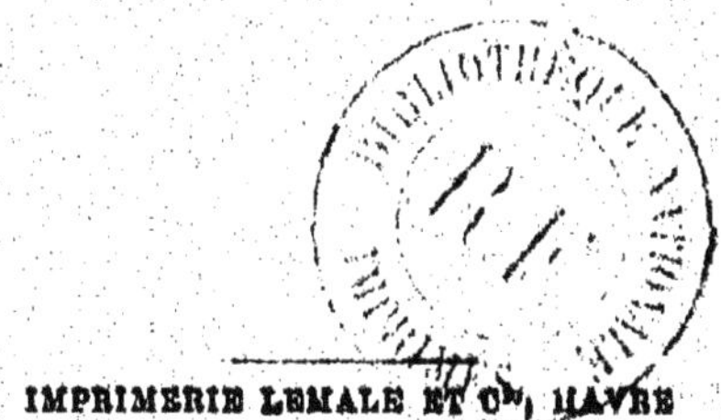

IMPRIMERIE LEMALE ET Cie, HAVRE

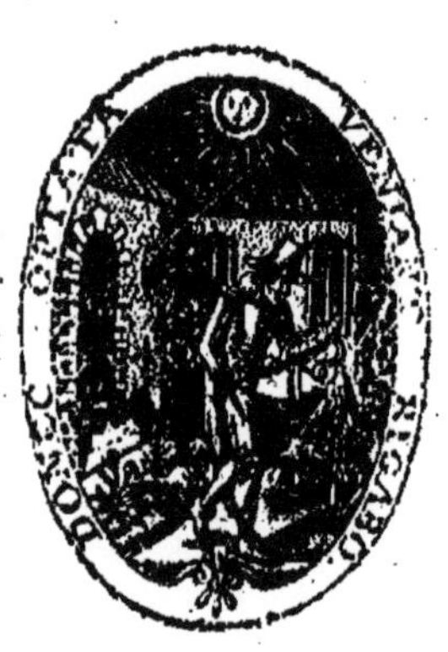
DONEC OPTATA VENIAT RIGABO

www.ingramcontent.com/pod-product-compliance
Ingram Content Group UK Ltd.
Pitfield, Milton Keynes, MK11 3LW, UK
UKHW020059200726
13856UKWH00002B/292

9 782013 54864